臨床薬学
テキストシリーズ

Clinical Pharmacy and Therapeutics

［薬理・病態・薬物治療］
薬物治療総論／症候・臨床検査／個別化医療

監　修　乾　賢一　京都薬科大学
担当編集　赤池昭紀　京都大学
ゲスト編集　河野武幸　摂南大学薬学部
　　　　　　福井次矢　聖路加国際病院

中山書店

● **監修**

乾　賢一　京都薬科大学

● **担当編集**

赤池　昭紀　京都大学

● **ゲスト編集**（50音順）

河野　武幸　摂南大学薬学部
福井　次矢　聖路加国際病院

● **執筆者**（執筆順）

石井　邦雄　横浜薬科大学	小野　孝彦　尼崎永仁会クリニック
小山　　豊　神戸薬科大学薬理学研究室	金綱友木子　国際医療福祉大学熱海病院病理診断科
大野　行弘　大阪薬科大学薬品作用解析学研究室	大井　一弥　鈴鹿医療科学大学薬学部
徳山　尚吾　神戸学院大学薬学部	矢野　育子　神戸大学医学部附属病院薬剤部
木内　祐二　昭和大学医学部	内藤　俊夫　順天堂大学医学部
有岡　宏子　聖路加国際病院一般内科	鈴木　麻衣　順天堂大学医学部
秋山由里香　聖路加国際病院一般内科	宇田　篤史　神戸大学医学部附属病院薬剤部
竹迫　弥生　聖路加国際病院一般内科	佐々木　均　長崎大学病院薬剤部
細谷　　工　東京北部病院内科	兒玉　幸修　長崎大学病院薬剤部
米田　孝司　京都橘大学健康科学部	柳原　玲子　医薬品医療機器総合機構体外診断薬審査室
北中　　明　川崎医科大学検査診断学	大坪　泰斗　医薬品医療機器総合機構新薬審査第二部
稙田蛍火舞　静岡県立大学薬学部	橋田　　亨　神戸市立医療センター中央市民病院薬剤部
竹内　泰代　静岡県立総合病院循環器内科	福山　直人　東海大学医学部
森本　達也　静岡県立大学薬学部	奥田　真弘　三重大学医学部附属病院薬剤部

刊行にあたって

　2006年4月からスタートした6年制薬学教育では,「モノ」中心から「ヒト」指向へと大きく変革した．その後,文部科学省主導でモデル・コアカリキュラムの見直しに関する議論が重ねられ,2015年4月から改訂薬学教育モデル・コアカリキュラムに基づく教育が行われている．改訂版では,大学の教育と病院・薬局での実務実習とを体系的に関連づけ,基礎から臨床までの総合的な6年間の学習を求めている．そして,学習成果基盤型教育(outcome-based education)に力点を置き,「薬剤師として求められる基本的な資質」10項目が明示され,卒業時に必要とされる学習成果として位置づけられている．

　このような新しい薬学教育を推進するためには,優れた教科書が不可欠といえる．しかし臨床薬学の領域は,基礎薬学に比べてまだ歴史が浅く,実践的な臨床能力を有する薬剤師養成のためには,医師と薬剤師との連携による薬物治療の最前線を反映した,適切な教科書の刊行が望まれる．このような状況に鑑み,このたび臨床薬学のエキスパートを養成する全国薬系大学の教科書として,《臨床薬学テキストシリーズ》全10巻の刊行を企画した．

　本シリーズの編集方針は,以下の5点を主な特徴としている．

1) 薬学と医学のコラボレーションにより,構成内容を精選するとともに,従来の教科書にない医療・臨床的な視点,記述を充実させる．
2) 各巻の編集にあたっては,担当編集者(責任編集者)に加えて,薬学と医学からゲスト編集者を招き,内容の充実を図る．
3) 改訂薬学教育モデル・コアカリキュラムに準拠した内容とし,必要に応じて最新の知識を盛り込む．
4) 冒頭に項目ごとのSummary(ポイント)を明示し,また用語解説,コラム,トピックスなどを適宜組み入れ,理解の促進を図る．
5) 学習内容,理解度を知るために,国家試験問題の出題傾向をもとに作成した確認問題を掲載する．

　このような新しい編集方針のもとで刊行された本テキストシリーズが,臨床薬学を学ぶ薬学生の必携の書として,また医療現場で活躍する薬剤師の座右の書として,広く活用されることを願っている．

2016年11月

乾　賢一

序文

薬理学は，医薬品の有効成分である薬と生体の相互作用について，分子，細胞，組織，臓器，生体のさまざまなレベルで総合的に研究する分野である．薬理学を含むさまざまな科学領域を結集して創製された医薬品を患者に投与する治療の総称が薬物治療である．疾病の治療においては，症候・臨床検査にもとづく診断と治療が基本となっており，薬物治療にかかわる薬剤師には，症候・臨床検査，薬の薬理作用と作用機序，薬物動態，安全性など，医薬品にかかわる多様な領域を修得することが求められる．さらに，医療現場において，薬剤師には，医薬品に関する専門家として医療チームに積極的に参画し，医療現場における最適な薬物治療を追及することが求められている．

21世紀に入って医療が大きく進歩してきたが，一方で，極端な高齢化社会（超高齢社会）を迎えつつある日本においては，高齢者の健康の維持と疾患の治療が重要な課題になってきている．さらに，個別化医療など新しいタイプの医療が急速に発達しており，医薬品でも従来の低分子医薬品に加えて，抗体医薬品，核酸医薬品などの高分子医薬品が増えてきている．個別化医療との関連では，バイオーマーカーによるコンパニオン診断の機会も増えている．まさに21世紀型医療への展開が進みつつある中で，診断から薬物治療に至る医療薬学領域を修得し，患者のために役立つ医療・薬物治療の担い手となることを，薬剤師となる薬学生には目指していただきたい．

本書は，1）薬物治療の総論，2）身体の病的変化から疾患を推測できるようになるための症候・臨床検査，および，3）遺伝的背景や生理的状態などの個人差にもとづいて最適な治療法を選択する個別化医療の3つの領域を対象とする．これらの領域は，薬学教育モデル・コアカリキュラム（平成25年度改訂版）における「E1 薬の作用と体の変化」および「E3 薬物治療に役立つ情報」の中の「(3) 個別化医療」に掲げられている内容に相当する．「E1 薬の作用と体の変化」には，「(1) 薬の作用」「(2) 身体の病的変化を知る」「(3) 薬物治療の位置づけ」「(4) 医薬品の安全性」の4つの項目が含まれており，本書の第1章と第2章で取り扱われる．この内容は「E2 薬理・病態・薬物治療」の基盤となるものである．本シリーズ『臨床薬学テキストシリーズ』においては，本書を修得してから，薬理・病態・薬物治療にかかわる各巻を学習することを薦める．

最後に，本書にかかわる医学・薬学の領域は絶えず進歩，発展していることを強調しておきたい．とくに，目覚ましいイノベーションが進む生命科学や医療研究の成果は，新規の医薬品開発や薬物治療の革新をもたらしている．学生諸君が本書を学ぶことにより，薬剤師，薬学者として必須の医療薬学の知識・技能・態度を身につけるとともに，医療の進歩に貢献するためのステップを踏み出すことを期待する．

2018年11月

赤池昭紀

CONTENTS

第1章 薬物治療学総論

A 薬物治療にかかわる薬剤師が修得すべき事項の概要 ……… 石井邦雄　2

1 薬物治療における薬剤師の役割 …………… 2
2 病院薬剤師 …………… 2
　2.1 チーム医療における新たな業務内容の拡大と責任 …………… 3
　2.2 求められる薬剤師の実力向上 …………… 3
3 薬局薬剤師 …………… 5
　3.1 薬局を拠点とした地域住民の健康づくり …………… 5
　3.2 新スタイルの薬局で求められる薬剤師とは …………… 7

B 薬の作用と体の変化

① 薬の作用　　　　　　　　　　　　　　　　　　　　　　小山　豊　9

1 薬が作用する仕組み …………… 9
2 薬理作用の分類 …………… 9
　2.1 直接作用と間接作用 …………… 9
　2.2 局所作用と全身作用 …………… 10
　2.3 急性作用と慢性作用 …………… 10
3 主作用と副作用 …………… 10
4 薬理作用の選択性 …………… 12
5 薬物の併用による作用の増強と減弱 …………… 12

② 薬の用量と作用の関係　　　　　　　　　　　　　　　　小山　豊　14

1 薬物の用量 …………… 14
2 薬物の用量-反応モデル式 …………… 15
3 薬物の用量-反応曲線 …………… 16
4 薬物の効力を示す指標 …………… 17

③ アゴニストとアンタゴニスト　　　　　　　　　　　　　大野行弘　18

1 アゴニストとアンタゴニスト …………… 18
2 完全アゴニストと部分アゴニスト …………… 18
3 逆アゴニスト …………… 19
4 競合的アンタゴニストと非競合的アンタゴニスト …………… 20

④ 受容体, イオンチャネル, トランスポーター　　　　　　大野行弘　21

1 受容体 …………… 21
　1.1 Gタンパク質共役型受容体 (GPCR) …… 21
　1.2 イオンチャネル型受容体 …………… 22
　1.3 酵素内蔵型受容体 …………… 23
　1.4 細胞内受容体 …………… 24
2 イオンチャネル …………… 24
　2.1 Na^+チャネル …………… 25
　2.2 Ca^{2+}チャネル …………… 25
　2.3 K^+チャネル …………… 26
　2.4 Cl^-チャネル …………… 27
3 トランスポーター …………… 27

⑤ 細胞内情報伝達　　　大野行弘　28

1 細胞内情報伝達系 ………………………… 28
2 イオンチャネル型受容体を介する情報伝達 … 29
3 GPCR を介する情報伝達 ………………… 29
　3.1　G_s タンパク質共役系 ………………… 29
　3.2　$G_{i/o}$ タンパク質共役系 ……………… 29
　3.3　G_q タンパク質共役系 ………………… 30
4 酵素内蔵型受容体を介する情報伝達 ……… 31

⑥ 薬物動態　　　大野行弘　32

1 薬物動態 ………………………………… 32
2 吸収 ……………………………………… 32
　2.1　受動拡散 …………………………… 33
　2.2　促進拡散と能動輸送 ………………… 34
　2.3　消化管吸収と初回通過効果 ………… 34
3 分布 ……………………………………… 34
　3.1　血漿タンパク結合 …………………… 34
　3.2　臓器関門 ……………………………… 34
4 代謝 ……………………………………… 35
5 排泄 ……………………………………… 36
　5.1　尿細管分泌 …………………………… 37
　5.2　尿細管での再吸収 …………………… 37

⑦ 薬物の選択，作用にかかわる因子　　　徳山尚吾　38

1 薬物側因子 ……………………………… 38
　1.1　用量 ………………………………… 38
　1.2　物理化学的性質 ……………………… 38
　1.3　投与経路 …………………………… 38
　1.4　その他 ……………………………… 39
2 生体側因子 ……………………………… 39
　2.1　人種差および性差 …………………… 39
　2.2　年齢差 ……………………………… 40
　2.3　疾病・妊娠 ………………………… 40
　2.4　遺伝的要因 ………………………… 40
3 外的因子 ………………………………… 40
　3.1　併用薬 ……………………………… 40
　3.2　環境因子 …………………………… 41

⑧ 薬物相互作用　　　徳山尚吾　42

1 薬物相互作用とは ……………………… 42
2 薬物動態学的相互作用 ………………… 43
　2.1　吸収過程における相互作用 ………… 43
　2.2　分布過程における相互作用 ………… 43
　2.3　代謝過程における相互作用 ………… 44
　2.4　排泄過程における相互作用 ………… 44
3 薬力学的相互作用 ……………………… 44
　3.1　同一の作用点における相互作用 …… 45
　3.2　異なる作用点における相互作用 …… 45
4 サプリメント・健康食品と薬物との相互作用
　　　………………………………………… 45

⑨ 薬物依存，耐性　　　徳山尚吾　46

1 薬物依存とは …………………………… 46
2 薬物依存の症状と治療 ………………… 47
　2.1　依存と耐性 ………………………… 47
　2.2　治療 ………………………………… 47
　2.3　依存性薬物各論 …………………… 48

第2章 症候・臨床検査

A 身体の病的変化を知る

① 臨床判断における症候の位置づけと臨床判断に必要な能力　木内祐二，有岡宏子　52

- **1** 症候とは ……………………… 52
- **2** 薬剤師にとっての症候の意義 ……… 53
- **3** 症候を訴える患者・来局者に対応するプロセス ……………………… 53
- **4** 症候からの臨床判断に必要な能力 …… 54
- 4.1 基本的な症候を示す疾患の系統的な理解 ……………………… 55
- 4.2 患者・来局者との面接による適切な情報収集 ……………………… 55
- 4.3 来局者ごとに適切な対応を判断・選択（トリアージ）して実施 ……… 56

② 代表的な症候　有岡宏子，秋山由里香，竹迫弥生，細谷　工，木内祐二　59

- **1** 発熱 (fever, pyrexia) ……………… 59
- **2** 全身倦怠感 (general malaise, fatigue) …… 59
- **3** 発疹 (eruption, esanthema, rash) …… 59
- **4** 関節痛・関節腫脹 (arthralgia, joint pain, arthrodynia/joint swelling) ……… 61
- **5** 腰痛 (low back pain, lumbago) …… 61
- **6** 月経異常 (menstrual disorder) …… 62
- **7** 咳・痰 (cough/phlegm) …………… 62
- **8** 血痰・喀血 (hemoptysis) ………… 63
- **9** 呼吸困難 (difficulty of breathing, respiratory difficulty) ……………… 63
- **10** 胸水 (pleural effusion) …………… 65
- **11** 胸痛 (chest pain) ………………… 66
- **12** 動悸・心悸亢進 (palpitation) …… 67
- **13** ショック (shock) ………………… 67
- **14** 高血圧 (hypertension) …………… 68
- **15** 低血圧 (hypotension) …………… 68
- **16** チアノーゼ (cyanosis) …………… 70
- **17** 脱水 (dehydration) ……………… 71
- **18** 浮腫 (edema) …………………… 71
- **19** 嚥下困難・障害 (dysphagia) …… 72
- **20** 悪心・嘔吐 (nausea/vomiting) … 72
- **21** 食欲不振 (anorexia, loss of appetite) … 73
- **22** 腹痛 (abdominal pain) …………… 74
- **23** 腹部膨満（感）(abdominal distension)（腹水〈ascites〉を含む）……… 75
- **24** 黄疸 (jaundice, icterus) ………… 75
- **25** 下痢・便秘 (diarrhea/constipation) … 76
- **26** 吐血・下血 (hematemesis/melena) … 76
- **27** 意識障害・失神 (disturbance of consciousness/syncope, fainting) ……… 78
- **28** 頭痛 (headache) ………………… 78
- **29** 痙攣 (convulsion) ……………… 78
- **30** めまい (vertigo, dizziness) ……… 80
- **31** 記憶障害 (memory disorder) …… 81
- **32** 運動麻痺・不随意運動・筋力低下 (motor paralysis/involuntary movement/muscle 〈muscular〉 weakness) …… 81
- **33** 知覚異常（しびれを含む）・神経痛 (paresthesia, dysesthesia/neuralgia) …… 82
- **34** 視覚障害（視機能障害）(visual impairment) ……………………… 82
- **35** 聴力障害 (hearing impairment) … 83
- **36** タンパク尿 (proteinuria) ………… 84
- **37** 血尿 (hematuria) ………………… 84
- **38** 尿量・排尿異常 (dysuria) ……… 85
- **39** 肥満・やせ (obesity/emaciation) … 86
- **40** 貧血 (anemia) …………………… 86

- 41 出血傾向 (bleeding tendency) ……… 87
- 42 リンパ節腫脹 (lymphadenopathy) ……… 88

B 病態・臨床検査

① 一般検査（尿検査，糞便検査，脳脊髄液検査） 米田孝司，北中 明 91

- 1 一般検査とは ……… 91
- 2 各種検査法 ……… 92
  - 2.1 尿検査 ……… 92
  - 2.2 糞便検査 ……… 97
  - 2.3 脳脊髄液検査（髄液一般検査，CSF） ……… 97

② 血液学的検査 米田孝司，北中 明 98

- 1 はじめに ……… 98
- 2 各種検査法 ……… 98
  - 2.1 末梢血液検査（血算，CBC） ……… 98
  - 2.2 血液形態学検査 ……… 102
  - 2.3 血液凝固・線溶検査 ……… 105
  - 2.4 電解質・酸塩基平衡検査 ……… 108
  - 2.5 動脈血液ガス分析 ……… 111

③ 臨床化学検査 米田孝司，北中 明 114

- 1 はじめに ……… 114
- 2 各種検査法 ……… 114
  - 2.1 肝機能検査 ……… 114
  - 2.2 腎機能検査 ……… 123
  - 2.3 心機能検査 ……… 125
  - 2.4 糖代謝検査 ……… 128
  - 2.5 脂質検査 ……… 129
  - 2.6 膵機能検査 ……… 132

④ 免疫学的検査 米田孝司，北中 明 133

- 1 はじめに ……… 133
- 2 各種検査法 ……… 133
  - 2.1 炎症関連検査 ……… 133
  - 2.2 梅毒感染症・ウイルス感染症検査 ……… 137
  - 2.3 腫瘍マーカー検査 ……… 141
  - 2.4 自己抗体検査 ……… 143
  - 2.5 内分泌学的検査 ……… 146
  - 2.6 細胞性免疫検査 ……… 149
  - 2.7 血液型検査 ……… 149

⑤ 生理機能検査（心機能，呼吸機能，肝・腎機能） 稗田蛍火舞，竹内泰代，森本達也 151

- 1 生理機能検査とは ……… 151
- 2 心機能検査 ……… 152
  - 2.1 心電図 ……… 152
  - 2.2 心エコー検査（心臓超音波検査） ……… 159
  - 2.3 シェロングテスト ……… 163
- 3 呼吸機能検査 ……… 164
  - 3.1 スパイロメトリーとフローボリューム ……… 164
  - 3.2 ピークフロー ……… 166
  - 3.3 パルスオキシメータ ……… 166
  - 3.4 影響を与える薬剤 ……… 167
- 4 肝機能・腎機能検査 ……… 167
  - 4.1 肝臓病変 ……… 167
  - 4.2 腎臓病変 ……… 167
- 5 薬剤師に期待される役割 ……… 168

⑥ 病理組織検査 　　　　　　　　　　　　　　　　　　金網友木子　171

1 病理組織検査とは 171
2 病理組織標本作製，診断の過程 171
　2.1　病理組織標本の作製 171
　2.2　病理組織の染色法の選択，免疫染色，
　　　 in situ ハイブリダイゼーション法 172
3 病理組織診断が提供する情報 174
　3.1　悪性腫瘍の病理組織診断 175
4 薬剤の作用，副作用の病理組織診断 178
　4.1　病理組織検索による治療効果判定 178
　4.2　薬剤副作用の病理組織学的検索 179
5 薬剤師に期待される役割 181

⑦ 画像検査 　　　　　　　　　　　　　　　　　　　小野孝彦　183

1 画像検査とは 183
2 各検査法 184
　2.1　X線撮影検査 184
　2.2　X線透視検査 186
　2.3　血管造影検査 186
　2.4　超音波（エコー）検査 186
　2.5　CT検査 187
　2.6　MRI検査 188
　2.7　核医学検査 189
　2.8　内視鏡検査 190
3 薬剤師に期待される役割 191
4 課題と展望 192

⑧ フィジカルアセスメント 　　　　　　　　　　　大井一弥，有岡宏子　193

1 概要 193
2 チーム医療の推進とフィジカルアセスメント
　　　　　　　　　　　　　　　　　 194
　2.1　初期症状から患者の状態をとらえる ... 194
3 バイタルサインの評価法 195
　3.1　脈拍 195
　3.2　血圧 195
　3.3　体温 196
　3.4　呼吸 197
　3.5　意識 199
4 添付文書とバイタルサイン 199

C　医薬品の安全性

① 薬物の副作用 　　　　　　　　　　　　矢野育子，内藤俊夫，鈴木麻衣　202

1 薬物の副作用とは 202
2 有害反応と有害事象の違い 202
3 用量-反応曲線と副作用の原因 203
4 医薬品適正使用と薬剤師の役割 204
5 副作用モニタリング 205
6 副作用報告制度と副作用救済制度 205

② 副作用疾患と原因医薬品 　　　　　　　宇田篤史，内藤俊夫，鈴木麻衣　207

1 はじめに 207
2 電解質異常 208
　2.1　高ナトリウム血症（≧145mEg/L）...... 208
　2.2　低ナトリウム血症（≦135mEg/L）...... 208
　2.3　高カリウム血症（≧4.8mEg/L）..... 208
　2.4　低カリウム血症（≦3.7mEg/L）..... 209
3 血液異常 209
　3.1　薬剤性貧血 209
　3.2　無顆粒球症（顆粒球減少症，好中球減少
　　　 症）................... 209
　3.3　血小板減少症 210
4 薬物性肝障害 211

- **5** 薬剤性腎障害 212
- **6** 消化器障害 213
  - 6.1 偽膜性大腸炎 213
  - 6.2 消化性潰瘍 213
- **7** 循環器障害 213
  - 7.1 血栓症 213
  - 7.2 心不全 214
  - 7.3 QT延長症候群 214
- **8** 精神・神経障害 215
  - 8.1 痙攣・てんかん 215
  - 8.2 錐体外路障害 215
  - 8.3 悪性症候群 216
  - 8.4 薬剤惹起性うつ病 216
- **9** 皮膚障害 217
  - 9.1 手足症候群 217
  - 9.2 皮膚粘膜眼症候群 (SJS, TEN) 217
- **10** 呼吸器障害 218
  - 10.1 間質性肺炎 218
  - 10.2 アスピリン喘息 218
- **11** 薬物アレルギー（ショックを含む）...... 219
  - 11.1 薬剤性過敏症症候群 (DIHS) 219
  - 11.2 アナフィラキシー 219
- **12** 代謝障害 220
  - 12.1 高血糖 220
  - 12.2 偽アルドステロン症 220
- **13** 筋・骨障害 221
  - 13.1 骨粗鬆症 221
  - 13.2 顎骨壊死 221
  - 13.3 横紋筋融解症 221
- **14** おわりに 223

③ 薬害，薬物乱用と健康リスク
矢野育子，内藤俊夫，鈴木麻衣 224

- **1** 薬害とは 224
- **2** 代表的薬害 224
  - 2.1 サリドマイド事件 224
  - 2.2 薬害エイズ事件 226
  - 2.3 ソリブジン事件 226
- **3** 薬物乱用とは 227
- **4** ドーピングとは 228

第3章 個別化医療

A 総論
佐々木 均，兒玉幸修 232

- **1** はじめに 232
- **2** 患者に対応した医療最適化 232
- **3** 個別化医療 233
  - 3.1 遺伝子情報 233
  - 3.2 分子診断 234
  - 3.3 がん領域 234
- **4** おわりに 234

B 個別化医療の現状と未来
佐々木 均，兒玉幸修 236

- **1** はじめに 236
- **2** 医師の診療と薬剤師のファーマシューティカルケア 237
  - 2.1 医師の診療 237
  - 2.2 薬剤師のファーマシューティカルケア：調剤時の注意点 237
- **3** ゲノム薬理学（PGx）の発展 239
  - 3.1 ヒトゲノム計画 239
  - 3.2 疾患関連遺伝子同定やゲノム創薬の広がり 239
- **4** 分子診断技術の発展 240
  - 4.1 オミックス研究とは 240
  - 4.2 がん領域における発展 241
- **5** 大規模データとネットワーク 243

- 5.1 システム生物学 … 243
- 5.2 バイオバンク … 243
- 5.3 PGx 関連ガイドライン … 244
- 6 おわりに … 244

C コンパニオン診断・医薬品
柳原玲子　246

- 1 コンパニオン診断薬とは … 246
- 2 コンパニオン診断薬の例 … 247
  - 2.1 HER2 の過剰発現検出キット … 247
  - 2.2 ALK 融合遺伝子検出キット … 249
  - 2.3 BRCA 遺伝子変異検査システム … 250
  - 2.4 PD-L1 タンパク質検出キット … 251
- 3 コンパニオン診断薬に求められる性能 … 253
  - 3.1 分析性能 … 253
  - 3.2 臨床性能 … 254
- 4 コンパニオン診断薬の開発 … 254
  - 4.1 開発の流れ … 254
  - 4.2 コンパニオン診断薬の規制 … 255
- 5 最近の開発動向 … 256
  - 5.1 次世代シークエンサーを用いたコンパニオン診断システム … 256
  - 5.2 コンパニオン診断薬としてのリキッドバイオプシー … 256

D バイオマーカー
大坪泰斗　259

- 1 バイオマーカーとは … 259
- 2 バイオマーカーの用途 … 260
  - 2.1 投与前診断：患者選択または用量最適化 … 260
  - 2.2 副作用の予測・軽減 … 262
  - 2.3 安全性または有効性のモニタリング … 263
- 3 バイオマーカーに関連する規制など … 264
  - 3.1 関連する指針 … 264
  - 3.2 適格性確認 … 264
  - 3.3 添付文書 … 266
  - 3.4 保険診療 … 266
- 4 薬剤師が果たす役割 … 267

E 遺伝的要因
橋田亨, 福山直人　269

- 1 遺伝的要因解析に基づいた個別化医療 … 269
- 2 がん薬物療法における個別化医療 … 269
  - 2.1 慢性骨髄性白血病（CML）における BCR-ABL 遺伝子変異と薬剤選択の個別化 … 270
  - 2.2 肺癌治療における遺伝的要因解析に基づいた薬剤選択 … 270
  - 2.3 KRAS 遺伝子変異と抗 EGFR 抗体による大腸癌治療効果 … 271
  - 2.4 乳癌の治療方針決定に役立つ HER2 遺伝子 … 274
- 3 precision medicine（精密化医療，精密医療）を目指した臨床研究 … 274
  - 3.1 NCI-MATCH 研究 … 274
  - 3.2 SCRUM-Japan 研究 … 275
- 4 ゲノム薬理学を活用した個別化医療 … 276
  - 4.1 薬物代謝酵素の遺伝子多型解析 … 276

F 年齢的要因
奥田真弘, 福山直人　282

- 1 はじめに … 282
- 2 低出生体重児，小児，幼児，乳児，新生児の薬物治療 … 282
  - 2.1 小児患者における薬物体内動態の特徴 … 283
  - 2.2 小児薬用量の考え方 … 284
  - 2.3 小児患者における薬物投与設計の留意点 … 284
- 3 高齢患者の薬物治療 … 286

3.1　高齢患者における薬物体内動態の特徴 ················ 286
　　3.2　高齢患者における薬物投与設計の留意点 ················ 289

G　臓器機能的要因
奥田真弘, 福山直人　294

1 はじめに ················ 294
2 腎機能と薬物投与設計 ················ 294
　　2.1　腎機能低下時の薬物体内動態変動 ················ 294
　　2.2　腎機能の評価方法と留意点 ················ 295
　　2.3　腎機能評価に基づく薬物投与設計 ················ 297
　　2.4　腎機能低下患者における薬物投与設計の留意点 ················ 299
3 肝機能と薬物投与設計 ················ 299
　　3.1　肝機能低下時の薬物体内動態変動 ················ 299
　　3.2　肝機能評価に基づく薬物投与設計 ················ 299
　　3.3　肝疾患患者における薬物治療・投与設計の留意点 ················ 300
4 心機能と薬物投与設計 ················ 300
　　4.1　心機能低下時の薬物体内動態変動 ················ 300
　　4.2　心疾患患者における薬物治療・投与設計の留意点 ················ 301
5 薬剤師に期待される役割 ················ 301
6 今後の課題と展望 ················ 301

H　その他の要因
奥田真弘, 福山直人　303

1 はじめに ················ 303
2 薬物効果に影響する生理的要因 ················ 303
　　2.1　性差 ················ 303
　　2.2　閉経 ················ 304
　　2.3　日周期リズム ················ 304
3 妊娠期・授乳期における薬物使用 ················ 305
　　3.1　妊娠時の薬物使用 ················ 305
　　3.2　授乳婦における薬物の使用 ················ 306
4 栄養状態の異なる患者における薬物体内動態と薬物治療上の注意点 ················ 307
5 薬剤師に期待される役割 ················ 307
6 今後の課題と展望 ················ 308

確認問題
赤池昭紀　310

索引 ················ 314

おことわり
- 掲載しているホームページアドレスは原則，2018年10月に最終確認したものである．
- 基準値は施設によって異なるため，参考にとどめていただきたい．

第1章 薬物治療学総論

A 薬物治療にかかわる薬剤師が修得すべき事項の概要

Point
- 病院薬剤師は，チーム医療に積極的に参画し，処方設計の提案を行うなどの新しい業務を展開することが求められるようになってきた．
- 業務内容の拡大に伴い，病院薬剤師はより大きな責任を負うようになる．
- 薬局薬剤師には，医薬品の交付・提供のみならず，健康に関する相談に応じることなどを通じて，地域住民の健康増進に貢献するという重要な役割がある．
- 「かかりつけ薬局」・「かかりつけ薬剤師」，「健康サポート薬局」という新しい概念の薬局・薬剤師が登場しつつある．
- どのような職場で働くにしても，確固たる薬学の知識・技能・態度のみならず，信頼関係を築くことができる豊かな人間性の醸成が必要である．

Keywords▶ チーム医療，良質で安心・安全な医療，医療経費の削減，医療スタッフの負担軽減，かかりつけ薬局・かかりつけ薬剤師，健康サポート薬局

1 薬物治療における薬剤師の役割

あらゆる医療現場で，薬は欠くことのできないものであるが，とくに患者に薬を投与することによって，病気の治癒またはクオリティ・オブ・ライフ（quality of life：QOL）*の向上を目指す内科的処置を，薬物治療（pharmacotherapy）という．がんや感染症の治療の場合のように，殺細胞作用を有する薬を使用する場合は，化学療法（chemotherapy）とよぶこともある．

薬剤師は薬の専門家であるから，当然，薬剤師は薬物治療において中心的な役割を担うべき立場にある．しかし，一言で薬剤師と言っても，病院薬剤師（約5万人）と薬局薬剤師（約16万人）とでは，少しく仕事の内容が異なるので，それぞれの職務に応じた解説をする．

2 病院薬剤師

過去の病院薬剤師は，薬剤部における外来患者や入院患者への調剤を主な業務としてきたが，近年，薬剤師の仕事の範囲が大幅に拡大されたため，病棟に出て行って，チーム医療の一員として活躍する機会が増えてきた．チーム医療とは，多種多様な医療スタッフが，それぞれが専門とする業務を分担しつつも互いに連携・補完し合い，個々の患者に最善の医療を提供することと理解されているので，医療に占める薬剤師の存在感は，従来に比べてはるかに大きくなりつつある．本

QOL[1]*

患者の日常生活上の機能と能力，およびそれらを総合した人としての満足感を意味しており，患者の身体的機能，心理的状態，社会的役割を遂行する能力などを総合した患者の状態をさす．しばしば，患者がその人らしくよく生きているかという，より広い意味でも用いられ，その場合には，患者の人生観や価値観なども大きく関与する．近年のファーマコエコノミクスの進展により薬剤の経済学的評価へのニーズが高まり，QOLも数値化され医薬品のもたらすベネフィットの指標に使用されるようになってきている．

項ではチーム医療に重点をおいて、病院薬剤師の今後のあり方と修得すべき事項について考察する。

2.1 チーム医療における新たな業務内容の拡大と責任

チーム医療において薬剤師は、a. 良質で安心・安全な医療の実践、b. 医療経費の削減、c. ほかの医療スタッフの負担軽減、などの点で貢献できることが示されており[2〜7]、積極的な参画が期待されている。では薬剤師は、具体的にどのようにしてチーム医療に寄与することができるのであろうか。これまでにも薬剤師は、処方箋に基づく調剤や患者の薬学的管理などの基本的業務によって、上記のa〜cにそれなりの貢献をしてきたが、今後は、①医師に対して積極的に処方設計や薬剤変更などの提案を行う、②薬剤師の責任による剤形の選択や薬剤一包化などを行う、③（一定条件下に）処方箋に記載された指示内容を変更した調剤・投薬や服薬指導などを行う、などの新たな業務展開を通じて、より安全で効果的なチーム医療が実現できると考えられている。

①〜③の行為は、いずれも薬剤師の責任を土台にしたものであり、医療における薬剤師の立場に画期的な変化をもたらすものである。とくに①は、薬物治療の中核に位置づけられる行為であり、医療における薬剤師の職務の重大性を示している。すなわち薬剤師は、治療対象となっている患者の薬物治療において、最適な薬物を選択し、どのような用量でどれだけの期間使用するべきかの判断を迫られることになる。もちろん、最終的な決断はチームを統括する責任者の決断によることになるが、薬の専門家である薬剤師による提案ないし発言は、エクスパート・ジャッジ（expert judgement）としての重みを有する。したがって、チーム医療に参画する薬剤師は、万一、薬に起因する医療事故が発生した場合、相応の責任を追及される可能性があることを理解しておかなくてはならない。このことは、②および③の行為にも伴うことであり、それゆえ、これから薬剤師には、薬物治療の結果に対する責任を引き受ける覚悟が必要となる。

2.2 求められる薬剤師の実力向上

それでは、以上のような業務内容の拡大とそれに付随して生じる責任に対して、薬剤師はどのように対応するべきであろうか。まず何よりも大切なのは、薬による医療事故を防ぐチーム医療の体制づくりであるが、それと同時に、薬剤師個人の実力向上が不可欠である。

薬のスペシャリストとしての役割

チーム医療に参画する医療スタッフは、薬剤師を薬の専門家とみなし、薬に関連するあらゆる事項について、薬剤師に全面的に頼ることとなる。したがって、チーム医療の一員として薬物治療にあたる薬剤師は、ほかの医療スタッフからの信頼に、いついかなるときでも完璧に応えなければならない。つまり、曖昧な態

度は許されない．たとえば，対象患者に使用する可能性のある薬については，禁忌，効能または効果／用法および用量，使用上の注意，相互作用，副作用，薬物動態，臨床成績，薬効薬理といった添付文書情報に精通していることはもちろんであるが，それだけでは不十分であり，それらの情報をより深く読み取ることのできる力量が求められる．実際にほかの医療スタッフに提案した薬の必然性を説明する場合を想定してみると，添付文書に記載されている情報だけでは，十分ではないことに気がつくであろう．たとえば「なぜ，この薬でなければならないのか」「なぜ，ほかの薬ではだめなのか」ということを，添付文書から読み解くことは必ずしも容易ではない．ほかの医療スタッフに薬剤選択の根拠を納得してもらうためには，治療効果ならびに有害事象に直結する薬効薬理，薬物動態，相互作用，副作用などに対する広範な知識に加えて，添付文書に記載された内容を再構築して統合し，その裏に潜む本質に迫る洞察力と，治療プロセス全体を俯瞰して最終的な結論を導く論理性が不可欠である．

では，そのような思考力はどうしたら養えるであろうか．そのために有効なほとんど唯一の方法は，研究をすることではないだろうか．薬剤師は薬理学や薬物動態学を本格的かつ体系的に学んできた唯一の医療職なので，大学で受けた教育がおおいに役立つことは言うまでもないが，研究活動を行うことによって，医療人としてのポテンシャルにさらに磨きをかけることができると考えられる．

コミュニケーションの土台となる豊かな人間性の醸成

一方，チーム医療は複数の人数で行われるので，各医療スタッフ間で情報共有をはじめとする円滑なコミュニケーションがとられているか否かがその成否を決める．したがって最近は，コミュニケーション力が医療スタッフの能力開発の課題として取りあげられることが多く，大学における教育でもそのような授業が開講されるようになってきた．しかし，チーム医療が相互の信頼の上に成り立つことを考えると，単に高度の専門性とコミュニケーション技術を身につけてさえいればそれでよいということにはならない．チーム医療のスタッフには，どのような職種であっても，この人なら任せられるという全幅の信頼感が必要であり，それなくしてはチーム医療は空回りするだけだからである．

では，どうしたらほかの医療職から信頼される薬剤師になれるのであろうか．薬に関する万全の知識と技能，解剖・生理や疾患などの薬をとりまく周辺領域に対する十分な認識や，多職種の業務内容への理解など，チーム医療に参画する薬剤師には修得すべき多くの事柄があるが，それらと同じくらい大切なことに，豊かな人間性の醸成がある．豊かな人間性とは何かについて論じるのは必ずしも容易ではないが，人間の大きさを感じさせる雰囲気とでもいうべきものと言ってよく，だとすれば，決して一朝一夕で身につけることができるものでないことは明白である．豊かな人間性には，社会や文化に対する幅広い知識や常識といった，いわゆる教養が必須であるが，これまでに過ごしてきた人生の中で得た，さまざ

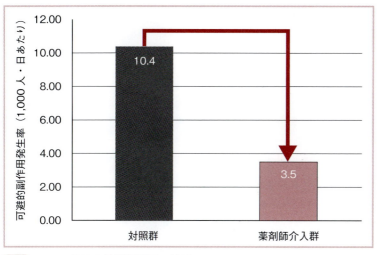

図1 ICUにおける薬剤師配置の効果

ICUに薬剤師を配置することにより，医薬品の不適正使用による副作用発生率が66%低下した．

(Leape LL, et al. Pharmacist participation on physician rounds and adverse drug events in the intensive care unit. JAMA 1999；282〈3〉：267-270[8])のTable 2より著者作成）

まな経験も重要な要素となるであろう．したがって，こうすればよいという具体的な処方箋は存在せず，各個人が不断の努力により，個性に合わせて深化させていく以外に方法がないのが難しい点である．

　以上，チーム医療に焦点を当てて今後の病院薬剤師の業務内容と，それを実践するために必要とされる病院薬剤師が修得すべき事項について概観した．ただし，病院薬剤師の業務はチーム医療への参画のみではなく，それ以外にも医療安全の確保や，ほかの医療スタッフ（とくに医師）の負担軽減，患者・家族満足度の向上，治療成績の向上，医療費の低減などの観点より，多くの貢献をすることが可能である．実際にどのような業務を担当するにせよ，病院薬剤師は最新の医療情報の収集と調剤などの医療技術の向上を怠ることはできない．

　また，病院薬剤師業務の新しい方向性の一つとして，手術室や集中治療室（intensive care unit：ICU[*]），新生児集中治療室（neonatal intensive care unit：NICU[*]）などへの薬剤師の配置があり，実際に大きな成果をあげて注目を集めている（図1）[8]．

3 薬局薬剤師

3.1 薬局を拠点とした地域住民の健康づくり

　一般の人々にとって，薬局の薬剤師は医師の処方箋に従って薬を出してくれる

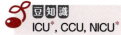

豆知識
ICU[*], CCU, NICU[*]

集中治療室のこと．生命が危機に直面している患者に最善の医療を施すため，高度な診療体制とモニタリング用機器，ならびに生命維持装置などの診療機器を整備した診療施設をさす．そのうち，重篤な循環器系疾患（とくに冠動脈）を対象とするものをCCU(coronary care unit；冠疾患集中治療室)，新生児の重症疾患を対象とするものをNICUという．

人というイメージが強いが，それだけが薬剤師の仕事ではない．薬局は地域に密着した健康情報の発信拠点として機能することが求められており，たとえば，体調不良の人が薬局を訪れた場合，症状や患者の訴えに基づいて，薬剤師は次のいずれかの対応をとることとなる：①医療機関への受診勧奨，②一般用医薬品（OTC〈over the counter〉薬）の使用，③生活指導．これを「薬剤師によるトリアージ」とよぶ[9]．したがって薬局薬剤師は，医薬品の調剤・交付や医療・衛生材料などの提供にとどまらず，医薬品や健康食品などの適正な使用法や疾患治療・健康に関する助言，相談，情報提供等を通じて，セルフメディケーション*を推進し，公衆衛生の向上および増進ならびに社会保障費の適正化に寄与するという重要な役割を担っている．こう考えると，薬局には地域住民が気軽に立ち寄ることができるという雰囲気づくりが必要であり，薬局薬剤師には，薬局を拠点として地域住民の健康づくりに貢献するという使命感が欠かせない．

「門前薬局」からの脱脚

ところが，実際は「門前薬局*」が全体の約7割を占め，そこからは，上記のような薬局の姿はほとんどみえてこないというのが現実である．また，それら門前薬局に用いられている「調剤薬局」という呼称も，本来の薬局業務のごく一部しか行っていないという実態を反映したものであるとするなら，そのあり方も含めて，見直しが行われるべきではないだろうか．また，国民の約6割が，薬局で受けられるサービス内容に対して現行の調剤報酬（1,000円）は高すぎると考えているというアンケート結果[10]や，医薬分業の意義が理解できないという多くの患者が抱いている疑問も無視できない．

「かかりつけ薬局」・「かかりつけ薬剤師」の実現

そこで最近，「かかりつけ薬局」・「かかりつけ薬剤師」（図2）という方向性が導入され，薬局のイメージは大きく変貌しつつある．「かかりつけ薬局」で「かかりつけ薬剤師」が患者の服薬情報の一元的・継続的な把握と薬学的管理・指導を行うことにより，多剤投与や重複投与の防止，残薬の解消などが可能となり，患者の薬物治療の有効性・安全性が向上するほか，医療費の削減にもつながるとされている．

「かかりつけ薬局」・「かかりつけ薬剤師」を実現させるためには，薬局は医薬品の備蓄・供給システムを充実させ，ほかの薬局と連携して休日や夜間でも24時間対応可能な体制を整備する必要がある．また，どの薬局を「かかりつけ薬局」とし，誰を「かかりつけ薬剤師」に選ぶかは地域住民の自由意思に任されているので，薬局と薬剤師は，地域において患者との信頼関係の構築に不断の努力をしなければならない．

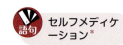

セルフメディケーション*

世界保健機関（World Health Organization：WHO）は，「自分自身の健康に責任をもち，軽度な身体の不調は自分で手当てすること」と定義している．その結果，健康管理の習慣が身につく，医療や薬の知識が身につく，医療機関で受診する手間と時間が省かれる，通院が減ることで国民医療費の増加を防ぐ，などの効用があるとされている．

門前薬局*

特定の医療機関からの処方箋に対応した調剤が主な業務となっている薬局．

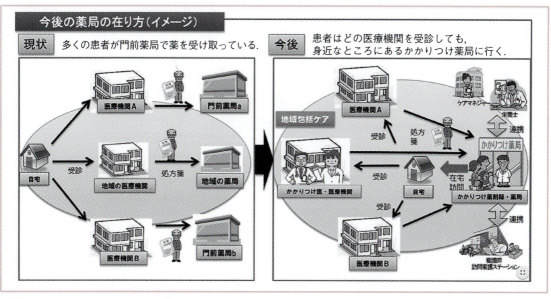

図2 これからの薬局と薬剤師の姿
(厚生労働省. 患者のための薬局ビジョン 概要. http://www.mhlw.go.jp/file/06-Seisakujouhou-11120000-Iyakushokuhinkyoku/gaiyou_8.pdf より)

「健康サポート薬局」への期待

　一方，2016年（平成28年）4月からは，国民による主体的な健康の保持増進を積極的に支援する機能を備えた薬局を「健康サポート薬局」と位置づけ，セルフメディケーションのさらなる推進を図る制度も施行されている．「健康サポート薬局」は，かかりつけ薬局の基本的機能に，地域における連携体制の構築，要指導医薬品などの取り扱い，健康相談などの7つの健康サポート機能を付加したものであり，地域住民の健康相談センターとしての役割が期待されている．

3.2 新スタイルの薬局で求められる薬剤師とは

　このようにみてくると，薬局と薬剤師のあり方は，大きな曲がり角にあるといってよいであろう．したがって薬局薬剤師は，これまでしばしばみられたように「いつも同じ薬剤情報提供文書を読み上げて，調剤した薬を患者に渡しているだけ」ではやっていけなくなるであろう．新しいスタイルの薬局には新しい知識・技能・態度を有する薬剤師が必要である．

　それでは，新しい知識・技能・態度とは何であろうか．薬局の主たる業務が疾患の治療に必要な薬の提供，すなわち薬物治療にある以上，基本的には病院薬剤師に求められる能力と大差はないはずである．ただ，話をする相手が医療の専門家ではなく，一般の人たちであるという認識は重要である．疾患，病態，症候，薬効，副作用，生活習慣など，薬物治療に関連する事項に対する幅広く深い臨床医学的・薬学的知識は，あるいは病院薬剤師以上のレベルが求められるかもしれない．そして，それらの知識を，一般の人たちに理解できるようにわかりやすく

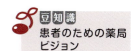

豆知識
患者のための薬局ビジョン

薬局の薬剤師が専門性を発揮して，患者の服薬情報の一元的・継続的な把握と薬学的管理・指導を実施することにより，多剤投与や重複投与の防止，残薬解消などが可能となり，その結果，患者の薬物療法の安全性・有効性が向上し，医療費の適正化にもつながるという考え方に基づいた，厚生労働省が推進する今後の薬局のあり方を示した事業のこと．

伝えなければならない．加えて，近隣医療機関との情報の共有や連携体制の構築・維持も行わなければならない．これらには，高度のコミュニケーション力が必要とされるであろう．ただ，病院薬剤師の部分でも述べたことであるが，最終的に重要なのは個人間の信頼関係である．そのためには信頼される人間にならなければならない．豊かな人間性の醸成がきわめて大切な所以である．

（石井邦雄）

● 引用文献

1) 日本薬学会. QOL−薬学用語解説. http://www.pharm.or.jp/dictionary/wiki.cgi?QOL
2) 日本病院薬剤師会. 厚生労働省医政局長通知（医政発0430第1号）「医療スタッフの協働・連携によるチーム医療の推進について」日本病院薬剤師会による解釈と実践事例（Ver.2.0）. 平成26年4月12日. http://www.jshp.or.jp/cont/14/0417-2-1.pdf
3) 日本病院薬剤師会薬剤業務委員会. 総説：医療の質向上のためのチーム医療への薬剤師の関与とその成果に関する論文実例集（1）がん化学療法領域における薬剤師の取り組みと成果. 日病薬誌 2011；47（8）：983-1002.
4) 日本病院薬剤師会薬剤業務委員会. 総説：医療の質向上のためのチーム医療への薬剤師の関与とその成果に関する論文実例集（2）感染制御領域における薬剤師の取り組みと成果. 日病薬誌 2011；47（10）：1231-1240.
5) 日本病院薬剤師会薬剤業務委員会. 総説：医療の質向上のためのチーム医療への薬剤師の関与とその成果に関する論文実例集（3）TDM領域. 日病薬誌 2011；47（11）：1373-1383.
6) 渋谷明隆. 医療安全. 水本清久ほか編著. インタープロフェッショナル・ヘルスケア 実践チーム医療論―実践と教育プログラム. 医歯薬出版；2011. p. 71-76.
7) 渋谷明隆. 医療安全. 水本清久ほか編著. インタープロフェッショナル・ヘルスケア 実践チーム医療論―実践と教育プログラム. 医歯薬出版；2011. p. 77-80.
8) Leape LL, et al. Pharmacist participation on physician rounds and adverse drug events in the intensive care unit. JAMA 1999；282（3）：267-270.
9) 日本薬剤師会. 薬剤師と薬局のこと―薬剤師とは. http://www.nichiyaku.or.jp/kokumin.php?global_menu=薬剤師と薬局のこと&side_menu=薬剤師とは&id=628（2018年6月アクセス）
10) 内閣府 規制改革推進室.「医薬分業における規制の見直し」説明資料. 平成27年3月12日. http://www8.cao.go.jp/kisei-kaikaku/kaigi/meeting/2013/discussion/150312/gidai2/item2-1.pdf

B 薬の作用と体の変化

1 薬の作用

> **Point**
> - 薬の作用は，投与された薬物が体内で標的となる生体分子と結合し，その活性を変化させることで生じる．
> - 薬物標的となる生体分子には受容体，イオンチャネル，トランスポーターや酵素などがある．
> - 薬物に対する臓器ごとの反応性は，各臓器に発現する標的分子の種類と量に依存する．
> - 各薬物の主作用と副作用は固定したものでなく，治療目的により決まる．
>
> **Keywords▶** 標的分子，主作用，副作用，相加作用，相乗作用，拮抗作用

1 薬が作用する仕組み

　われわれの体内にある臓器や細胞の機能は，それらを構成するタンパク質などの生体分子の働きにより維持されている．そのため，これらの生体分子の活性を変化させれば，臓器や細胞の機能に影響を与えることができる．疾患の多くは，臓器の機能低下や過剰な亢進が原因となり生じる．このとき，患者に投与された化合物が，生体分子の活性変化を介して臓器の働きを正常化させれば，その化合物は"薬"になりうるのである（図1）．薬物が生体に及ぼす作用のことを薬理作用とよび，多くの薬物で薬理作用は，生体内にある特定の分子（標的分子）に働くことで生じる．薬の標的となる生体分子には，生理活性物質の受容体，イオンチャネル，トランスポーターや酵素などがあげられる．また抗菌薬や抗悪性腫瘍薬には，ヒトの体内にある生体分子ではなく，病原菌や腫瘍細胞のみがもつ分子を標的とし，治療効果を示す薬物もある．

2 薬理作用の分類

2.1 直接作用と間接作用

　直接作用とは，薬物が生体内の標的分子の活性を変化させたことで現れる薬理作用である．一方，直接作用が生じたことにより，二次的に現れてくる生体機能の変化を間接作用とよぶ．例をあげると，強心配糖体*が心筋の Na^+/K^+-ATPase（Na^+ポンプ）を阻害し，心筋収縮力を増加させる作用は直接作用である．これに対して，強心配糖体による心拍出量の増加が反射的に迷走神経を亢進させ，心拍数を下げる作用は間接作用となる．

語句　強心配糖体＊

ジギタリス（digitalis）の葉から取れるジギトキシンおよびジゴキシン，キョウチクトウ科の strophanthus gratus の種子から取れるストロファンチン（ウアバイン）などは，ステロイド骨格に糖が配位した構造を有する．また，これらの植物由来の成分は，心臓の収縮力を高める作用をもつため，総じて強心配糖体とよばれる．

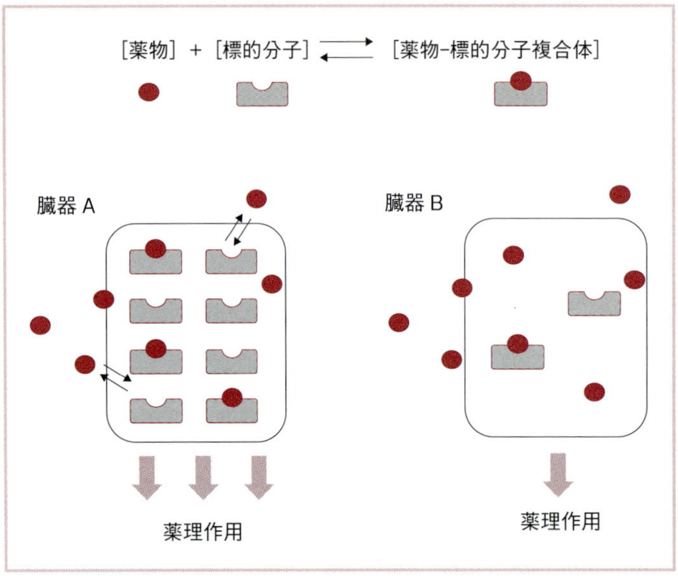

図1 薬物-標的分子複合体の形成と薬理作用の発現
薬物は生体分子と結合することで薬理作用を示すため,その大きさは「薬物-標的分子複合体」の量に依存する.また各臓器での標的分子の発現量の異なりは,薬物の臓器特異性をもたらす要因となる.臓器Aは臓器Bに比べ標的分子の発現量が多いため,同じ用量でもより強い薬理作用を受ける.

2.2 局所作用と全身作用

　薬理作用が薬物の投与した部位に限局して生じる場合,これを局所作用とよぶ.患部に薬物を直接適用できる点眼・点鼻薬,貼付剤などは局所作用を期待する投与方法である.一方,投与経路にかかわらず吸収された薬物が,体循環を介し全身に運ばれて生じる作用を全身作用とよぶ.たとえば,気管支喘息発作時に気道内に噴霧されるアドレナリンβ_2受容体刺激薬は,局所作用として気管支の拡張をもたらすが,これが吸収後に全身に行きわたると,副作用である血中カリウム値低下が全身作用として生じる.

2.3 急性作用と慢性作用

　疾患の改善に用いられる薬理作用には,薬物投与後に短時間で生じる作用(急性作用)と,長時間経過後に生じる作用(慢性作用)がある.ノルアドレナリンの投与による血圧の上昇は血管が収縮することで生じるが,これは秒単位で生じる急性作用である.一方,多くの抗うつ薬の治療効果は,数週間にわたる薬物の服用後に認められる慢性作用である.このような慢性作用の発現には,生体内の代償機構がかかわることがある.つまり継続的に薬物の作用を受けた身体は,恒常性の維持のため標的分子の発現量を変化させたり,薬理作用に拮抗する反応を強めたりする.抗うつ薬の薬効発現には,セロトニン受容体の発現低下(ダウンレギュレーション)が薬効にかかわると考えられている.

3 主作用と副作用

　薬物が示す薬理作用の中で,疾病の治療に有効なものが主作用(main effect)

表1 副作用の発生機構

副作用の発生原因	例
①治療に関連する標的分子に対する作用が過大となり生じるもの	・糖尿病治療薬による低血糖症状 ・高血圧症治療薬による低血圧 ・抗血液凝固薬による出血傾向 ・免疫抑制薬による感染症の誘発
②治療に関連しない臓器・細胞にある標的分子への作用で生じるもの	・アドレナリンβ拮抗薬（高血圧症治療薬，狭心症治療薬）による喘息発作の増悪 ・ヒスタミンH_1受容体拮抗薬（H_1阻害薬）（抗アレルギー薬）による眠気 ・オピオイドμ受容体刺激薬（麻薬性鎮痛薬）による呼吸抑制，便秘 ・ムスカリン拮抗薬（鎮痙薬，消化性潰瘍治療薬）による口渇，眼圧上昇 ・シクロオキシゲナーゼ阻害薬（解熱鎮痛薬）による消化器系障害，出血傾向 ・ACE阻害薬（高血圧症治療薬）による空咳 ・抗がん薬による骨髄抑制，脱毛
③標的分子以外の分子に作用し生じるもの	・三環系抗うつ薬による視力障害，口渇，便秘，尿閉（ムスカリン受容体の遮断による） ・シメチジン（ヒスタミンH_2受容体拮抗薬）による女性化乳房（抗アンドロゲン作用による）
④薬物に対する過敏反応や特異体質で生じるもの	・薬物過敏症による発疹，発熱，血管障害，アナフィラキシーショックなど ・遺伝的にコリンエステラーゼ活性が低い患者での，スキサメトニウム（筋弛緩薬）の作用増強

ACE (angiotensin-converting enzyme；アンジオテンシン〈アンギオテンシン〉変換酵素).

であり，治療に不必要あるいは有害な作用が副作用（side effect）である．そのため各薬物の主作用と副作用は固定されたものでなく，治療目的により決められる．たとえば，抗ヒスタミン薬であるジフェンヒドラミンは眠気を促し，この作用は睡眠改善薬として利用されている．しかし，この薬物をアレルギー疾患の治療に用いる場合には，眠気の誘導は副作用となる．また有害反応（adverse reaction）という言葉が副作用と同義語として用いられるが，WHO（World Health Organization；世界保健機関）ではこれを「病気の予防，診断，治療に通常使われる用量で起こる予期しない好ましくない反応で，薬物との因果関係を認めるもの」と定義している．また，有害性の程度が高く，きわめて危険な作用を毒性（toxicity）とよぶ．

副作用は発生機構により，以下に分類できる（表1）．
①治療に関連する標的分子に対する作用が過大となり生じるもの
②治療に関連しない臓器・細胞にある標的分子への作用で生じるもの
③標的分子以外の分子に作用し生じるもの
④薬物に対する過敏反応や特異体質で生じるもの（薬物過敏症〈薬物アレルギー〉*）

これらの中で①および②は，薬物の用量に依存したもので，その薬物の作用点より予測可能なものである．一方，薬物過敏症は，用量非依存的な反応で，治療量よりはるかに低い量で生じる，類似した薬物でも引き起こされる，などの特徴がある．

有害事象

有害反応，副作用とは別に，有害事象という言葉が用いられる場合もある．有害事象は，薬の投与後に生じる好ましくない（予期しない）有害な作用をいい，薬との因果関係の有無は問わない．

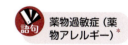
薬物過敏症（薬物アレルギー）*

薬物に対する抗体が体内でつくられた後，薬物を再度投与した際に生じる，抗原抗体反応に基づく症状（発疹，発熱，血管障害，アナフィラキシーショック）を薬物過敏症（薬物アレルギー）という．薬物過敏症を起こしやすい薬物として，抗体医薬品などのタンパク質製剤，βラクタム系抗生物質やアスピリン類などがある．

4 薬理作用の選択性

　ある薬物が，限られた臓器や細胞にのみ薬理作用を示す場合，"臓器選択性が高い薬物"という．臓器選択性が高い薬物は特定の臓器・細胞のみの働きに影響し，治療に必要でない臓器の機能を変えることがないため，副作用の少ない有効な薬物となる．薬物の臓器選択性の高さを決める生体側の要因としては，吸収された薬物の到達のしやすさのほか，臓器での標的分子の発現量の異なりがある（図1）．たとえば，平滑筋組織に発現するアドレナリン$α_1$受容体は，刺激により筋を収縮させる．尿道のアドレナリンに対する収縮反応は，この$α_1$受容体を介する作用である．しかし同じ平滑筋組織である膀胱は，逆にアドレナリンの刺激で弛緩する．この臓器選択的なアドレナリンの作用は，尿道平滑筋では$α_1$受容体が多く発現するのに対して，膀胱排尿筋では$α_1$受容体よりも平滑筋を弛緩させる$β_2$および$β_3$受容体が多く発現することで生じる．

　また，臓器選択性を決める薬物側の要因としては，薬物が認識する標的分子の特異性があげられる．鎮痛薬として頻用されるNSAIDs（nonsteroidal anti-inflammatory drugs；非ステロイド性抗炎症薬）の鎮痛作用は，疼痛部位に発現するシクロオキシゲナーゼ（cyclooxygenase：COX）*を阻害して生じる．しかし，COXは損傷された組織だけでなく胃にも存在し，胃では胃粘膜を保護する働きをもつ．そのため鎮痛薬としてNSAIDsを用いた場合に胃粘膜のCOXが阻害され，胃潰瘍を引き起こすことがある．この副作用を回避するためには，疼痛部位に発現するCOXにのみ作用する薬物が有効であり，実際，組織損傷時に発現するCOXのみを認識する薬物が開発されている．このように多くの新薬の開発過程では，治療目的となる臓器のみに作用を与えるために，標的分子への特異性をより高める改良が施される．

　臨床で用いられる医薬品の多くは，低濃度で特定の標的分子にのみ作用し治療効果を示す．しかし，これらも高濃度では低親和性ながら治療に関連しない生体分子にも作用し，副作用を生じることがある．たとえば，気管支喘息発作の発症時には選択的$β_2$受容体刺激薬が用いられる．これらは，アドレナリン受容体サブタイプの中で$β_2$受容体を最も高い親和性で刺激し，治療に有効な気道拡張を生じるが，用量が多くなると親和性の低い$β_1$受容体も刺激し，これが動悸などの副作用を生じる．医薬品はしばしば，高い親和性を示す標的分子により"選択的○○受容体刺激薬"や"選択的○○阻害薬"と分類されるが，この選択性は相対的なもので，高用量では親和性の低い分子にも作用し副作用を生じることに留意すべきである．

5 薬物の併用による作用の増強と減弱

　薬物を併用する場合には，それぞれの作用が増強される場合（協力作用*〈cooperation action, potentiation〉）がある．薬物併用による作用の増強で，各

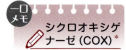

シクロオキシゲナーゼ（COX）*

COXには，胃粘膜などで常に存在しプロスタグランジン（prostaglandin：PG）を介して臓器の働きを調節する構成型のCOX-1と，組織の損傷により発現が増加する誘導型のCOX-2の2つのアイソフォームがある．NSAIDsの作用は，COX-2阻害を介して生じるため，COX-2の特異的な阻害薬であるセレコキシブやメロキシカムは，消化管障害が少ない．

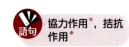

協力作用*，拮抗作用*

⇒本章「B-8 薬物相互作用」（p.42）も参照．

表2 薬物の拮抗作用の発生機構

①化学的拮抗作用	・ジメルカプロールなどのキレート剤は，体内に吸収された金属イオンと結合し尿中排泄を高めるため，重金属による急性中毒を軽減する
②薬物動態学的拮抗作用	・抗てんかん薬であるフェノバルビタールは，肝臓での薬物代謝酵素を誘導し，併用薬の代謝を促進することで，その作用を減弱する ・制酸薬は胃内のpHを増加させるが，この作用は，弱酸性の薬物の消化管吸収を低下させる
③生理学的拮抗作用	・アドレナリンβ受容体遮断薬は心拍数を減少させるが，抗コリン薬の併用はその作用を減弱する ・糖質コルチコイドは高血糖を生じ，糖尿病治療薬の作用を減弱する
④標的分子の機能での拮抗作用	・同じ受容体に作用するアゴニストとアンタゴニストの併用は，互いの作用を打ち消し合う

薬物の作用の大きさが"和"となって現れる場合，これを相加作用（additional action）とよび，各薬物の和を超えた大きな作用が生じる場合，相乗作用（potentiational action，synergy）とよぶ．一般に，併用する薬物が同じ標的分子に働く場合，その作用は相加作用として現れ同じ作用を生じるが，異なる標的に作用する際に，相乗効果が認められる．感染症や悪性腫瘍などの薬物治療では，作用部位の異なる薬物を併用することが推奨される．これは併用薬の相乗作用により，治療効果を高めたり，各薬物の用量を減少させたりすることができるためである．

また，薬物の併用が一方の薬物の作用を減弱させる場合がある．このような作用を拮抗作用*（antagonism）とよぶ．拮抗作用が生じる機構としては，①併用薬が体内で結合し，結果として薬理活性が発現できなくなるもの（化学的拮抗作用），②一方の薬物が併用薬の吸収・代謝・排泄に影響し，体内の薬物濃度が低下するために作用が減弱する（薬物動態学的拮抗作用），③生体内で正反対の作用を示す薬物の併用により互いの作用が減弱する（生理学的拮抗作用），④同じ標的分子に働く薬物が，その活性に対して正反対の作用を生じる場合，などがある（**表2**）．

（小山　豊）

B 薬の作用と体の変化

2 薬の用量と作用の関係

Point
- 処方された薬物量を用量とよぶ．用量の増加に従って薬物の作用は生じるが，作用の性質により，無効量，有効量（治療量），中毒量，致死量を分けられる．
- 用量と作用の関係を示すモデルでは，作用の大きさは，各薬物が形成する「薬物–標的分子複合体」の量に依存すると考える．
- 作用の強さを示す数値として ED_{50} および EC_{50} がある．これらの値が小さい薬物ほど効力の高い薬物である．また有害な作用の生じやすさを示す指標として LD_{50} がある．

Keywords ▶ 無効量，有効量（治療量），中毒量，致死量，治療係数

1 薬物の用量

用量（dose）とは薬物を処方する量のことであり，用量の増減により発現する薬効や性質が異なる（図1）．薬物の用量が少ない場合には薬効が認められない．このような用量は無効量とよばれる．用量の増加により主作用が生じ，この大きさは薬物の用量に依存して増加する．用量のさらなる増加に対しては，治療に不必要な作用あるいは有害な作用が生じることがある．そのため安全な薬物治療に

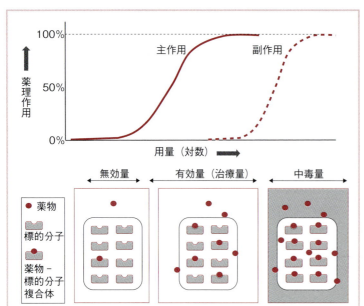

図1 薬物の用量–反応曲線

薬物の用量–反応曲線で示される無効量の範囲では，「薬物–標的分子複合体」が薬理作用を示すほどには形成されない．有効量（治療量）では「薬物–標的分子複合体」の量が用量依存的に増加して薬理作用が生じる．中毒量の範囲では，治療効果の増加はみられない一方，副作用が用量依存的に生じる．

$$[薬物] + [標的分子] \underset{k_2}{\overset{k_1}{\rightleftarrows}} [薬物\text{-}標的分子複合体]$$

k_1: 複合体形成の反応速度定数
k_2: 複合体解離の反応速度定数

平衡状態のとき,複合体の形成と解離の速度が同じとなる

$$k_1 [標的分子][薬物] = k_2 [薬物\text{-}標的分子複合体] \quad (1)$$

両辺を k_2 で除すると

$$\frac{k_1}{k_2}[標的分子][薬物] = [薬物\text{-}標的分子複合体] \quad (2)$$

全標的分子の数は,次の式(3)で表され

$$[標的分子] + [薬物\text{-}標的分子複合体] = [全標的分子] \quad (3)$$

式(3)を式(2)へ代入すると,式(4)が得られる

$$[薬物\text{-}標的分子複合体] = [全標的分子] \frac{[薬物]}{[薬物] + \frac{k_2}{k_1}} \quad (4)$$

図2 薬物の用量-反応モデル式

薬物と標的分子とのあいだで,結合-解離が動的な平衡状態であるとすると式(1)が得られる.式(1)より,「薬物-標的分子複合体」の量は,式(2)のように示すことができる.ここに式(3)を代入すると,薬物の作用の大きさが「薬物量」,「標的分子量」および「薬物固有の定数(k_1/k_2)」に依存することを示す式(4)が得られる.

は,主作用を示すが有害な作用を示さない範囲で薬物を用いることが望まれる.この用量範囲が有効量(治療量)(minimum effective dose)である.有効量を超えた用量は,副作用や中毒が生じる量(中毒量),さらには死に至らしめる量(致死量〈minimal lethal dose〉)となる.

2 薬物の用量-反応モデル式

投与された薬物の用量が増加すると,薬物の作用が大きくなることが期待される.この原理を説明する最も単純な薬物の用量-反応モデルは"薬物と標的分子は質量作用の法則に従って結合と解離を行い,薬物作用の大きさは「薬物-標的分子複合体」の量により決まる"とするものである(図2).このモデルでは,薬物1分子は標的分子の薬物認識部位に1:1で可逆的に結合して標的分子の活性を変化させる.そして標的分子の活性変化が,薬理作用の発現にかかわる臓器・細胞の機能に影響すると考える.体内で「標的分子に結合していない遊離型の薬物」,「薬物を結合していない標的分子」および「薬物-標的分子複合体」の量が動的な平衡状態に至ると仮定すると,複合体の形成と解離の反応速度が同じになり式(1)が成り立つ.この式(1)の両辺を"複合体解離の反応速度定数 k_2"で除すると式(2)となる.さらに,「薬物を結合していない標的分子」と「薬物-標的分子複合体」の総和量は「全標的分子」の量として示される(式(3)).これを式(2)に代入すると,式(4)が得られる.式(4)は「薬物-標的分子複合体」の量すなわち,薬物の作用の大きさが「遊離型の薬物量」と「標的分子の発現量」に依存し

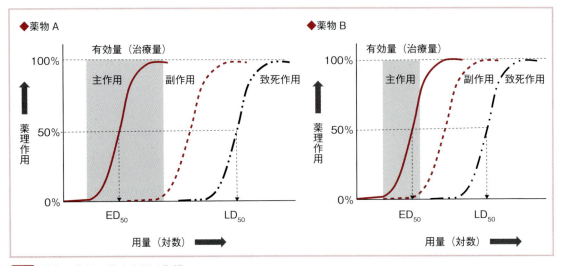

図3　薬物の作用の強さを示す指標
薬物は用量の増加により，主作用，副作用および致死作用が生じる．主作用および致死作用の強さは，ED_{50}とLD_{50}によりそれぞれ示される．薬物Aと薬物Bの用量-反応曲線を比較すると，薬物AはED_{50}とLD_{50}の差が大きく，薬物Bより有効量（治療量）の範囲が広いことがわかる．

ていることを示す．また，k1/k2で示される数値は，各薬物固有の数値で，この値が大きい薬物ほど"標的分子への親和性の高い薬物"となる．実際には，投与された薬物は生体内で代謝や排泄を受けるため三者間の厳密な平衡状態は生じないこと，標的分子と非可逆的な結合を起こす薬物*もあることなど，このモデルだけでは説明できない部分もあるが，薬物の用量と作用発現の関係を理解するうえでは有用な式である．

3　薬物の用量-反応曲線

式（4）について，横軸に用量（対数）の薬物濃度（log［薬物］）を，縦軸には，薬物-標的分子複合体の量，つまり薬理作用の大きさをプロットすると，薬物濃度の増加に対して薬理作用がS字状（シグモイド状）の曲線を描くグラフとなる（図1）．実際に多くの薬物で用量に対する薬理反応を測定すると，式（4）から理論的に導かれたものと類似した曲線が得られる．薬理作用が生じない無効量では，薬物-標的分子複合体の量が，薬理作用を示すほどには多く形成されていない状態である．有効量（治療量）の範囲では薬理作用が用量依存的に増加するが，これは用量の増加に対応して薬物-標的分子複合体の形成が促進している状態と考えられる．しかし，薬理作用は用量の増加に対してどこまでも強まるものではなく，用量増加に対する反応性が徐々に小さくなり，やがて薬理作用の増強がみられなくなる．この薬理作用が最大となる用量範囲では，すでに標的分子の多くが薬物と結合しており，薬物の増加に対して薬物-標的分子複合体の新たな形成が望めない状態と考えることができる．最大反応を示す用量を超えると，副作用や

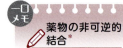

薬物の非可逆的結合*

標的分子と共有結合する薬物は非可逆的に薬物-標的分子複合体を形成し，その生体分子の機能に持続的，かつ強く影響を与えることができる．このような薬物の例をあげると，消化性潰瘍治療薬に用いるプロトンポンプ阻害薬は，H^+/K^+-ATPaseの活性部位にあるSH基と共有結合し，胃酸分泌を強く抑制する．また殺虫剤として用いられる有機リン酸化合物は，コリンエステラーゼの基質認識部位に共有結合し，酵素活性を強く阻害する．

> **Column**
> **薬物の作用を示す指標**
>
> - **pD_2**
>   摘出標本などに対して薬物の強さを示す値．薬物が最大反応の 50% の作用を示すモル濃度（EC_{50}）から，$-\log EC_{50}$ として算出する．この値が大きいほど，効力の高い薬物である．
> - **TD_{50}**
>   50% 中毒量（50% toxic dose）．試験に用いた動物の半数に毒性が現れる用量である．
> - **IC_{50}**
>   50% 阻害濃度（50% inhibitory concentration）．酵素活性や受容体結合など in vitro での測定で得られる，標的分子の最大活性を 50% 阻害する薬物濃度である．

中毒が生じる中毒量になる．中毒量の範囲では，治療に関連する薬物−標的分子複合体の増加は生じない一方で，副作用を引き起こす生体分子との結合が用量依存的に増加する．

4 薬物の効力を示す指標

薬物の用量−反応曲線からは，薬物を投与された個体の半数に反応が現れる用量が算出できる（図3）．この用量を 50% 有効量（50% effective dose：ED_{50}）という．また，摘出臓器や細胞などに薬物を直接投与し，その反応を測定する実験からは，最大反応の 50% を生じる濃度が算出できる．この濃度を 50% 有効濃度（50% effective concentration：EC_{50}）とよぶ．ED_{50} および EC_{50} はともに，薬物の効力の強さを示す指標として用いられ，この値が小さいほど低用量で作用を示す薬物といえる．一方，多くの薬物は用量を上げると治療に不必要，あるいは有害な作用が生じる．有害な作用の生じやすさを示す指標には，試験に用いる動物の半数が死亡する用量である 50% 致死量（50% lethal dose：LD_{50}）があり，この値が大きな薬物ほど毒性が低い．

先述のとおり薬物治療は，主作用を示すが有害な作用を示さない用量範囲で行うため，ED_{50} と LD_{50} の差が大きいほど安全に使用できる薬物となる．このときの薬物の安全性を示す数値として治療係数がある．治療係数は ED_{50} に対する LD_{50} の比（LD_{50}/ED_{50}）で産出され，この値が大きいほど安全域の広い薬物となる．そのほかに，薬物の作用の強さを示す指標には，pD_2，TD_{50}，IC_{50} など（⇒ Column 参照）の値がある．

（小山 豊）

B 薬の作用と体の変化

③ アゴニストとアンタゴニスト

Point
- 受容体と特異的に結合する物質をリガンドという．
- 受容体と結合した後，受容体を活性化する物質をアゴニスト（刺激薬）とよぶ．アゴニストには完全アゴニスト（内活性1）と部分アゴニスト（内活性1未満）がある．
- 受容体を活性化せず，アゴニストの活性化反応を抑制する物質をアンタゴニスト（遮断薬）とよぶ．アンタゴニストは競合的アンタゴニストと非競合的アンタゴニストに分類される．
- アンタゴニスト作用のみならず，受容体の恒常的な活性（アゴニスト非存在下における活性）に対しても抑制作用を示す物質を逆アゴニストとよぶ．

Keywords ▶ 完全アゴニスト，部分アゴニスト，アンタゴニスト，逆アゴニスト，受容体リガンド

1 アゴニストとアンタゴニスト

　神経伝達物質，ホルモン，オータコイド*，サイトカインなどの生理活性物質は，各々が選択的に結合する受容体（レセプター〈receptor〉）とよばれるタンパク質を刺激し，さまざまな細胞応答を引き起こす．多くの薬物もこれら受容体に作用し，生理活性物質と同様に受容体を刺激したり，逆に生理活性物質の作用を抑制したりする．一般に，受容体と特異的に結合する物質（薬物）を，その受容体に対する「リガンド（ligand）」という．受容体リガンドのうち，結合後に受容体を活性化することができる物質（薬物）をアゴニスト（agonist〈刺激薬あるいは作動薬〉）とよび，結合のみで受容体を活性化せず，アゴニストによる反応を抑制する物質（薬物）をアンタゴニスト（antagonist〈遮断薬あるいは拮抗薬〉）とよぶ．

2 完全アゴニストと部分アゴニスト

　アゴニストは受容体を活性化状態にシフトする．これにより，各受容体と共役する細胞内情報伝達系（シグナル伝達系）が活性化され，さまざまな細胞応答が引き起こされる．アゴニストによる受容体活性化の指標として内活性*（固有活性）がある．通常，受容体に最大反応を与える薬物の内活性を1とし，このような活性化状態を引き起こす薬物は完全アゴニスト（full agonist）とよばれる（図1）．これに対し，アンタゴニストの内活性は0であり，受容体に結合しても細胞内情報伝達系を活性化することはない．一方，アゴニストの中には部分的に受容体を活性化するものがあり，これらを部分アゴニスト（partial agonist）とよぶ．部

オータコイド*
いろいろな刺激により分泌され，分泌細胞の周囲の細胞・組織や分泌細胞自身に作用する生理活性物質．神経からシナプスに分泌される神経伝達物質や，内分泌細胞から血中に分泌されるホルモンと区別される．ヒスタミン，セロトニン，プロスタグランジン，ロイコトリエン，アンジオテンシン（アンギオテンシン）などがある．

内活性*
intrinsic activity．薬物が受容体と結合した際に生じる活性化反応を，割合（1～0）で比較する数値．

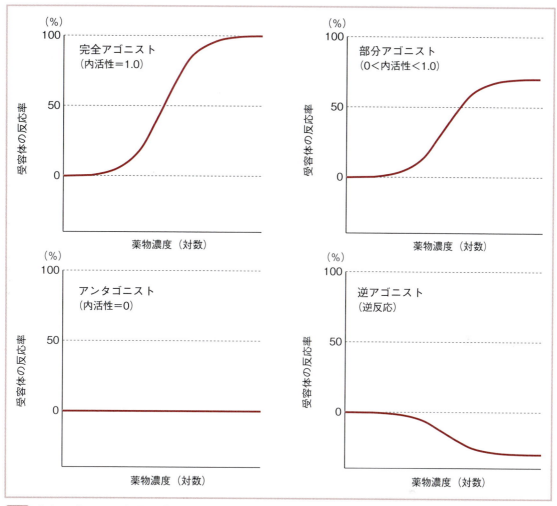

図1 完全アゴニスト，部分アゴニスト，アンタゴニスト，逆アゴニストの濃度-反応曲線（例）
アゴニストが存在しないときの活性を0として表示している．恒常的な活性を有する受容体に対しては逆アゴニストが存在する場合がある．

分アゴニストの内活性は1未満（0と1のあいだ）であり，内活性に応じた受容体刺激作用を有する反面，完全アゴニストと併用された場合には，完全アゴニストの作用を抑制する．

3 逆アゴニスト

多くの受容体は定常状態（アゴニスト刺激のない状態）では不活性化状態にある．しかし，一部の受容体では，アゴニストによる刺激のない状態でもある程度の活性を発現している場合がある．このような受容体に対して，恒常的な活性（アゴニスト非存在下における活性）を抑制することができる薬物を逆アゴニスト（inverse agonist）とよぶ（図1）．すなわち，通常のアンタゴニストはアゴニストの受容体刺激作用を消失させるのみであるが，逆アゴニストは受容体反応をアゴ

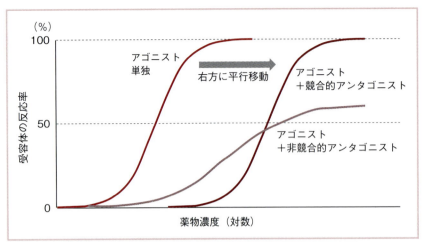

図2 アゴニスト反応に対する競合的および非競合的アンタゴニストの拮抗様式

ニストと逆方向に促進し，恒常的な活性を抑制する．

4 競合的アンタゴニストと非競合的アンタゴニスト

アンタゴニストはその作用様式から，競合的アンタゴニストと非競合的アンタゴニストに分類される．競合的アンタゴニストは，受容体のアゴニスト結合部位に対してアゴニストと競い合って可逆的に結合し，受容体の活性化を抑制する．この場合，アゴニストの濃度–反応曲線はアンタゴニストによって右方に平行移動するが，最大反応は変化しない（図2）．一方，非競合的アンタゴニストは，アゴニスト結合部位と不可逆的に結合したり，アゴニスト結合部位とは異なる部位（アロステリック結合部位[*]）に結合したりして，アゴニスト反応を抑制する．非競合的アンタゴニストが作用すると，アゴニストの最大反応が低下したり，濃度–反応曲線の傾斜が低下したりする（図2）．

（大野行弘）

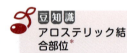

豆知識
アロステリック結合部位[*]

「アロステリック（allosteric）」とは「別の場所」を意味する．生体内の生理活性物質がオルソステリック（orthosteric）結合部位（真の場所）に結合して反応するのに対して，アロステリック結合部位作用薬は受容体機能に直接大きな作用を示さないが，アゴニストの作用を増強あるいは抑制して，受容体機能に影響を及ぼす．

B 薬の作用と体の変化

4 受容体，イオンチャネル，トランスポーター

Point
- 受容体は細胞膜受容体と細胞内受容体に大別され，細胞膜受容体はGタンパク質共役型受容体（GPCR），イオンチャネル型受容体，酵素内蔵型受容体に分類される．
- アゴニストにより受容体が刺激されると，各受容体と共役する細胞内情報伝達系が活性化され，多彩な細胞応答が引き起こされる．
- イオンチャネルにはNa^+チャネル，Ca^{2+}チャネル，K^+チャネル，Cl^-チャネルなどがあり，陽イオンの細胞内への流入により脱分極（興奮）が，陰イオンの細胞内への流入あるいは陽イオンの細胞外への流出により過分極（抑制）が起こる．
- Na^+チャネルには電位依存性の$Na_{v1.1～1.9}$，$Na_{v2.1, 2.2}$，$Na_{v3.1}$などのサブタイプが存在し，電位依存的に開口して細胞内にNa^+を流入する．
- Ca^{2+}チャネルは細胞膜に存在する電位依存性のCa_vチャネルと，細胞内Ca^{2+}ストアの膜上に存在するCa^{2+}放出チャネル（リアノジン受容体やIP$_3$受容体）に分類される．
- K^+チャネルは，電位依存性のK_vチャネルと電位非依存性の内向き整流性K^+チャネルに分類される．
- トランスポーターは細胞膜に存在する輸送担体であり，膜外で物質と結合し，膜の反対側へ物質を輸送・放出する．

Keywords ▶ Gタンパク質共役型受容体（GPCR），イオンチャネル型受容体，酵素内蔵型受容体，細胞内受容体，Na^+チャネル，Ca^{2+}チャネル，K^+チャネル，Cl^-チャネル，トランスポーター

1 受容体

　内因性の生理活性物質や多くの薬物は，それぞれに特異的な受容体（レセプター）を介して細胞応答を引き起こす．一般に，受容体は細胞膜受容体と細胞内受容体に大別され，細胞膜受容体にはGTP（guanosine 5'-triphosphate；グアノシン三リン酸）結合タンパク質（Gタンパク質）共役型受容体（G protein-coupled receptors：GPCR），イオンチャネル型受容体（リガンド開口性イオンチャネル〈ion channel receptor, ionotropic receptor〉），酵素内蔵型受容体（enzyme-linked receptor）がある（図1）．

1.1 Gタンパク質共役型受容体（GPCR）

　アゴニストによって受容体が刺激されると，各受容体と共役する三量体Gタンパク質が活性化され，Gタンパク質を介した細胞内情報伝達系*（シグナル伝達系）が駆動する．GPCRは共通して膜を7回貫通する構造をもつことから，7

語句 細胞内情報伝達系*
⇒本章「B-5 細胞内情報伝達」（p.28）参照．

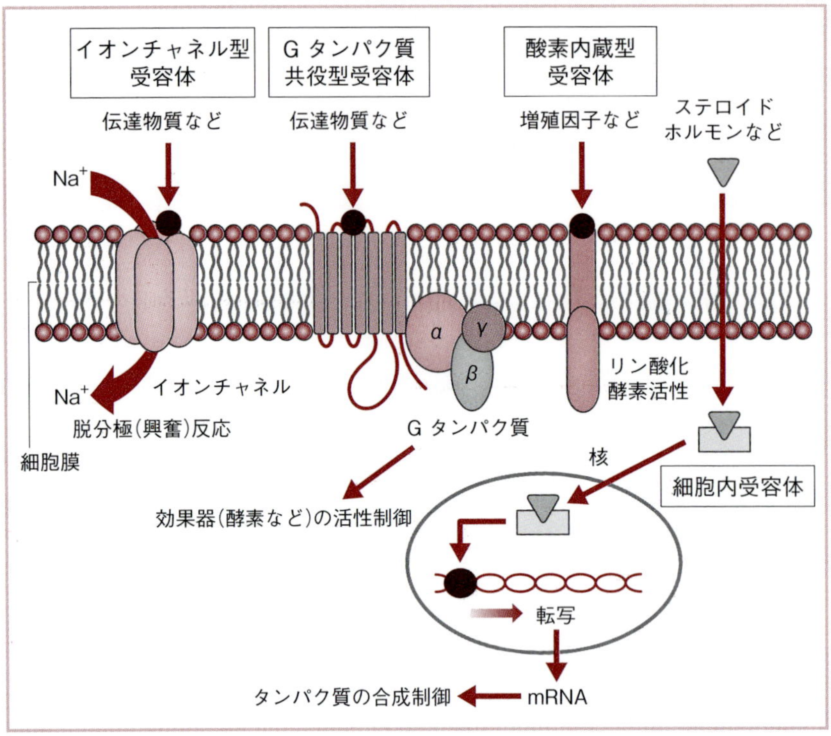

図1 受容体の種類と特性
mRNA（messenger RNA〈ribonucleic acid〉；メッセンジャーRNA〈リボ核酸〉）.

回膜貫通型受容体とよばれることもある（図1）.

三量体Gタンパク質はα，β，γの3つのサブユニットから構成される（図1）. 受容体から刺激を受けると，GαサブユニットとGβγサブユニットが分離し，それぞれが効果器（アデニル酸シクラーゼやホスホリパーゼCなど）を活性化あるいは抑制する. Gタンパク質はGαの種類によってG$_s$，G$_{i/o}$，G$_q$の少なくとも3種のファミリーに分類される. 代表的なGPCRとGタンパク質，効果器の応答を表1に示す.

1.2 イオンチャネル型受容体

受容体自身がイオンチャネルを形成しており，アゴニストによって受容体が刺激されると，イオンチャネルが開口する（図1）. 各受容体によってチャネルポア（細孔）を流れるイオン種は決まっており，陽イオン（Na$^+$，Ca^{2+}など）が細胞内へ流入することにより細胞は脱分極（興奮反応）し，陰イオン（Cl$^-$など）の流入あるいは陽イオンの流出によって過分極（抑制反応）する. 代表的なイオンチャネル型受容体にはグルタミン酸受容体，GABA$_A$受容体，ニコチン性アセチルコリン受容体などがある（表2）.

表1 代表的なGタンパク質共役型受容体（GPCR）と反応様式

Gタンパク質共役型受容体	Gタンパク質	効果器の反応	セカンドメッセンジャー
アドレナリンβ_1・β_2・β_3受容体 ドパミンD_1受容体 ヒスタミンH_2受容体 5-HT_4, 5-HT_6, 5-HT_7受容体	G_s	アデニル酸シクラーゼ活性化	cAMP 増加
アセチルコリンM_2受容体 アドレナリンα_2受容体 ドパミンD_2受容体 5-HT_{1A}受容体 $GABA_B$受容体 オピオイド受容体	$G_{i/o}$	アデニル酸シクラーゼ抑制	cAMP 減少
アドレナリンα_1受容体 アセチルコリンM_1, M_3受容体 ヒスタミンH_1受容体 5-HT_2受容体	G_q	ホスホリパーゼC活性化	IP_3 増加 DAG 増加

GABA（γ-aminobutyric acid；γ-アミノ酪酸），cAMP（cyclic adenosine monophosphate；環状〈サイクリック〉アデノシン一リン酸），IP_3（イノシトール 1,4,5-三リン酸），DAG（diacylglycerol；ジアシルグリセロール）．

表2 代表的なイオンチャネル型受容体と反応様式

イオンチャネル型受容体	内因性アゴニスト	流れるイオン種	細胞反応
ニコチン性アセチルコリン受容体	アセチルコリン	Na^+	脱分極
グルタミン酸AMPA受容体	グルタミン酸，アスパラギン酸	Na^+	脱分極
グルタミン酸カイニン酸受容体	グルタミン酸，アスパラギン酸	Na^+	脱分極
グルタミン酸NMDA受容体	グルタミン酸，アスパラギン酸	Ca^{2+}, Na^+	脱分極
$GABA_A$受容体	γ-アミノ酪酸（GABA）	Cl^-	過分極
グリシン受容体	グリシン	Cl^-	過分極

AMPA（α-amino-3-hydroxy-5-methyl-4-isoxazole propionic acid；α-アミノ-3-ヒドロキシ-5-メチル-4-イソキサゾールプロピオン酸），NMDA（N-methyl-D-aspartate；N-メチル-D-アスパラギン酸）．

1.3 酵素内蔵型受容体

受容体自身がプロテインキナーゼ（タンパク質リン酸化酵素）の活性を有しており（図1），アゴニストによって刺激されるとリン酸化反応が起こる*．細胞膜を1回貫通する分子構造をとることから，1回膜貫通型受容体とよばれることもあり，細胞増殖因子など（神経成長因子，インスリン様増殖因子，血管内皮細胞増殖因子など）の受容体に多い．アゴニストが細胞外の結合部位に結合すると，受容体は二量体化し，細胞内のキナーゼ（リン酸化酵素）部位が互いの分子をリン酸化する．次いで，このリン酸化部位を認識するアダプター分子やドッキングタンパク質が結合し，情報伝達系が活性化される．

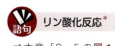

語句 リン酸化反応*

⇒本章「B-5の図1」(p.30) 参照．

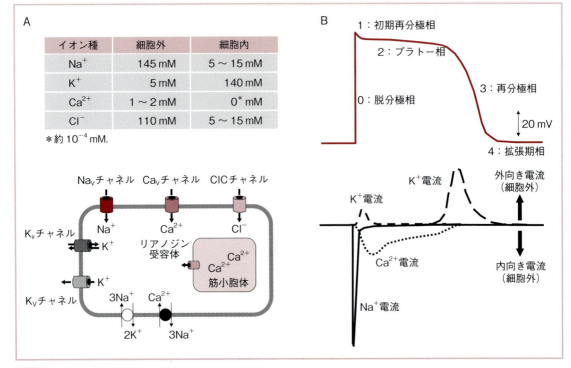

図2 心筋細胞のイオンチャネルと活動電位の発生
A：細胞内外のイオン濃度と心筋細胞に分布するイオンチャネル．
B：心筋細胞の活動電位発生に関与するイオンチャネル電流．

1.4 細胞内受容体

　脂溶性が高く，細胞膜を透過して細胞内に到達することができるリガンドに対しては，細胞内受容体（intracellular receptor）が存在する場合もある．代表的なものにステロイドホルモン受容体，ビタミン D_3 受容体，甲状腺ホルモン受容体などがある．副腎皮質ホルモンや性ホルモンなどのステロイドホルモンに対する受容体は細胞質に存在し，ステロイドホルモンと結合した後に核内へ移行する（図1）．このホルモン-受容体複合体は，標的遺伝子上の認識部位に結合して遺伝子発現を変化させる．一方，ビタミン D_3 は核内のビタミン D_3 受容体に結合して遺伝子発現を促進し，Ca^{2+} 結合タンパク質などを誘導して小腸における Ca^{2+} 吸収を促進する．

2 イオンチャネル

　一般に細胞外では Na^+，Ca^{2+}，Cl^- の濃度が高く，細胞内では K^+ 濃度が高い（図2）．こうした細胞内外のイオン濃度勾配は，神経や筋肉など興奮性細胞の活動性を制御するうえで非常に重要な役割を担っており，多彩なイオン輸送系によって制御されている．とくに，イオンは細胞膜を通過できないため，細胞膜には各種イオンを選択的に通過させることができるイオンチャネルが存在している．イ

オンチャネルには Na$^+$ チャネル，Ca^{2+} チャネル，K$^+$ チャネル，Cl$^-$ チャネルなどがあり，これらイオンチャネルに対して特異的に作用する薬物も多い（図2）．

2.1 Na$^+$ チャネル

電位依存性ナトリウム（Na$^+$）チャネル（voltage-dependent〈-gated〉sodium channel：Na$_v$ チャネル）は神経細胞，骨格筋，心筋などの興奮性細胞における活動電位の発生に関与している．細胞に興奮信号が伝わり，膜電位が脱分極して閾値に達すると，活動電位が発生する．Na$_v$ チャネルは活動電位の発生過程（脱分極相）を仲介しており，Na$_v$ チャネルの開口により細胞内に内向き Na$^+$ 電流が流れる（図2）．

Na$_v$ チャネルはチャネルポアを形成する α サブユニットと，チャネル活性を調節する β サブユニットから構成され，α サブユニットの多様性から Na$_{v1.1～1.9}$，Na$_{v2.1, 2.2}$，Na$_{v3.1}$ のサブタイプに分類される．いずれの α サブユニットも膜を6回貫通するドメインを4つ有しており，これが細胞膜内で円筒状のチャネルポアを形成している．β サブユニットは1回膜貫通型の調節ユニットである．Na$_v$ チャネルは，サブタイプによって組織・臓器での発現分布が異なり，てんかん，不整脈，疼痛などの発症に関与している．

2.2 Ca^{2+} チャネル

Ca^{2+} は細胞内情報伝達系のセカンドメッセンジャーとしても働き，筋肉の収縮，神経伝達物質の放出，シナプスの可塑性，ホルモンの分泌，細胞運動，遺伝子の転写制御など，多彩な細胞反応を引き起こす．このため，定常状態における遊離型 Ca^{2+} 濃度はきわめて低く（細胞外濃度の 1/1,000 以下），細胞内の Ca^{2+} は小胞体（筋肉では筋小胞体）などの細胞内ストアに貯蔵されている（図2）．一方，細胞に刺激が加わると，細胞膜あるいは細胞内ストアの膜上に存在する Ca^{2+} チャネルが開口し，細胞内の遊離型 Ca^{2+} 濃度が上昇して細胞反応が起こる．Ca^{2+} チャネルは細胞膜に存在する電位依存性カルシウム（Ca^{2+}）チャネル（voltage-dependent〈-gated〉calcium channel：Ca$_v$ チャネル）と，Ca^{2+} ストアの膜に存在する Ca^{2+} 放出チャネルに大別される．

Ca$_v$ チャネル

Ca$_v$ チャネルは α1，α2，β などのサブユニットから構成され，膜電位の変化（脱分極）に応じて選択的に Ca^{2+} を流入させる（図2）．α1 サブユニットは細胞膜を6回貫通するタンパク質ドメインを4つもち，チャネルポア部分を形成している．α2 サブユニットは1回膜貫通型の調節ユニットとして働き，β サブユニットは細胞質内に分布する調節ユニットである．Ca$_v$ チャネルは L 型，N 型，P/Q 型，T 型*などのサブタイプに分類され，その発現分布や電位依存性の特徴

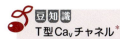

豆知識
T 型 Ca$_v$ チャネル*

L 型，P/Q 型，N 型 Ca$_v$ チャネルはすべて高閾値を示す（高い膜電位で活性化される）が，T 型 Ca$_v$ チャネルだけは低閾値を示す（低膜電位で活性化状態となる）．T 型 Ca$_v$ チャネルはてんかん欠神発作の発症に関与しており，欠神発作の治療薬（バルプロ酸ナトリウム，エトスクシミドなど）は T 型 Ca$_v$ チャネルを抑制する．

に違いがある．

Ca^{2+}放出チャネル

　細胞内のCa^{2+}ストアからCa^{2+}を放出するCa^{2+}放出チャネルには，リアノジン受容体とイノシトール1,4,5-三リン酸（イノシトール1,4,5-トリスリン酸〈inositol 1,4,5-trisphosphate：IP_3〉）受容体がある．リアノジン受容体は植物アルカロイドのリアノジンに高い親和性を示すことから命名されたイオンチャネル型受容体であり，横紋筋の筋小胞体膜上に分布している（図2）．1～3型のサブタイプが存在し，いずれも横紋筋の収縮過程において細胞内に流入した微量のCa^{2+}によって活性化され，筋小胞体から大量のCa^{2+}を動員する（カルシウム誘発性カルシウム放出〈Ca^{2+}-induced Ca^{2+} release〉）機構．一方，IP_3受容体は小胞体膜上に分布するイオンチャネル型受容体であり，セカンドメッセンジャーであるIP_3により活性化され，小胞体内のCa^{2+}を放出する．

2.3　K^+チャネル

　K^+チャネルは，電位依存性カリウム（K^+）チャネル（voltage-dependent〈-gated〉potassium channel：K_vチャネル）と電位非依存性の内向き整流性K^+チャネル（inward-rectifying K^+ channel：K_{ir}チャネル）に大別される．

K_vチャネル

　四量体構造をとり，6回膜貫通型のαサブユニットが4個集まって円筒状のチャネルポアを形成している（図2）．さらに，βサブユニットが補助タンパクとして結合する場合がある．K^+濃度は細胞内で高く（140 mM），細胞外で低い（3～5 mM）ため，K_vチャネルが開口すると細胞内から細胞外へ外向きのK^+電流が発生する．とくに，K_vチャネルは活動電位の回復過程（再分極相）において重要な役割を果たしており，活動電位が立ち上がった後に発生する再分極電流（外向きK^+電流）を仲介している（図2）．

K_{ir}チャネル

　2回膜貫通型サブユニットの四量体で構成され，その開口は膜電位には依存しない．名称のとおり，細胞の外から内向きにK^+を流しやすい内向き整流性の特性をもつが，実際には，細胞内外のK^+濃度に応じて両方向にK^+は流れる（図2）．K_{ir}チャネルには複数のサブタイプが存在し，静止膜電位の発生に関与する$K_{ir2.1}$チャネルや，K^+イオンの輸送に関与する$K_{ir1.1}$，$K_{ir4.1}$，$K_{ir5.1}$，$K_{ir7.1}$チャネルなどがある．また，受容体応答と連関してGタンパク質（$G\beta\gamma$サブユニット）により活性化される$K_{ir3.1}$チャネル，ATP（adenosine 5'-triphosphate；アデノシン5'-三リン酸）により活性化される$K_{ir4.1}$チャネル，Ca^{2+}により活性化される$K_{ir6.1}$チャネルなどが存在する．

2.4 Cl^-チャネル

Cl^-チャネルには電位依存性クロライド（Cl^-）チャネル（voltage-dependent chloride channel：ClCチャネル），ヌクレオチド結合性Cl^-チャネルなどがある．ClCチャネルは10〜12回膜貫通型構造を有し，ClC0〜ClC7チャネルの少なくとも8種のサブタイプが存在する．これらClCチャネルは骨格筋，脳，腎臓など，さまざまな臓器に分布しており，静止膜電位や細胞容積の調節，Cl^-の輸送や排泄など多彩な生体機能に関与している（図2）．また，Cl^-チャネルの一種であるCFTR（cystic fibrosis transmembrane conductance regulator）は12回膜貫通型構造とATP結合カセット（ATP-binding cassette）をもち，嚢胞線維症の原因分子として知られている．

3 トランスポーター

細胞内外の物質輸送に関与するトランスポーター（transporter）は，膜外で物質（基質）と結合し，反対側へ物質を放出する輸送タンパク質である．運搬する基質としては糖，アミノ酸，ビタミンなどの栄養素をはじめ，各種イオン，代謝産物（老廃物），薬物など多岐にわたり，トランスポーターの種類も52ファミリー，約400分子種に及ぶ．輸送系には能動輸送系，共輸送系，交換輸送系などがあり，能動輸送系ではATPなどのエネルギーを用いて，濃度勾配に逆らった輸送を行う．イオントランスポーターとしては，$3Na^+$, $2K^+$-ATPase, H^+, K^+-ATPase, Ca^{2+}-ATPaseなどの能動輸送系（ポンプ）や，イオン勾配のエネルギーを利用してイオンを輸送する共輸送系（$Na^+/K^+/2Cl^-$共輸送体，Na^+/Cl^-共輸送体，K^+/Cl^-共輸送体，$Na^+/3HCO_3^-$共輸送体など）および交換輸送系（Na^+-H^+交換体，$3Na^+$-Ca^{2+}交換体，$Cl^-/3HCO_3^-$交換体など）が存在する（図2）．

（大野行弘）

B 薬の作用と体の変化

⑤ 細胞内情報伝達

Point

- Gタンパク質共役型受容体（GPCR）が刺激されると，各受容体と共役する三量体Gタンパク質 G_s，$G_{i/o}$，G_q が反応し，各Gタンパク質が効果器を活性化してセカンドメッセンジャーを産生する．
- G_s 共役型受容体は G_s タンパク質を介してアデニル酸シクラーゼを活性化し，cAMP形成を促進する．cAMPはプロテインキナーゼAを活性化し，さまざまな細胞応答を引き起こす．
- $G_{i/o}$ 共役型受容体は $G_{i/o}$ タンパク質を介してアデニル酸シクラーゼを抑制し，cAMPの減少とプロテインキナーゼA活性の低下を引き起こす．また，Gタンパク質共役 K_{ir} チャネルを活性化し，細胞を過分極する．
- G_q 共役型受容体は G_q タンパク質を介してホスホリパーゼCを活性化し，IP_3 とDAGの形成を促進する．IP_3 は小胞体膜の IP_3 受容体に作用して細胞内 Ca^{2+} を上昇し，Ca^{2+}/カルモジュリン依存性キナーゼを活性化する．さらに，DAGはプロテインキナーゼCを活性化して細胞応答を引き起こす．
- 酵素内蔵型受容体はチロシンキナーゼ活性を有しており，アゴニスト刺激によって二量体となり，互いのチロシン残基をリン酸化する．このリン酸化部位にさまざまなタンパク質が結合し，結果として単量体Gタンパク質のRasが活性化され，MAPキナーゼカスケードが賦活化する．

Keywords ▶ G_s タンパク質，$G_{i/o}$ タンパク質，G_q タンパク質，アデニル酸シクラーゼ，環状アデノシンーリン酸（cAMP），プロテインキナーゼA，ホスホリパーゼC，イノシトール1,4,5-三リン酸（IP_3），ジアシルグリセロール（DAG），Ca^{2+}/カルモジュリン依存性キナーゼ，プロテインキナーゼC，MAPキナーゼカスケード

1 細胞内情報伝達系

アゴニストにより細胞膜受容体（レセプター）が刺激されると，細胞内では各受容体に特異的な情報伝達系（シグナル伝達系）が活性化される．イオンチャネル型受容体（リガンド開口性イオンチャネル）の場合，受容体の活性化によって各種イオンが流れ，細胞の興奮性が上昇あるいは低下する．一方，Gタンパク質共役型受容体（G protein-coupled receptors：GPCR）の場合，各受容体と特異的に共役するGタンパク質を介して効果器とよばれる酵素（アデニル酸シクラーゼやホスホリパーゼCなど）が活性化され，細胞内にセカンドメッセンジャーが産生される．酵素内蔵型受容体の場合には，受容体にリン酸化反応が起こり，これに応じて受容体周囲の各種情報タンパク質が活性化される．

2 イオンチャネル型受容体を介する情報伝達

受容体の活性化によって陽イオン（Na^+，Ca^{2+} など）の流入が起こると，その細胞は脱分極（興奮）し，活動電位を発生する．神経細胞では活動電位は軸索（神経線維）を流れ，投射先の神経に信号を伝える．筋肉細胞では，活動電位の発生により Ca_V チャネル（voltage-dependent〈-gated〉calcium channel；電位依存性カルシウム〈Ca^{2+}〉チャネル）が開口して細胞内に Ca^{2+} が流入し，カルシウム誘発性カルシウム放出（Ca^{2+}-induced Ca^{2+} release）機構によって筋肉細胞は収縮する．興奮反応を起こす受容体としては，ニコチン性アセチルコリン受容体（Na^+ 流入），グルタミン酸 AMPA* 受容体およびカイニン酸受容体（Na^+ 流入），グルタミン酸 NMDA* 受容体（Ca^{2+}・Na^+ 流入）などがある．一方，受容体の活性化によって陰イオン（Cl^- など）の流入あるいは陽イオン（K^+）の流出が起こると，細胞は過分極を起こし，抑制される．抑制応答を起こす受容体としては，GABA（γ-aminobutyric acid；γ-アミノ酪酸）$_A$ 受容体（Cl^- 流入）やグリシン受容体（Cl^- 流入）などがある（⇒本章「B-4 受容体，イオンチャネル，トランスポーター」の**表2**〈p.23〉参照）．

> **AMPA***
> a-amino-3-hydroxy-5-methyl-4-isoxazole propionic acid（α-アミノ-3-ヒドロキシ-5-メチル-4-イソキサゾールプロピオン酸）．

> **NMDA***
> N-methyl-D-aspartate（N-メチル-D-アスパラギン酸）．

3 GPCRを介する情報伝達

細胞膜受容体の多くはGPCRに属する．受容体が刺激されると，各受容体と共役する三量体Gタンパク質 G_s，$G_{i/o}$，G_q が反応し，各々のGαサブユニットが効果器酵素（アデニル酸シクラーゼやホスホリパーゼC）を活性化してセカンドメッセンジャーを産生する．

3.1 G_sタンパク質共役系

G_s 共役型受容体（アドレナリン$\beta_{1\sim3}$受容体，ドパミンD_1受容体，ヒスタミンH_2受容体，5-HT$_{4, 6, 7}$受容体など）は G_s タンパク質と共役してアデニル酸シクラーゼを活性化し，セカンドメッセンジャーとしてcAMP*量を増加する（⇒本章「B-4 受容体，イオンチャネル，トランスポーター」の**表1**〈p.23〉参照，**図1**）．cAMPはcAMP依存性のプロテインキナーゼ（タンパク質リン酸化酵素）A（あるいはAキナーゼ）を活性化し，このプロテインキナーゼAがさまざまな機能タンパク質をリン酸化して活性化する．

> **cAMP***
> cyclic adenosine monophosphate（環状〈サイクリック〉アデノシン一リン酸）．

3.2 $G_{i/o}$タンパク質共役系

$G_{i/o}$ 共役型受容体（アセチルコリンM_2受容体，アドレナリンα_2受容体，ドパミンD_2受容体，5-HT$_{1A}$受容体，GABA$_B$受容体，オピオイド受容体など）は $G_{i/o}$ タンパク質と共役してアデニル酸シクラーゼを抑制し，cAMP量を減少させる（⇒本章「B-4 受容体，イオンチャネル，トランスポーター」の**表1**〈p.23〉参照，**図1**）．これにより，プロテインキナーゼAの活性は抑制され，G_s タン

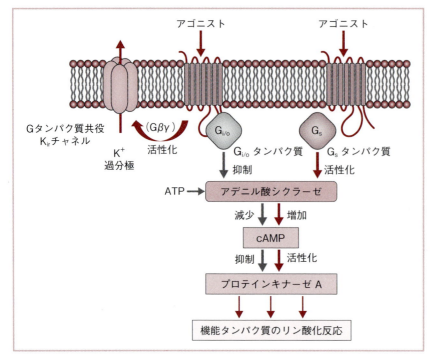

図1 G_s および $G_{i/o}$ タンパク質を介する細胞内情報伝達系

パク質共役系と相反する細胞応答を起こす．また，アセチルコリン M_2 受容体や 5-HT_{1A} 受容体などでは，受容体刺激により解離した $G\beta\gamma$ サブユニットが G タンパク質共役内向き整流性 K^+ チャネル（inward-rectifying K^+ channel：K_{ir} チャネル）（$K_{ir3.1}$ チャネルなど）を活性化し，細胞を過分極する．

3.3 G_q タンパク質共役系

G_q 共役型受容体（アドレナリン α_1 受容体，アセチルコリン $M_{1, 3}$ 受容体，ヒスタミン H_1 受容体，5-HT_2 受容体など）は G_q タンパク質と共役してホスホリパーゼ C を活性化し，細胞膜の構成成分であるホスファチジルイノシトールの代謝回転を促進してセカンドメッセンジャーのイノシトール 1,4,5-三リン酸（イノシトール 1,4,5-トリストン酸〈inositol 1,4,5-triphosphate：IP_3〉）およびジアシルグリセロール（diacylglycerol：DAG）を産生する（⇒本章「B-4 受容体，イオンチャネル，トランスポーター」の**表1**〈p.23〉参照，**図2**）．IP_3 は小胞体膜上にある IP_3 受容体と結合し，小胞体から Ca^{2+} を放出する．細胞内に上昇した Ca^{2+} は Ca^{2+} 結合タンパク質のカルモジュリン（calmodulin：CaM）と結合し，結果として Ca^{2+}／カルモジュリン依存性プロテインキナーゼ（CaM キナーゼ）を活性化する．CaM キナーゼはさまざまな機能タンパク質をリン酸化し，細胞応答を引き起こす．一方，DAG もセカンドメッセンジャーとして働き，Ca^{2+} の存在下においてプロテインキナーゼ C（あるいは C キナーゼ）を活性化して細胞

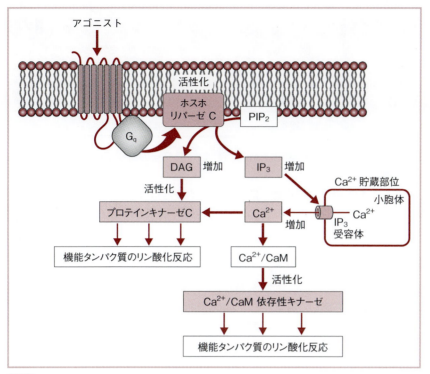

図2 G_q タンパク質を介する細胞内情報伝達系

PIP_2 (phosphatidylinositol diphosphate；ホスファチジルイノシトール二リン酸)，DAG (ジアシルグリセロール)，IP_3 (イノシトール 1,4,5-三リン酸)，CaM (カルモジュリン).

応答を起こす．

4 酵素内蔵型受容体を介する情報伝達

酵素内蔵型受容体は細胞増殖因子などによって刺激されると二量体を形成し，チロシンキナーゼ活性によって互いのチロシン残基をリン酸化する．次に，このチロシンリン酸化部位に対する結合ドメイン（SH2〈src homology 2；Src ホモロジー 2〉ドメイン，PTB〈phosphotyrosine-binding；ホスホチロシン結合〉ドメインなど）をもつ複数のタンパク質（アダプター分子やドッキングタンパク質とよばれる）が結合し，結果として単量体 G タンパク質である Ras が活性化される．Ras はさらに Raf とよばれるキナーゼを活性化し，これは MAP キナーゼ*カスケード（Raf→MEK*→ERK*の順にリン酸化）とよばれる情報伝達系を賦活化する．ERK は多くの機能タンパク質をリン酸化し，その活性を調節するとともに，核内に入って転写活性の調節も行う．

（大野行弘）

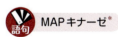

MAPキナーゼ*
mitogen-activated protein kinase (MAPK)

MEK*
MAPK/ERK kinase (MAPK/ERK キナーゼ)

ERK*
extracellular signal-regulated kinase

B 薬の作用と体の変化

6 薬物動態

Point

- 薬物は吸収，分布，代謝，排泄の過程を経て推移し，これらの過程を把握することにより薬物の作用予測が可能となる．
- 消化管吸収は主に受動拡散，促進拡散，能動輸送により行われる．一般に，脂溶性の高い薬物，非イオン型の薬物は吸収されやすく，消化管吸収後に初回通過効果（代謝）を受ける．
- 吸収された薬物は血管系・リンパ系によって全身に運ばれるが，薬物の体内分布は血漿タンパク質との結合や臓器関門などの影響を受ける．
- 薬物代謝は第Ⅰ相反応（酸化，還元，加水分解など）と第Ⅱ相反応（抱合反応）に大別され，代謝により薬物は水溶性を増し，腎臓から排泄されやすくなる．
- 代表的な薬物代謝酵素にCYPがあり，薬物がCYP活性を阻害する場合やCYP発現を誘導する場合には，薬物相互作用が現れる場合がある．
- 薬物は未変化体のまま，あるいは代謝体として腎臓から尿中へ排泄される．また，一部の薬物は肝臓から胆汁を経て糞便中に排泄される．

Keywords▶ 薬物動態，吸収，分布，代謝，排泄，初回通過効果，血漿タンパク結合，臓器関門，シトクロムP450（CYP），抱合反応，薬物相互作用

1 薬物動態

　多くの薬物は，血中濃度あるいは作用部位での濃度に依存して薬理作用（主作用と副作用）を発現する．このため，薬物の血中濃度および体内動態を把握することは，薬の作用発現を予測するうえできわめて重要である．投与された薬物は吸収（absorption：A），分布（distribution：D），代謝（metabolism：M），排泄（excretion：E）の過程を経て推移し，これらの過程を解析することにより薬物の体内動態（薬物動態〈pharmacokinetics〉）を把握することができる（図1）．さらに，ADME過程は，複数の薬を飲み合わせた際に起こる薬物相互作用を予測するうえでも重要である．

2 吸収

　投与された薬物が生体膜を透過して血液中に入る過程を吸収という．経口投与された薬物は消化管から吸収され，坐剤は直腸内吸収，貼付剤や軟膏類は経皮吸収，吸入剤は経肺吸収を受ける（図2）．消化管吸収においては，まず摂取された錠剤やカプセル剤が崩壊し，放出された薬物が消化液によって溶解されなけれ

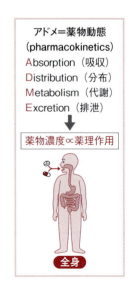

図1 服薬された薬物の行方

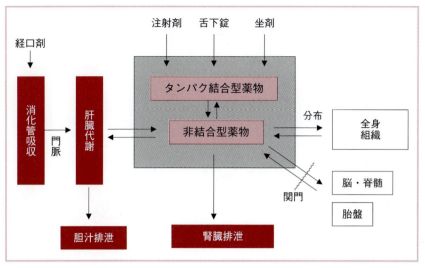

図2 薬物の体内動態

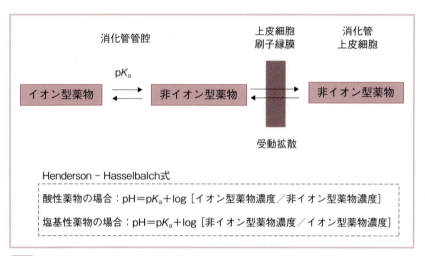

図3 受動拡散による薬物の消化管吸収

ばならない．次いで，消化管の上皮細胞刷子縁膜を通って血液中へ運ばれる．消化管の膜透過においては，脂溶性の高い薬物ほど透過しやすく水溶性の高い薬物は透過しにくい．

2.1 受動拡散

薬物の細胞膜透過は物質の濃度差によって拡散する受動拡散による場合が多い．弱酸性あるいは弱塩基性の薬物は，溶液中ではイオン型（解離型）と非イオン型（非解離型）の平衡状態にあり，非イオン型の薬物のみが消化管細胞膜（上皮細胞刷子縁膜）を透過できる（図3）．イオン型薬物と非イオン型薬物の存在比は，薬物固有のpK_a値と溶液のpHによって決まり，Henderson-Hasselbalch（ヘンダ

ーソン・ハッセルバルヒ）式により求められる．

2.2 促進拡散と能動輸送

　脂溶性が低いにもかかわらず，一部の薬物はトランスポーターによって比較的よく吸収される．このように，エネルギーを使わないトランスポーターを介する輸送形態を促進拡散（facilitated diffusion）という．一方，生体に必要な物質（グルコースやアミノ酸など）は細胞内外の濃度差に関係なく，ATP（adenosine 5'-triphosphate；アデノシン5'-三リン酸）の加水分解によって得られるエネルギーを利用して能動輸送（active transport）される．一部の薬物（モノカルボン酸系薬物*など）も，これら能動輸送系を介して吸収される．

2.3 消化管吸収と初回通過効果

　小腸上皮細胞から吸収された薬物は門脈を通ってまず肝臓に運ばれる．このため，経口投与された薬物は，全身循環に入る前に必ず肝臓で代謝を受けることになる（図2）．これを初回通過効果（first-pass effect）とよび，代謝を受けやすい薬物では全身循環に入る前に代謝分解されてしまう場合がある．舌下錠など口腔粘膜や舌下粘膜から吸収される薬物，坐剤など直腸下部から吸収される薬物，注射剤として投与される薬物は初回通過効果を受けない．

3 分布

　吸収された薬物は血管系，リンパ系によって運ばれ，全身の組織に移行・分布する．薬物の体内分布・分布容積は，血液中でのタンパク結合や臓器関門（バリア）の存在などにより大きく影響される（図2）．

3.1 血漿タンパク結合

　血液中の薬物は，血漿タンパク質（血漿アルブミン，α-1酸性糖タンパク質など）と結合しており（血漿タンパク結合〈plasma protein binding〉），固有の結合定数に基づいて「結合型」と「非結合型（遊離型）」の薬物が平衡状態にある（図4）．このうち，組織に移行して作用部位に到達できるのは非結合型薬物のみである．タンパク結合率（protein binding rate）の高い薬物は，そのほとんどが血漿中に分布し，臓器への分布容積はきわめて小さい．また，薬物相互作用*（drug interaction）の観点からも，タンパク結合率の高い薬物は相互作用を受けやすく，注意が必要である．

3.2 臓器関門

　血液中の非結合型薬物はすみやかに全身組織に分布していく．しかし，中枢神経組織（脳，脊髄）や胎盤内への薬物分布は，関門により制御を受けている（図2）．血液と脳組織のあいだには血液脳関門（blood-brain barrier）が存在し，脳内の

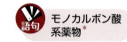

モノカルボン酸系薬物*

1個のカルボキシル基（−COOH）を有する薬物．

豆知識　タンパク結合による薬物相互作用*

薬物間で血漿タンパク質との結合を競り合うことにより，一方の非結合型薬物の濃度が上昇し，副作用が発現する場合がある．一般に，タンパク結合率の低い薬物に比べ，タンパク結合率が高い薬物は薬物相互作用を受けやすい．たとえば，99.8％のタンパク結合率を示す薬物において，相互作用によって結合率が99％に低下した場合，非結合（遊離）型薬物の濃度は5倍（0.2％→1％）に上昇し，大きな副作用が懸念される．

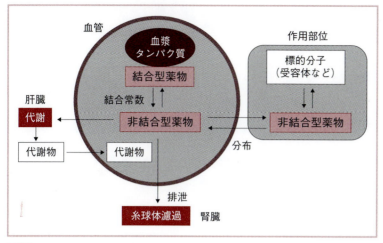

図4 薬物のタンパク結合と体内分布

アストログリア細胞と毛細血管内皮細胞が緻密に重合することによって，物質の透過性を厳しく制限されている．また，P糖タンパク質*とよばれる排出ポンプも存在しており，脳から血液中への薬物排泄も行われている．一方，血液と胎盤のあいだには血液胎盤関門（blood-placenta barrier）が存在しており，薬物の胎盤内（胎児）への移行を制御している．

4 代謝

薬物は肝臓をはじめとする多くの臓器で代謝を受ける．代謝反応を受けると，薬物の水溶性は増し，腎臓から排泄されやすくなる（図2）．薬物代謝は，第Ⅰ相の代謝反応（酸化，還元，加水分解など）と第Ⅱ相の抱合反応（conjugation reaction）（硫酸抱合，アセチル抱合，グルタチオン抱合，グルクロン酸抱合など）に大別される．

第Ⅰ相の代謝反応は，主としてミクロソーム分画に分布するシトクロムP450 （cytochrome P450：CYP）などの薬物代謝酵素により行われる．CYPは20種類以上の分子種（CYP1A種，CYP2C種，CYP2D種，CYP3A種など）から成り，NADPH*あるいはNADH*と分子状酸素の存在下で薬物を酸化する．とくに，CYP3A種（CYP3A4など）は薬物代謝反応の約50%に関与しており，主要な代謝酵素として機能している．第Ⅱ相の反応は抱合反応で，硫酸，アセチルCoA（coenzyme A；コエンザイムA，補酵素A），グルタチオン，グルクロン酸など内因性物質を薬物に付加する．抱合反応を受けると薬物の水溶性は大きくなり，腎臓（尿）や肝臓（胆汁）からすみやかに排泄される．

薬物代謝酵素（CYP）の活性を阻害したり，薬物代謝酵素の発現を誘導したりすることによって，薬物相互作用*が現れる場合がある．すなわち，CYPに強い阻害活性を有する薬物を飲み合わせると，併用薬は代謝を受けにくくなり，血中

語句 P糖タンパク質*

P-glycoprotein（P-gp）．消化管粘膜，腎尿細管上皮細胞，血液脳関門などに分布し，異物，薬物などを細胞外に排出する輸送タンパク質．

NADPH*とNADH*

NADPHはNADH（nicotinamide adenine dinucleotide phosphate；ニコチンアミドアデニンジヌクレオチドリン酸）の還元型．

豆知識 食品との相互作用*

CYPの阻害や誘導による薬物相互作用は薬物間のみでなく，日常の食品や嗜好品によっても現れる．たとえば，グレープフルーツ（ジュース）はCYP3A4阻害作用をもち，併用される薬物の代謝を抑えて，副作用を増強する．また，抗うつ作用を有するハーブであるセントジョーンズワート（セイヨウオトギリソウ）はCYP3A4誘導作用をもち，薬物の作用を減弱することがある．アルコールはCYP2E1を誘導し，解熱鎮痛薬アセトアミノフェンによる肝障害を増強する場合がある（⇒薬物相互作用については本章「B-8 薬物相互作用」（p.42）も参照）．

CYP誘導による薬物相互作用*

抗てんかん薬のフェノバルビタール，カルバマゼピン，フェニトインや抗結核薬のリファンピシンなどは，連用によってさまざまなP450分子種を誘導する．このため，併用される薬物の代謝が促進して，効果が減弱することがある．

濃度が上昇して薬理作用（主作用および副作用）が増強される．一方，ある種の薬物（フェノバルビタール，フェニトインなど）は，反復投与によってCYPの発現量（酵素活性）を増大させることが知られている．このような状態でほかの薬物を併用すると，併用薬は代謝を受けやすくなり，効果が弱まったり，作用持続が短縮したりする．

5 排泄

　薬物は未変化体のまま，あるいは代謝物として排泄される．薬物の主な排泄臓器は腎臓と肝臓である．肝臓で代謝されたものは代謝物として，代謝を受けなかったものは未変化体として，腎臓から尿中へ排泄される（図2）．また，一部の薬物は肝臓から胆汁中に排泄される．

　腎臓の構成単位はネフロンとよばれ，糸球体，尿細管（近位尿細管，Henle〈ヘンレ〉係蹄，遠位尿細管），集合管から構成されている（図5）．糸球体では1日あたり190Lの血漿が濾過され，原尿となる．原尿は尿細管，集合管において99%再吸収され，1%（約2L）が尿として排泄される．糸球体からは血漿タンパク質と結合していない非結合型薬物が濾過される（図4）．一方，タンパク結合型の薬物は糸球体濾過を受けないため，タンパク結合率の強い薬物はなかなか尿

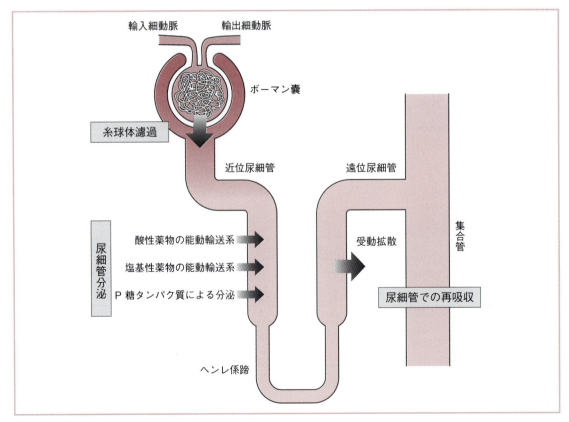

図5　腎臓からの薬物排泄

中に排泄されず,半減期が長くなる要因となっている.また,一部の薬物は血中から尿細管腔に分泌（尿細管分泌）されたり,尿細管腔側から血中に再吸収されたりする（図5）.

5.1 尿細管分泌

近位尿細管上皮細胞の基底膜や刷子縁膜には,有機酸あるいは有機塩基を能動的に輸送するトランスポーターが存在し,血中から尿細管腔中に薬物を分泌する（図5）.この尿細管分泌（tubular secretion）の過程では,各薬物のトランスポーターに対する親和性が異なるため,酸性薬物間あるいは塩基性薬物間で互いに競り合い,排泄過程における薬物相互作用の原因となっている.また,P糖タンパク質を介して尿細管分泌を受ける薬物もある.

5.2 尿細管での再吸収

尿細管内において,多くの薬物は受動拡散によって再吸収される（図5）.そのため,脂溶性の高い薬物あるいは非イオン型（非解離型）の薬物は再吸収されやすい.非イオン型薬物の割合は,消化管吸収の場合と同様に,薬物のpK_a値と尿のpHによって決まり,弱酸性薬物は酸性（低pH）環境であるほど再吸収されやすい.逆に,弱塩基性薬物は酸性環境ではほとんどイオン化しており,再吸収されにくい.

（大野行弘）

B 薬の作用と体の変化

7 薬物の選択，作用にかかわる因子

Point
- 薬物の作用は薬物側因子，生体側因子および外的因子の影響を受けるので，薬物の選択には注意を要する．
- 薬物側因子には，用量，物理化学的性質，投与経路などがある．
- 生体側因子には，人種差および性差，年齢差，疾病・妊娠，遺伝的要因などがある．
- 外的因子には，併用薬や環境因子などがある．

Keywords ▶ 薬物側因子，用量-反応曲線，安全域，生体側因子，外的因子

1 薬物側因子

1.1 用量

用量と効果は相関するが，用量を対数用量で横軸に表し，縦軸に効果を表すとS字曲線（シグモイド曲線）となる．この用量と効果の大きさを表した曲線のことを用量-反応曲線（dose-response curve）もしくは用量-作用曲線という．

ED_{50}（effective dose 50；50％有効量）は試験動物の半数に効果が現れる用量であり，LD_{50}（lethal dose 50；50％致死量）は試験動物の半数を死亡させる用量である．LD_{50}/ED_{50} の値は安全域（safety margin）とよばれ，この値の大きい薬物ほど有効量と中毒量のあいだに差があり，安全性が高い薬物といえる．

1.2 物理化学的性質

消化管粘膜において，脂溶性薬物はすみやかに吸収されるが，親水性の高い薬物は吸収されにくい．ほとんどの薬物は生体内では分子型およびイオン型として存在するが，生体膜を通過できるのは分子型である．酸性薬物は尿をアルカリ性にするとイオン型が増えて排泄が促進される．

1.3 投与経路

経口投与

薬物は一部胃から吸収されるものもあるが，大部分は小腸から吸収される（口→胃・小腸→門脈→肝臓→心臓→肺→心臓→全身へ）．

注射法

皮下注射，筋肉内注射，静脈注射などがある（表1）．

吸入

気体，揮発性薬物またはドライパウダー（気管支喘息治療時に用いられるステロイドなど）を吸入して，気道粘膜，時には肺胞から薬物を吸収させる．

粘膜適用

粘膜から薬物を吸収させる方法で，舌下投与（狭心症治療薬のニトログリセリンなど）および坐剤投与（抗炎症薬であるインドメタシンなど）がある．

1.4 その他

血液脳関門および血液胎盤関門

血液脳関門には，正常な脳組織において血液中の有害物質が脳内への移行を防御する機構がある．胎児や新生児ではこれが十分に機能しない場合がある．新生児核黄疸は，正常では脳に移行しないビリルビンが脳内に入ることで発症する．

母体と胎児をつなぐ胎盤は血管を連結することなく，母体から胎児へ栄養や酸素，胎児から母体へ老廃物や二酸化炭素などを受け渡している．このような物質移行の役割を果たす一方で，物質移行を妨げる役割も担っているため，血液胎盤関門とよばれている．

これらの関門は脳および胎盤への薬物移行の障壁となっているが，脂溶性のものほど移行しやすい．

脂肪組織への再分配（移行）

薬物作用が消失する場合もある．反復投与によって，通常の再分配が行われない状況において，その作用が逆に増強することがある．

2 生体側因子

2.1 人種差および性差

人種間によって薬物感受性が異なる．一般に女性は男性よりも薬物に対する感

表1 各種注射法とその特徴

適用方法	特徴
皮下注射	薬物注射部位の毛細血管から単純拡散により吸収される
筋肉内注射	細血管が多く血流も多いので皮下よりも速く吸収される．知覚神経が少ないので，刺激性のある油性製剤も投与できる
静脈注射	直接投与となるので作用発現が速く，作用が強力である

受性が高い．ただし，過敏性腸症候群に用いられるラモセトロンは，男性に比較して女性における効果が弱く副作用も強い．

2.2 年齢差

薬物の代謝または排泄などは年齢によって変化する．

新生児・小児は肝薬物代謝酵素系や腎臓の排泄機構が未発達なため，一般に薬物高感受性を示す．鼻閉に使用するナファゾリンでショックを起こすことがあるため2歳未満の乳幼児に禁忌とされるのは，その一例である．

高齢者における薬物感受性は亢進もしくは減弱する場合があり，薬物の使用に注意が必要である．ベンゾジアゼピン系薬物などの中枢神経抑制薬に対する感受性が加齢に伴い亢進するため，低用量からの投与を開始する．一方，アドレナリンβ_1受容体に対する頻脈の反応性は加齢に伴い低下する．

2.3 疾病・妊娠

肝障害

肝障害による薬物動態の変動は，とくに肝硬変時に顕著にみられる．

腎障害

腎障害によって腎排泄型薬物のクリアランスは低下する．したがって，バンコマイシンやアルベカシンなどの抗菌薬やカルボプラチンなどの抗がん薬を使用する際には，腎機能の低下に応じた用量の補正が必要である．

妊娠

妊娠中における薬物投与は催奇形性の観点から，可能な限り回避するのが望ましい．サリドマイドやエチドロネートはこれらの観点から妊婦への投与が禁忌となっている．さらに，母体へ投与された薬物が母乳中に移行するため，メトトレキサートやシクロスポリンなどは授乳中の母親への投与が禁忌となっている．

2.4 遺伝的要因

遺伝的酵素欠損などで，生体に影響を及ぼす可能性もある．アミノ酸代謝異常症は，必須アミノ酸であるフェニルアラニンからチロシンへ転換するフェニルアラニン水酸化酵素の遺伝的異常によって発症する．

3 外的因子

3.1 併用薬

2種以上の薬物を併用するとき，その作用が増強することを協力作用*といい，

語句 協力作用*，拮抗作用*

⇒本章「B-1 薬の作用」(p.9)，同「B-8 薬物相互作用」(p.42) 参照．

互いに作用を打ち消し合うことを拮抗作用*という．

3.2 環境因子

　薬物感受性が気温，湿度，光などの気象条件，住居の構造や居住環境によって影響されることがある．

（徳山尚吾）

B 薬の作用と体の変化

8 薬物相互作用

> **Point**
> - 複数の薬物使用によって，ある薬物がほかの薬物の効果や副作用の発現様式を変化させることがあり，これらは薬物相互作用とよばれる．
> - 薬物相互作用は，薬物動態学的相互作用と薬力学的相互作用に分類される．
> - 薬物動態学的相互作用とは，併用薬物の摂取によって，ほかの薬物の体内動態が影響を受け，薬物の血中濃度が変化し，薬効の変化や毒性の発現が生じることである．
> - 薬力学的相互作用とは，併用した薬物が薬物の作用点（受容体，特定の酵素）への活性や感受性に影響を及ぼすことで，薬効や毒性を変化させるものである．
>
> **Keywords** ▶ 体内動態，受容体，酵素，相乗作用，相加作用，協力作用，拮抗作用

1 薬物相互作用とは

薬物治療においては，一般的に薬剤の単独使用よりも併用使用が多い．複数の薬物使用によって，ある薬物がほかの薬物の効果や副作用の発現様式を変化させることがあり，これらは薬物相互作用（drug interaction）とよばれる．がんと帯状疱疹の治療薬であるソリブジンとの併用による死亡事故などを契機として，薬物相互作用は注目を集めるようになった．

薬物相互作用を考えるには，薬効発現における2つの機序（薬物の体内動態と感受性の変化）を理解することが重要になる（図1）．

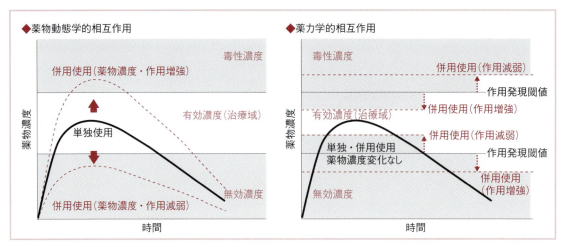

図1 薬物動態学的相互作用と薬力学的相互作用

併用薬物により，ほかの薬物の体内動態が影響を受け薬物の血中濃度が変化し，薬効の変化や毒性の発現が生じる場合（薬物動態学的相互作用）がある．他方，薬物の血中濃度変化はみられないものの，併用薬物が薬物の作用部位（受容体）への結合性や感受性に影響を及ぼすことで，薬効や毒性が変化する場合（薬力学的相互作用）も考慮する必要がある．これらの機序に基づき考察を加えることは，薬物間の相互作用の予測や回避においても有用性が高いと考えられる（図1）．

2 薬物動態学的相互作用

投与された薬物は，標的となる細胞に到達して作用を発現し，体内から消失する．薬物の体内動態は，吸収，分布，代謝，排泄の4つの過程に分類される．薬物の体内動態*に関する相互作用については，患者の薬物体内動態を十分に把握できないために，予期せぬ結果（薬効の低下，副作用，毒性の発現など）が起こることがある．以下に各過程における相互作用について取りあげる．

2.1 吸収過程における相互作用

消化管吸収における相互作用の発現においては，キレート形成*，吸着反応*，消化管運動の変化，消化管 pH の変化などに対し，併用薬物が誘導もしくは阻害する場合が考えられる．この過程の相互作用において重要なものが，薬物代謝酵素のシトクロム P450 (cytochrome P450：CYP) や排泄系トランスポーターの一つである P 糖タンパク質*の関与である．小腸粘膜上皮においては，CYP3A 分子種が高濃度に発現し，とくに CYP3A4 および P 糖タンパク質は基質認識において共通する部分が多いことが明らかになっている．CYP3A4 の基質薬物は，消化管への吸収前に CYP3A4 による代謝を受ける．さらに，代謝を免れた細胞内移行薬物の一部は P 糖タンパク質によって消化管内腔へ排泄され，CYP3A4 により再度の代謝を受けることによって，過度の消化管吸収を抑え，血中薬物濃度の制御を行っていると考えられる．例をあげると，マクロライド系抗菌薬のクラリスロマイシンは強心配糖体ジゴキシンの P 糖タンパク質による消化管分泌を阻害して，その血中濃度を上昇させるなどが知られている．

2.2 分布過程における相互作用

このタイプの相互作用は，薬物の血中あるいは組織内タンパク質（アルブミンやα1-酸性糖タンパク質）との結合あるいはトランスポーターの関与が示唆されている．以前は，多くの薬物相互作用の発現機序として，血漿タンパク結合の置換によって説明されていたが，最近では，その多くがほかの機序によって惹起されていることが明らかになり，血漿タンパク結合による相互作用の発生頻度は少ないとされている．しかしながら，血漿タンパク結合率の高い薬物に対しては，併用薬物の置換によるタンパク質からの薬物の解離率が低かったとしても，遊離

語句 薬物の体内動態*

⇒本章「B-6 薬物動態」(p.32) 参照.

キレート形成*

金属イオン，とくにアルミニウム，鉄，マグネシウム，カルシウムなどの多価陽イオンが，ある種の薬物と化学結合をすることによって，難溶性の複合体をつくることである．これらの金属イオンは下剤の酸化マグネシウムや貧血治療薬の鉄剤や牛乳などに含まれており，ニューキノロン系あるいはテトラサイクリン系抗菌薬などと結合して両者の薬効低下を招く場合がある．

吸着反応*

コレスチラミンなどの陰イオン交換樹脂や活性炭などの吸着剤が，消化管中にほかの薬物を吸着することである．その結果，薬物の吸収を妨げることになり，薬効低下を招く場合がある．とくに活性炭はほとんどの薬物を吸着してしまうため，基本的にほかの薬剤との同時併用を避ける必要がある．

P 糖タンパク質*

⇒本章 B-6 の語句 (p.35) 参照.

型の薬物の血中濃度上昇による副作用の発現は無視できないので注意を要する．

2.3 代謝過程における相互作用

　薬物代謝とは生体内における酵素による化合物の化学構造の変化を意味する．生体内に取り込まれた薬物の多くは薬物代謝酵素によって，より極性の高い（水に溶けやすい）物質に代謝され，ほとんどの場合は不活性化（薬理作用の消失）され尿中に排泄される．しかしながら，ある種の薬物は代謝を受けることで，活性化体に変換され薬効を発現する．また，代謝によって発がん作用をはじめとするさまざまな有害作用を引き起こす場合もある．

　薬物代謝反応*は，酸化，水酸化，加水分解などの第Ⅰ相反応と，抱合の第Ⅱ相反応に分類される．これらに関与する酵素（薬物代謝酵素）には，CYP，エポキシドヒドロラーゼ，エステラーゼ，UDP（uridine 5'-diphosphate；ウリジン 5'-二リン酸）-グルクロン酸転移酵素（グルクロニルトランスフェラーゼ），スルホトランスフェラーゼ（硫酸転移酵素），グルタチオン-S-転移酵素（グルタチオン-S-トランスフェラーゼ）などがある．

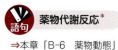

語句　薬物代謝反応*
⇒本章「B-6　薬物動態」(p.32) 参照．

　薬物代謝は薬物代謝酵素の活性の強さと量によって変動し，薬物代謝酵素は外的因子によっても影響を受ける．すなわち，外的刺激によって薬物代謝酵素の誘導・阻害が起こり，遺伝子の転写・翻訳が亢進，または抑制することでタンパク質量が変化する．その結果，薬物の体内動態が変動し薬効変化が誘引される．これらの外的要因として，併用薬物の影響も含まれる．薬物間の相互作用発現において代謝過程の関与が大きいといわれ，それらのなかでも，30種類以上の分子種の存在が知られるCYPは多くの薬物代謝に関与している．したがって，CYPを介した代謝過程における薬物相互作用の発現頻度も高いとされる．たとえば，抗真菌薬のイトラコナゾールは，カルシウム拮抗薬であるフェロジピンのCYP3A4を介した代謝を阻害して，その血中濃度を上昇させる．

2.4 排泄過程における相互作用

　腎臓における排泄過程における相互作用は薬物の糸球体濾過，尿細管への分泌ならびに尿細管からの再吸収過程へ影響を及ぼす薬物との併用によって発現する．

　現在，アミノ酸トランスポーター，有機アニオントランスポーター，有機カチオントランスポーター，ペプチドトランスポーター，ヌクレオシドトランスポーターなど，多くのトランスポーターを介した腎排泄過程における薬物体内動態の機能解析が精力的に行われている．

3 薬力学的相互作用

　併用した薬物が薬物の作用点（受容体〈receptor〉，特定の酵素〈enzyme〉）への活性や感受性に影響を及ぼすことで，薬効や毒性を変化させることが薬力学的

相互作用である．本機序による相互作用では，薬物動態的相互作用の場合とは異なり，血中薬物濃度の変化は伴わないので，有効血中濃度モニタリング（therapeutic drug monitoring：TDM）による相互作用の予測・回避は不可能である．しかしながら，薬理作用を考慮することで，予測・回避はある程度可能な場合もある．薬力学的相互作用においては，同一の作用点で起こるものと，異なる作用点で起こるものとに大別できる．

3.1 同一の作用点における相互作用

同一の作用点に作用する薬物を併用すると，薬物の薬理作用が増強される場合（協力作用*〈cooperation action, potentiation〉）と減弱あるいは消失する場合（拮抗作用*〈antagonistic action, antagonism〉）がある．協力作用には，相乗作用（potentiational action, synergy）によるものと相加作用（additional action, addition）によるものがある．抗パーキンソン病薬（パーキンソン病治療薬）であるトリヘキシフェニジルなどの中枢性抗コリン薬は，非特異的に抗コリン作用を有する．イミプラミンやアミトリプチリンなどの三環系抗うつ薬を併用すると，口渇，便秘などの末梢性抗コリン作用が強く現れる場合がある．

> 語句 協力作用*，拮抗作用*
>
> ⇒本章「B-1　薬の作用」(p.9) も参照．

3.2 異なる作用点における相互作用

異なる作用点に作用するが，ある効果器に対して同様のあるいは逆の効果を与える薬物を併用すると，薬物の作用は増強あるいは減弱する．狭心症治療薬であるニトログリセリンは細胞内のサイクリック GMP（cyclic guanosine monophosphate：cGMP）濃度を上昇させ血管拡張作用を発現する．他方，勃起不全治療薬であるシルデナフィルは cGMP の分解酵素であるホスホジエステラーゼを阻害して血管を拡張する．したがって，両者を併用すると細胞内 cGMP 濃度が過剰に上昇し，血管拡張作用が増強して，著しい血圧低下作用が惹起される．

4 サプリメント・健康食品と薬物との相互作用

薬物間のみではなく，グレープフルーツジュースとカルシウム拮抗薬などの例にみられるように，医薬品と食品との相互作用も取り沙汰されるようになった．さらに，2000 年 5 月に，厚生省（当時）医薬安全局より，セントジョーンズワート（和名：セイヨウオトギリソウ）を含有する健康食品・サプリメントを摂取することで薬物代謝酵素が誘導され，インジナビル（抗 HIV*薬），ジゴキシン（強心薬），シクロスポリン（免疫抑制薬），テオフィリン（気管支拡張薬），ワルファリン（血液凝固阻止薬），経口避妊薬などの効果が減弱する可能性が公表されるに至った．医薬品の適正使用のために，従来から薬物間の相互作用は注意されていたが，薬剤師は健康食品・サプリメントの摂取状況にも配慮する必要がある．

HIV*

human immunodeficiency virus（ヒト免疫不全ウイルス）．

（徳山尚吾）

B 薬の作用と体の変化

9 薬物依存，耐性

Point
- 薬物依存とは薬物の作用による快楽を追求するため，あるいは離脱による不快な症状を回避するために，薬物を使用せずにはいられなくなった状態である．
- 薬物依存には精神的依存と身体的依存があり，耐性を生じる薬物も多い．
- 治療法として，依存を生じた薬物を中止することが原則であるが，身体的依存においては退薬（禁断）症状が出現する場合があるので注意を要する．
- 集団精神療法が断薬の継続に有効であり，自助グループへの参加を促すことも重要である．

Keywords ▶ 依存症候群，精神的依存，身体的依存，退薬（禁断）症状，集団精神療法

1 薬物依存とは

薬物依存（drug dependence）とは薬物の作用による快楽を追求するため，あるいは退薬による不快な症状を回避するために，薬物を使用せずにはいられなくなった状態である．**表1**に依存症候群（dependence syndrome）の診断基準（疾

表1 ICD-10の依存症候群の診断基準

依存の確定診断は，通常過去1年間のある期間，次の項目のうち3つ以上がともに存在した場合にのみくだすべきである．
(a) 物質を摂取したいという強い欲望あるいは強迫感．
(b) 物質使用の開始，終了，あるいは使用量に関して，その物質摂取行動を統制することが困難．
(c) 物質使用を中止もしくは減量したときの生理学的離脱状態（Flx.3とFlx.4を参照）．その物質に特徴的な離脱症候群の出現や，離脱症状を軽減するか避ける意図で同じ物質（もしくは近縁の物質）を使用することが証拠となる．
(d) はじめはより少量で得られたその精神作用物質の効果を得るために，使用量を増やさなければならないような耐性の証拠（この顕著な例は，アルコールとアヘンの依存者に認められる．彼らは，耐性のない使用者には耐えられないか，あるいは致死的な量を毎日摂取することがある）．
(e) 精神作用物質使用のために，それに代わる楽しみや興味を次第に無視するようになり，その物質を摂取せざるをえない時間や，その効果からの回復に要する時間が延長する．
(f) 明らかに有害な結果が起きているにもかかわらず，依然として物質を使用する．たとえば，過度の飲酒による肝臓障害，ある期間物質を大量使用した結果としての抑うつ気分状態，薬物に関連した認知機能の障害などの害．使用者がその害の性質と大きさに実際に気づいていることを（予測にしろ）確定するよう努力しなければならない．

（融 道男ほか監訳．ICD-10 精神および行動の障害-臨床記述と診断ガイドライン．新訂版．医学書院；2005. p.87 より）

表2 依存性薬物の特徴

分類	中枢作用	精神的依存	身体的依存	耐性	代表的薬物
アルコール	抑制	＋	＋	＋	エタノール
オピオイド	抑制	＋	＋	＋	モルヒネ，ヘロイン
睡眠薬・抗不安薬	抑制	＋	＋	＋	バルビツール酸誘導体 ベンゾジアゼピン誘導体
覚醒剤	興奮	＋	－	＋	メタンフェタミン
コカイン	興奮	＋	－	－	コカイン
大麻類	抑制	＋	－	－	テトラヒドロカンナビノール
幻覚薬	興奮	＋	－	＋	LSD25，メスカリン，MDMA

＋：あり，－：なし．
LSD25（lysergic acid diethylamide；リゼルギン酸ジエチルアミド），MDMA（3,4-methylenedioxy-methamphetamine；3,4-メチレンジオキシメタンフェタミン）．

病及び関連保健問題の国際統計分類〈International Statistical Classification of Diseases and Related Health Problems〉第10版：ICD-10）を示す．薬物依存を惹起する薬物には，アルコール，アヘン類，コカイン，大麻類，睡眠薬・抗不安薬，覚醒剤，幻覚薬，有機溶剤などがある．これらの依存性薬物の摂取によって，急性・慢性の精神症状（健忘，精神病状態など）が生じる．

2 薬物依存の症状と治療

2.1 依存と耐性

　薬物依存には精神的依存と身体的依存があり，耐性を生じる薬物も多い（表2）．精神的依存は快楽を求めるために，薬物を使用したいという抵抗しがたい欲求をもつようになった精神状態である．身体的依存は依存性薬物の使用によって生理的平衡が保たれているが，その中止によって，身体機能のバランスが失われて強い退薬（禁断）症状が出現するようになった状態である．さらに，耐性は当初の作用が次第に減弱し，初期の効果を得るために，より大量の摂取が必要となることである．

2.2 治療

　依存を生じた薬物を中止することが原則である．精神的依存においては対症的に抗不安薬，抗精神病薬，抗うつ薬やリチウムなどの薬物療法を行う．身体的依存において，とくに退薬（禁断）症状が強い場合は漸減，あるいは別の薬物で置換する療法を実施する．集団精神療法が断薬の継続に有効であり，自助グループ*への参加を促すことも重要である．

 自助グループ*

心身障害，慢性疾患，アルコール依存症，被虐待体験など，何らかの生活の課題や問題を抱えた人や家族たちが，相互に支え合い，その問題などを乗り越えようとする小集団である．その問題の専門家の手にグループの運営を委ねず，あくまで当事者たちが独立していることが特徴とされる．

2.3 依存性薬物各論

アルコール

アルコール依存とは，アルコールを飲用したいという強い欲望によって，その人にとって以前にはより大きな価値をもっていたほかの行動よりもアルコール飲用をはるかに優先するようになった状態のことである．精神的依存，身体的依存（退薬症状），耐性のいずれもが生じ，臨床的には飲酒行動，精神面，身体面に明らかな変化を認める．

アルコール依存治療の目標はアルコール退薬後に断酒を維持し，社会に復帰することである．そのために2〜3か月入院し，個人精神療法，集団精神療法を行い，退院後も断酒会などの自助グループに参加するようにする．地域の保健所，福祉事務所や家族との連携も重要である．不安，睡眠障害などの精神症状が持続する場合は，ベンゾジアゼピン系薬物を継続使用することが多い．禁酒の継続が困難な場合は嫌酒薬（ジスルフィラム，シアナミド）を用いる．

オピオイド

依存性薬物のなかで代表的なものとして，モルヒネをはじめとするオピオイド類がある．これらの薬物はその乱用を防ぐために，麻薬取締法によって厳しく使用規制がなされている．その一方で，がん性疼痛などの疼痛緩和治療において医療用麻薬（鎮痛薬）として用いられる．現状において，がん性疼痛目的で使用された場合には，身体的依存の形成能が低いことも明らかにされており，積極的な使用が推奨されている．

睡眠薬・抗不安薬

現在，バルビツール酸誘導体の使用は，ベンゾジアゼピン誘導体に取って代わられた状況にあるが，強力な睡眠薬として精神科領域では使用されている．耐性のみならず，精神的や不安・不眠・振戦・痙攣などの身体的依存が比較的容易に形成される．最近，ベンゾジアゼピン誘導体による依存症[*]が社会的問題になっているが，長期使用においては細心の注意が必要である．

覚醒剤

メタンフェタミンなどの覚醒剤は日本で最も乱用されている依存性薬物である．覚醒剤には身体的依存は生じないとされているが，覚醒剤に対する反応性が亢進する過感受性や，断薬後長い期間が経ってから幻覚・妄想・恐怖などが現れるフラッシュバック現象を惹起することが知られている．

コカイン

コカインは身体的依存をもたないものの，幻視・幻聴・幻触などの精神的依存

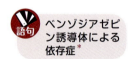

語句 ベンゾジアゼピン誘導体による依存症[*]

ベンゾジアゼピン誘導体の長期投与における常用量依存の問題が指摘されている．常用量依存とは，通常の臨床用量範囲内のベンゾジアゼピン誘導体を継続的に使用することによって，服用を急に中止すると，症状の再燃や離脱症状などの禁断症状がみられるため，容易に中断できずに依存状態になる現象である．

を生じやすい．

大麻・幻覚薬
　大麻や LSD25 などの幻覚薬が時として乱用され，気分の高揚・幻視・幻覚・認知異常などを伴う精神異常行動を引き起こす．

その他
　シンナーなどの有機溶媒が幻視・幻覚・陶酔感を得るために乱用されるが，長期使用によって，脳の萎縮に起因する精神障害症状を惹起する．
　規制薬物と類似の構造を有する化合物やハーブ類の使用によって生じる精神異常行動が社会的問題となっている．

〔徳山尚吾〕

第2章

症候・臨床検査

A 身体の病的変化を知る

臨床判断における症候の位置づけと臨床判断に必要な能力

Point
- 症候とは，患者が示すさまざまな心身の訴え，患者の観察やフィジカルアセスメントで認められる異常な身体所見であり，背景には必ず症候を引き起こす疾患・病態がある．
- 多くの疾患は特徴的な複数の症候を示し，症候の組み合わせやパターンから，原因となる疾患を推測することが可能である．
- 症候の有無や変化は，患者の状態（疾患や重症度）の把握，薬物治療の効果や副作用の発現を判断するための最も一般的で有用な情報である．
- 薬剤師は，チーム医療の一員として，症候を訴える患者から適切な情報収集を行い，疾患・病態を推測し，適切な対応方法を選択（トリアージ）して実践することが期待されている．

 ▶ 症候，臨床判断，トリアージ，医療面接，アルゴリズム

1 症候とは

「症候（symptom）」とは，患者が示すさまざまな心身の訴えや，患者の観察（フィジカルアセスメントを含む）で認められる異常な身体所見であり，「症状」とほぼ同義である．

多様な症候があるが，発熱，全身倦怠感，頭痛，呼吸困難，咳・痰，動悸，腹痛，悪心・嘔吐，下痢・便秘，腹部膨満，頻尿，排尿障害，浮腫，出血傾向，月経異常，記憶障害，知覚障害（しびれなど），めまい，発疹，視力障害，聴力障害などの症候は，薬局窓口でもしばしば来局者が訴える自覚症状である．ショック，意識障害，胸痛，黄疸，チアノーゼ，脱水，運動麻痺，痙攣，嚥下障害などは，重篤な疾患を伴うことも多いが，薬剤師も病棟や在宅ではこのような症候を示す患者に対応している．また，高血圧，低血圧，タンパク尿，血尿などは，フィジカルアセスメントや簡便な検査を要する症候であるが，いずれも薬剤師が日常的に実施できるものであり，本項ではあわせて説明する．

症候の背景には，必ずそれを引き起こす疾患・病態が存在する．言い換えれば，症候は疾患の表現型の一つである．多くの疾患は特徴的な複数の症候を示し（例：肺炎では高熱，咳・痰，呼吸困難，胸痛など），症候の組み合わせやパターンから，原因となる疾患を推測することが可能である．通常は，症候から推測した疾患を確実に判断（確定診断）するために，その疾患に特異的な検査を行う．また，重症度が進むと，症候の程度が強まり，新たな症候も加わることも多い

（例：肺炎では前述した症状が強まり，脱水や意識障害も加わる）．逆に，疾患が軽快すると症候が減り，また程度も弱まる．このように，症候は患者がもつ疾患を推測する「鑑別」のための有用な情報であり，また，治療効果や疾患の進行をモニターするための指標にもなる．

2 薬剤師にとっての症候の意義

薬剤師は，病棟，薬局窓口，在宅などで，多様な症候（症状）を訴える患者に対応している．症候の背景となる疾患・病態は，薬物治療を行っている原疾患によるもの，副作用によるもの，あるいは新たな疾患によるものの可能性もある．薬剤師は，病院や地域のチーム医療の一員として，患者の訴える症候からそれを引き起こした疾患・病態を推測し，適切な対応方法（検査や薬物治療の提案，一般用医薬品や生活改善などの推奨，受診勧奨や緊急対応など）を選択（トリアージ*〈triage〉）し，実践することが期待されている．この一連の薬剤師の臨床推論・判断の流れと責任ある行動を「臨床判断（clinical decision）」とよぶ．

患者の症候の有無や変化は，患者の状態（疾患や重症度）の把握，薬物治療の効果や副作用の発現を判断するための最も一般的で有用な情報であり，薬剤師は担当患者に対して，病棟での面談時や来局時には症候について継続的にモニターして情報収集し，院内や地域の他職種と情報共有を行っている．それに基づき，他職種と協議して，新たな薬物治療，ケアやモニタリングの立案や変更を検討する．また，地域住民に対するプライマリケアの窓口である薬局では，薬剤師はセルフメディケーション*の支援者として，地域住民の健康の回復，維持，向上のために，責任をもって判断・行動する必要がある．そのために，心身の不調や症候を訴える来局者の健康相談に対して適切に対応し，科学的根拠をもってトリアージすることが求められる．また，在宅患者への訪問時にも，薬剤師自らが患者の症候から病状を把握し，病状の変化時には適切に対応する必要がある．さらに今後は，患者や地域住民の体調の急変時，急性疾患発症時，災害時などに，最初に駆けつけた薬剤師が，症候を指標に患者や被災者の状態を自ら判断し，緊急対応することも必要になるだろう．

上記のように，薬剤師にとって，患者の症候を把握する意義は，ほかの医療職と基本的に同じであり，**表1**のようにまとめることができる．

語句 トリアージ*

語源はフランス語．もともとは救急事故現場などで患者の重症度に基づき，治療の優先度を決めるときに用いられる表現．近年は本項のように，来局者に対して適切な対応方法を選択するときなどにも用いられる．

セルフメディケーション*

⇒1章Aの語句(p.6)参照．

3 症候を訴える患者・来局者に対応するプロセス

同じ症候でもその原因疾患によって，対応（治療法など）が異なることはいうまでもない．言い換えれば，症候の背景となる原因疾患が判明しなければ適切な治療ができない．そのためには，前述したように，症候を訴える入院患者，来局者，在宅患者に対して，薬剤師自らが，症候から疾患や病態を推測し，適切な対

表1 薬剤師が症候を把握する意義

① 患者（来局者）の状態を把握するための基本的情報
- 背景となる疾患と重症度の推測
- 薬物治療（ケア，モニタリングも），トリアージの立案

② 薬物治療のモニタリング
- 薬物治療の効果の評価
- 副作用の発現の確認

③ 緊急時の判断と対応のための指標
- 急変時，急性疾患発症時，災害時など

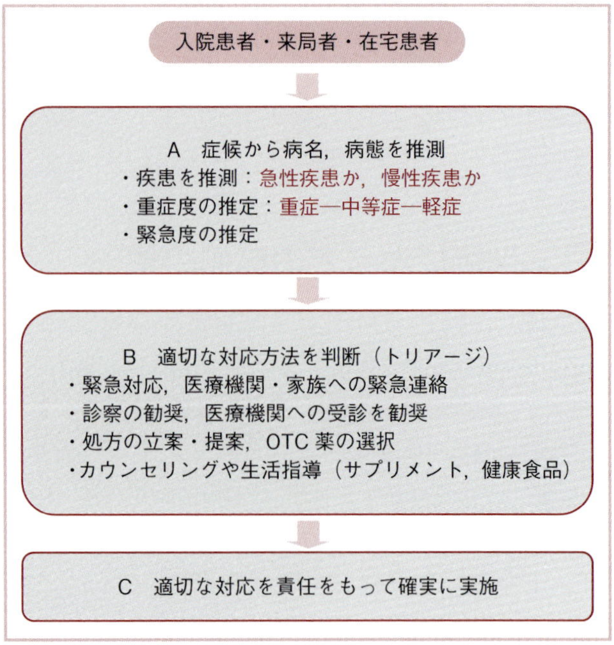

```
入院患者・来局者・在宅患者
        ↓
A  症候から病名，病態を推測
・疾患を推測：急性疾患か，慢性疾患か
・重症度の推定：重症―中等症―軽症
・緊急度の推定
        ↓
B  適切な対応方法を判断（トリアージ）
・緊急対応，医療機関・家族への緊急連絡
・診察の勧奨，医療機関への受診を勧奨
・処方の立案・提案，OTC薬の選択
・カウンセリングや生活指導（サプリメント，健康食品）
        ↓
C  適切な対応を責任をもって確実に実施
```

図1 症候を訴える患者・来局者への薬剤師の対応
（木内祐二．薬剤師による臨床判断のプロセス．木内祐二編．アルゴリズムで考える薬剤師の臨床判断．南山堂；2015. p.3[1]）を参照して作成）

応方法を選択し，その対応を責任をもって確実に実施することが求められる．すなわち，図1に示すように患者や来局者からのさまざまな情報をもとに，原因となる疾患（病名），さらに重症度や緊急度を推定する．次いで，患者や来局者の疾患・病態と重症度・緊急度に応じて，トリアージ，すなわち緊急対応（救急処置，医療機関や家族への緊急連絡），医師の診察の勧奨や受診勧奨，処方の立案・提案やOTC薬（over the counter；一般用医薬品，大衆薬）の選択，カウンセリングや生活指導（サプリメントや健康食品の推奨を含む）などから，いずれが適切であるかを判断して選択し，責任をもって実施するという流れである．

こうした一連の対応の最初のプロセスである症候から疾患を推測する際は，次のような手順が望ましい（図2）．同じ症候を示す可能性のある疾患を列挙し，その多数の疾患をさまざまな基準で整理，分類する（たとえば，局所・全身性疾患，急性・慢性疾患，軽症・重症疾患，好発年齢による分類など）．次いで，疾患を推測するために必要な患者情報の収集を行って，可能性の高い数疾患に絞り込み，序列づけをする．ここで1つの疾患に違いないと判断することは，思い込みによる誤りにつながり，避けるべきである．

4 症候からの臨床判断に必要な能力

症候を訴える患者・来局者に対して，責任をもって上記のような臨床判断を実

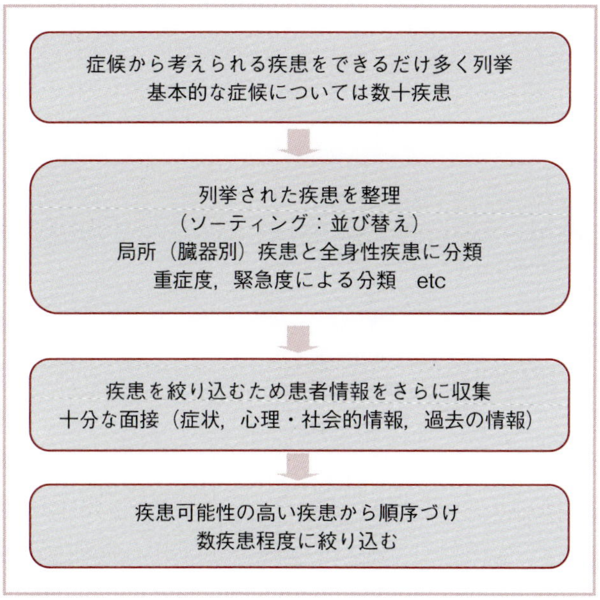

図2 患者・来局者の疾患を推測する手順
（木内祐二．薬剤師による臨床判断のプロセス．木内祐二編．アルゴリズムで考える薬剤師の臨床判断．南山堂；2015．p.3[1)]より）

施するためには，以下に示す3つの臨床能力を修得することが必要である．

4.1 基本的な症候を示す疾患の系統的な理解

はじめに，患者・来局者が訴える症候を生じる疾患を多く列挙できなければ，原因疾患を絞り込んだり，推測したりすることができない．発熱，頭痛，腹痛などの基本的症候では，代表的なものだけでも数十疾患が原因疾患としてあげられる．それらのうち，頻度の高い疾患だけでなく，頻度は低いが見逃してはいけない緊急性，重症度の高い疾患も含めて，できるだけ多く列挙できることが望ましい．

4.2 患者・来局者との面接による適切な情報収集

多くの疾患は医療面接（medical interview）による自覚症候や患者背景に関する情報収集だけでも診断が可能といわれており，詳細な検査ができない薬局や在宅でも，適切な順序と方法で医療面接を行えば，疾患と病態の推測が可能となる．

表2に標準的な医療面接の手順を示す．自覚症状に対しては，L（Location；部位），Q（Quality；性状），Q（Quantity；程度），T（Timing；時間と経過），S（Setting；状況），F（Factor；寛解・増悪因子），A（Associated manifestation；随伴症状）の順に質問することで，自覚症状に関連する情報のほとんどを，通常は数分程度で収集できる．さらに心理・社会的情報（心理・社会的状況，解釈モデル，医師の診断など）や過去の情報（既往歴，服薬歴，アレルギー歴など）

表2 医療面接の標準的な手順

1. 自覚症状に関する質問の手順
LQQTSFAの順で症状について質問
1) 部位 Location……………………………どこが？
2) 性状 Quality……………………………どのように？
3) 程度 Quantity…………………………どのくらい？
4) 時間と経過 Timing……………………いつ？　いつから？
5) 状況 Setting……………………………どのような状況・きっかけで？
6) 寛解・増悪因子 Factor………………どんな場合に悪くなる（良くなる）？
7) 随伴症状 Associated manifestation…同時にどんな症状があるか？
2. 心理・社会的情報についての質問
1) 心理・社会的状況：日常生活（職場環境なども）の状況
2) 解釈モデル：自分の病気や現状をどのように考えているか
3) 医師の診断
3. 過去の情報についての質問
1) 既往歴　2) 服薬歴　3) アレルギー歴

（木内祐二．薬剤師による臨床判断のプロセス．木内祐二編．アルゴリズムで考える薬剤師の臨床判断．南山堂；2015．p.4[1] より）

についての質問を加えれば，患者・来局者の背景に関する情報も集められる．

頭痛を生じる代表的な疾患の症候の特色（LQQTSFA）を**表3**に例示する．**表3**に示したような頭痛を生じる疾患の各LQQTSFAと面接で得られた情報を照らし合わせれば，来局者の頭痛の原因疾患を少数の疾患に絞り込む鑑別も可能となる．

症候から鑑別する際に，LQQTSFAの質問で得られる情報に関連した鑑別のためのアルゴリズム（algorithm）などのツールが手元にあれば有用であろう．薬剤師用の簡便で使いやすい鑑別アルゴリズムも例示されており[1]，いくつかの質問項目，たとえば，どこが痛いか，発熱はあるか，などの回答にしたがってチャートをたどれば，同じ症候を生じる数十の疾患から数疾患まで絞ることができる．

また，面談に加えて，フィジカルアセスメント（体温，血圧，脈拍，呼吸数と呼吸状態，心音・呼吸音，意識状態，基本的な視診と触診，神経学的検査など）により，身体所見の客観的な情報が得られれば，患者・来局者の疾患や病態をより適切に推測することが可能となる．

4.3 来局者ごとに適切な対応を判断・選択（トリアージ）して実施[1]

臨床判断の最後のプロセスは，患者・来局者の症候から背景となる疾患・病態を推測した後，個々の患者に対して適切な対応方法を判断・選択（トリアージ）して，責任をもって実施することである．個々の疾患・病態に対する適切な対応方法については，各疾患の項に譲るが，近年は，多くの疾患に対して診療ガイド

表3 頭痛に関する質問と推測される疾患

症状の特徴			疑われる疾患
部位 (Location)	片側		片頭痛（両側性もあり），群発頭痛，側頭動脈炎，三叉神経痛，急性緑内障発作
	両側		緊張型頭痛，くも膜下出血，髄膜炎
性状 (Quality) 程度 (Quantity)	拍動性（ズキズキ）		片頭痛（日常生活に支障），群発頭痛，側頭動脈炎，高血圧脳症
	圧迫性（締め付ける）		緊張型頭痛（日常生活は可能）
	激痛		くも膜下出血，髄膜炎，三叉神経痛（針を刺すような）
時間と経過 (Timing) 状況 (Setting)	いつから	突発性	くも膜下出血，脳内出血
		急激	群発頭痛，急性緑内障発作，三叉神経痛，動脈解離
		徐々に増強	脳腫瘍，慢性硬膜下血腫
		反復的（慢性）	片頭痛，群発頭痛，緊張型頭痛
	きっかけ	頭部打撲	急性硬膜外血腫，慢性硬膜下血腫
		薬物	薬物乱用頭痛，急性緑内障発作（抗コリン薬）
寛解・増悪因子 (Factor)	咳，力み（頭蓋内圧亢進）で増悪		脳腫瘍，髄膜炎
	運動，入浴，月経で増悪		片頭痛
	同一姿勢で増悪，運動で軽減		緊張型頭痛
	アルコールで増悪		群発頭痛
	朝に悪化		脳腫瘍，高血圧性脳症，うつ病
随伴症状 (Associated manifestation)	悪心・嘔吐		片頭痛，くも膜下出血，脳腫瘍，髄膜炎
	発熱		髄膜炎，風邪症候群，インフルエンザなどの感染症
	肩・頸部のこり		緊張型頭痛
	前兆（チカチカ）		片頭痛
	流涙・眼充血		群発頭痛，急性緑内障発作
	麻痺・けいれん・しびれ		脳出血，脳腫瘍

（木内祐二．薬剤師による臨床判断のプロセス．木内祐二編．アルゴリズムで考える薬剤師の臨床判断．南山堂；2015．p.5[1]）より）

ラインが作成され，そこに示された科学的根拠に基づいた適切なトリアージ（緊急対応，受診勧奨，薬物治療の立案，OTC薬の選択，生活指導などから選択）を行うことが望ましい．このトリアージの際にも，手元に使いやすいアルゴリズムが用意されていれば，多くの薬剤師にとって有用であろう．図3は頭痛を生じる疾患に対する，薬局での鑑別とトリアージを組み合わせたアルゴリズムの例である．

（木内祐二，有岡宏子）

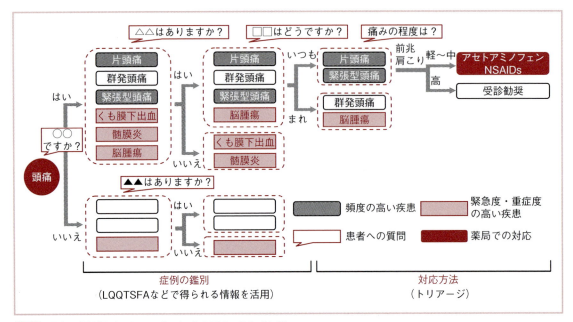

図3 頭痛の鑑別とトリアージのためのアルゴリズム例
（木内祐二．薬剤師による臨床判断のプロセス．木内祐二編．アルゴリズムで考える薬剤師の臨床判断．南山堂；2015. p.7[1]より）
NSAIDs（nonsteroidal anti-inflammatory drugs；非ステロイド性抗炎症薬）．

● **引用文献**
1) 木内祐二．薬剤師による臨床判断のプロセス．木内祐二編．アルゴリズムで考える薬剤師の臨床判断．南山堂；2015. p.3-7.

● **参考資料**
1. 木内祐二編．アルゴリズムで考える薬剤師の臨床判断．南山堂；2015.

A 身体の病的変化を知る

2 代表的な症候

1 発熱 (fever, pyrexia)

体温の正常上限値は，口腔温（腋窩温より約0.3℃高い）では通常37℃である．発熱（上限値を超えた体温の異常上昇）は，視床下部の体温調節中枢が発熱物質，サイトカインなどの影響で体温の設定温度（セットポイント）を上げることで生じる．

発熱を生じる疾患（表1）は非常に多様であるが，感染症が最も頻度が高く，次いで自己免疫疾患や悪性腫瘍が多い．

2 全身倦怠感 (general malaise, fatigue)

身体的，精神的な疲労感を主観的に感じること．このため，身体疾患と精神疾患を含む（表2）．1か月以内の急性発症の場合は，炎症などの器質的な疾患の頻度が高い．慢性化した場合は，悪性疾患，および代謝性疾患や精神科領域の疾患の頻度が高くなる．がんに伴う倦怠感は，診断前，治療中，終末期，サバイバーのいずれの時期にも生じうる．

3 発疹 (eruption, esanthema, rash)

皮膚に現れる病変を発疹と総称するが，発疹は原発疹と続発疹とに分けられる．

表1 発熱を生じる代表的な疾患

分類	疾患
感染症	かぜ症候群，インフルエンザ，扁桃周囲膿瘍，肺炎，急性腎盂腎炎，急性胃腸炎，急性胆嚢炎，急性胆管炎，急性虫垂炎，急性肝炎，髄膜炎，脳炎，感染性心内膜炎，蜂窩織炎，敗血症 など
自己免疫疾患	全身性エリテマトーデス（SLE），関節リウマチ，結節性多発動脈炎，多発（性）筋炎・皮膚筋炎 など
悪性腫瘍	悪性リンパ腫，白血病，腎細胞癌・肝細胞癌などの固形癌，がんの肝転移
内分泌疾患	甲状腺機能亢進症（甲状腺クリーゼ），褐色細胞腫，副腎不全
中枢性	脳幹部脳出血，脳腫瘍，下垂体機能不全
その他	痛風，肺塞栓，心筋梗塞，熱中症，悪性症候群，薬物アレルギー

下線は頻度の高い疾患，赤字は緊急性の高い疾患．
SLE (systemic lupus erythematosus).

表2 全身倦怠感を生じる代表的な疾患

分類	疾患
炎症	伝染性単核球症，肝炎，結核，感染性心内膜炎，深部膿瘍，真菌症，後天性免疫不全症候群，サルコイドーシス，炎症性腸疾患
悪性腫瘍	がん，血液悪性疾患
退行	廃用性症候群
中毒・医原性	アルコール多飲，睡眠薬，抗不安薬，抗ヒスタミン薬，抗うつ薬など
自己免疫疾患	膠原病
代謝性・内分泌疾患	糖尿病，甲状腺機能亢進症，甲状腺機能低下症，副腎不全，電解質異常（とくに高カルシウム血症）
心因性	抑うつ状態，うつ病，適応障害，身体表現性障害，慢性的な睡眠不足，過労
神経	重症筋無力症，パーキンソン病，多発性硬化症，筋萎縮性側索硬化症（ALS）
その他	心不全，貧血（鉄欠乏性貧血など），睡眠時無呼吸症候群，妊娠，更年期障害

下線は頻度の高い疾患，赤字は緊急性の高い疾患．
ALS（amyotrophic lateral sclerosis）．

表3 発疹を生じる代表的な疾患

原発疹		疾患
斑	紅斑	湿疹・皮膚炎群（接触皮膚炎，手湿疹，アトピー性皮膚炎，脂漏性皮膚炎，貨幣状湿疹），結節性紅斑，尋常性乾癬，ウイルス性発疹症（麻疹，風疹），細菌感染症（丹毒，蜂窩織炎，壊死性筋膜炎），薬疹（固定薬疹，多形滲出性紅斑，スチーブンス・ジョンソン症候群，薬剤性過敏症症候群，TEN 型薬疹）
	紫斑	老人性紫斑，アレルギー性紫斑病，血液疾患に伴う紫斑（白血病，血小板減少性紫斑病）
	白斑	尋常性白斑，老人性白斑
	色素斑	肝斑，老人性色素斑，単純黒子，色素性母斑，悪性黒色腫
丘疹		湿疹，尋常性疣贅（いぼ），伝染性軟属腫，尋常性痤瘡（にきび）
結節		老人性疣贅，基底細胞癌，悪性黒色腫
水疱		単純疱疹，帯状疱疹，水痘，熱傷，虫刺症，足白癬，手足口病，水疱性類天疱瘡，尋常性天疱瘡
膿疱		伝染性膿痂疹（とびひ），掌蹠膿疱症，皮膚カンジダ症，細菌感染症（蜂窩織炎，壊死性筋膜炎）
嚢腫		粉瘤
膨疹		蕁麻疹，アナフィラキシーショック
その他		せつ（おでき），胼胝（たこ），鶏眼（うおのめ），褥瘡

下線は頻度の高い疾患，赤字は緊急性の高い疾患．
TEN（toxic epidermal necrosis；中毒性表皮壊死症）．

　原発疹とは一次的に生じる発疹であり，形状・大きさや色調などにより，斑（紅斑，紫斑，白斑，色素斑），丘疹あるいは結節（直径1cm未満あるいは1cm以上の隆起性病変），水疱，膿疱，嚢腫，膨疹に分けられる．続発疹とは原発疹またはほかの発疹から二次的に生じる発疹のことで，表皮剥離，びらん，潰瘍，膿瘍，亀裂，鱗屑，痂皮，胼胝，瘢痕，萎縮などがある．
　発疹を生じる代表的な疾患では，それぞれ特徴的な原発疹が認められる（表3）．

表4 関節痛・関節腫脹を生じる代表的な疾患

分類	単関節炎を生じる疾患	多関節炎を生じる疾患
血管		血友病，壊血病，非壊死性骨壊死
炎症	細菌，真菌，<u>ウイルス</u>，梅毒	細菌（ライム病，感染性心内膜炎），リウマチ熱，反応性関節炎，腸疾患
腫瘍	骨巨細胞腫，軟骨肉腫，類骨骨腫，骨転移	
中毒・薬剤性	<u>痛風</u>，偽痛風，利尿薬による痛風	薬剤性ループス
退行	変形性関節症	変形性関節症
先天性	外傷，骨折，凝固異常，抗血小板薬	
膠原病・自己免疫疾患	脊椎関節炎，SLE，サルコイドーシス	<u>関節リウマチ</u>，脊椎関節炎，乾癬性関節炎，炎症性腸疾患，SLE，多発筋炎・皮膚筋炎，血管炎，全身硬化症，スティル病，ベーチェット病，サルコイドーシス，リウマチ性多発筋痛症
外傷	半月板損傷，骨折，骨壊死	
内分泌疾患		先端巨大症，<u>更年期障害</u>

下線は頻度の高い疾患，赤字は緊急性の高い疾患．

4 関節痛・関節腫脹（arthralgia, joint pain, arthrodynia/joint swelling）

　関節に痛みを生じた状態を関節痛という．関節が腫脹した場合を関節腫脹という．多くの場合は，関節に炎症を生じた関節炎であり，1つの関節のみに炎症が生じた単関節炎と，全身の多くの関節に炎症が生じた多関節炎に分けられる（表4）．また，発症から6週間以内の急性関節炎と，それを超える期間の慢性関節炎に分けられる．急性の単関節炎のなかでは，血中の尿酸が関節腔内に析出して発症する痛風と，ピロリン酸カルシウムが析出して発症する偽痛風の頻度が高い．慢性の多関節炎としては，関節リウマチなどの膠原病疾患や，加齢に伴う変形性関節症の頻度が高い．

5 腰痛（low back pain, lumbago）

　腰痛とは腰部（触知可能な最下端の肋骨と殿溝とのあいだの領域）の痛みである（表5）．腰痛の約85%を占めるのが非特異的腰痛であり，これは画像検査などでは異常所見を認めない．非特異的腰痛には，急性（<1か月）と慢性（>3か月）がある．急性のものは俗に"ぎっくり腰"とよばれ，多くは1〜2週間で自然治癒する．慢性の非特異的腰痛は心理・社会的因子（職場環境，精神的ストレスなど）と強い関連がある．いずれも下肢のしびれや疼痛といった坐骨神経圧迫症状はない．原因が判明したものを特異的腰痛というが，そのほとんどは腰椎椎間板ヘルニアや腰部脊柱管狭窄症のような，脊椎の病変や坐骨神経圧迫に起因する

表5 腰痛を生じる代表的な疾患

病変部位	疾患
脊椎	<u>非特異的腰痛（急性，慢性）</u>，<u>腰椎椎間板ヘルニア</u>*，<u>腰部脊柱管狭窄症</u>*，<u>変形性脊椎症</u>*，脊椎分離症・脊椎すべり症*，代謝性疾患（骨粗鬆症など），腰椎圧迫骨折，脊椎感染症（化膿性脊椎炎，結核性脊椎炎〈脊椎カリエス〉），脊椎腫瘍*（原発性，転移性），後縦靱帯骨化症，強直性脊椎炎，脊柱変形（側弯症）
神経	脊髄腫瘍*，馬尾腫瘍，帯状疱疹
内臓	・腎尿路疾患（腎結石，尿管結石，腎盂腎炎，膀胱炎，前立腺癌） ・婦人科疾患（子宮内膜症，子宮筋腫，卵巣腫瘍，子宮癌） ・腹腔内病変（胆石症，胆嚢炎，慢性膵炎，胃・十二指腸潰瘍）
血管	腹部大動脈瘤，急性大動脈解離
その他	かぜ，インフルエンザ，うつ病，解離性障害（ヒステリー）

下線は頻度の高い疾患，赤字は緊急性の高い疾患．
*：坐骨神経痛を生じる疾患．

整形外科的疾患（95％）であり，一部に血管や内臓由来のものがある．

6 月経異常（menstrual disorder）

　性成熟期の女性は妊娠，授乳期を除くと通常 25〜38 日前後周期の月経を繰り返す．視床下部（ゴナドトロピン〈性腺刺激ホルモン〉放出ホルモン〈gonadotropin releasing hormone：GnRH〉），下垂体（性腺刺激ホルモン：FSH〈follicle stimulating hormone；卵胞刺激ホルモン〉，LH〈luteinizing hormone；黄体形成ホルモン〉），卵巣（エストロゲン，プロゲステロン），子宮内膜のいずれかの部分に器質的，あるいは機能的異常があると月経異常（表6）をきたす．

7 咳・痰（cough/phlegm）

　咳は医療機関を訪れる患者の主訴のなかでも最も多いとされる症状である．咳嗽反応（反射）は，気道内に貯留した分泌物や吸い込まれた異物を気道外に排除するための生体防御反応である．気管支の上皮間や上皮下などの気道壁表層に分布する知覚神経終末が機械的あるいは化学的に刺激されると，そのインパルスが迷走神経求心路を介して延髄の孤束核に存在する咳中枢に伝達され，咳嗽反応が惹起される．症状の持続時間により，3週間未満のものが急性，3〜8週間のものが亜急性，8週間を超えるものが慢性と分類され，このように分類することで原因疾患をある程度推定できる（表7）．急性咳嗽の原因の多くは感冒を含む気道の感染症であり，持続期間が長くなるにつれ感染症の頻度は低下し，慢性咳嗽においては感染症そのものが原因となることは比較的少ない．また，咳嗽は，喀痰を伴わないか，少量の粘液性喀痰のみを伴う乾性咳嗽と，咳嗽のたびに喀痰を伴う湿性咳嗽とに分類される．乾性咳嗽の治療対象が咳嗽そのものであるのに対

表6 月経異常を生じる代表的な疾患

月経異常の種類		疾患
月経の欠如（無月経）	原発性無月経（ホルモン療法を行わない限り月経がみられない）	ターナー症候群，アンドロゲン不応症，外性器形成異常
	続発性無月経（3か月以上月経がない）	生理的無月経：初経以前，妊娠，産褥，授乳期，閉経後
		病的無月経：神経性食欲不振症，多嚢胞性卵巣症候群，シーハン症候群，高プロラクチン血症
月経周期		・稀発月経（月経周期が39日以上あるいは年に10回未満しか月経がない） ・頻発月経（月経周期が24日未満） ・不整周期（正常周期に当てはまらず稀発，頻発いずれにも当てはまらない）
月経血量		・過多月経（経血量が異常に多い）：<u>子宮筋腫，子宮腺筋症，子宮内膜ポリープ，機能性過多月経</u>，子宮内膜増殖症，子宮体癌 ・過少月経（経血量が異常に少ない）
持続期間		・過長月経（8日以上） ・過短月経（2日以内）
月経随伴症状		<u>月経困難症，月経前症候群</u>
初経時期		早発月経，遅発月経
閉経時期		早発閉経，遅発閉経

下線は頻度の高い疾患．

して，湿性咳嗽の治療目的は気道の過分泌の減少である．

8 血痰・喀血（hemoptysis）

　痰の中に血液が混入している場合を「血痰」といい，咳とともに血液そのものを喀出する場合を「喀血」という．いずれも下気道，肺胞からの出血を意味し，英語では両者区別はなく，ともに"hemoptysis"という．「血痰」を主訴に来院する患者の多くは経過観察で止血を得られるが，大量に出血している場合は急速に窒息状態に陥る場合もあるため，酸素飽和度や血圧，脈拍などのバイタルサインに注意しながらの緊急対応が必要になる．喀血量の正確な把握は困難であるが，24時間以内に100 mL以上の出血は「大量喀血」として重症の扱いとする場合が多い[1]．

　血痰の多くは気管支粘膜のびらんに伴うもので自然止血することが多いが，喀血の場合，90％は気管支動脈を出血源とし，感染や炎症による気管支動脈の破綻が原因であることが多い（表8）．

9 呼吸困難（difficulty of breathing, respiratory difficulty）

　呼吸困難は「息が苦しい，息がしづらい」という自覚的な症状であり，急性あ

表7 咳・痰の原因となる代表的な疾患

急性（3週間未満）	原因
ウイルス性上気道感染	ライノウイルス，コロナウイルス，RSウイルス，インフルエンザウイルス
気管支喘息の増悪	ウイルス感染，アレルゲン曝露など
慢性閉塞性肺疾患（COPD）の増悪	ウイルス感染，細菌感染
アレルギー性鼻炎	
肺炎	市中肺炎（肺炎球菌，インフルエンザ菌，マイコプラズマ，クラミジア），院内肺炎（メチシリン耐性黄色ブドウ球菌〈MRSA〉，緑膿菌など），ウイルス性など
胸膜炎	
肺塞栓症	
心不全	
百日咳の初期	
異物吸引	
亜急性（3～8週間）	原因
感染後咳嗽	ウイルス性上気道感染，百日咳，副鼻腔炎（細菌性，ウイルス性）
気管支喘息の増悪	ウイルス感染，アレルゲン曝露など
COPDや慢性気管支炎の増悪	ウイルス感染，細菌感染
気管支拡張症の増悪	ウイルス感染，細菌感染
慢性（8週間を超える）	原因
薬剤性	アンジオテンシン〈アンギオテンシン〉変換酵素（ACE）阻害薬
喫煙	受動および能動喫煙
逆流性食道炎	
鼻副鼻腔炎	後鼻漏症候群（慢性咽頭炎，慢性副鼻腔炎，アレルギー性鼻炎）
COPD	
気管支喘息・咳喘息	
腎不全	
肺癌	
結核	
肺線維症（間質性肺炎）	
過敏性肺臓炎	

赤字は緊急性の高い疾患.
COPD (chronic obstructive pulmonary disease), MRA (methicillin-resistant Staphylococcus aureus), ACE (angiotensin-converting enzyme).

表8 血痰・喀血の原因となる代表的な疾患

分類	疾患
感染症	結核，非結核性抗酸菌症，真菌症，肺膿瘍（クレブシエラ，緑膿菌，黄色ブドウ球菌，肺炎球菌，アクチノマイセス）
腫瘍	肺癌（転移性肺癌を含む），気管支嚢胞
肺疾患	気管支拡張症，慢性気管支炎，肺胞出血，肺ヘモジデローシス（肺血鉄症），急性呼吸窮迫症候群（ARDS）
血管性	肺動脈解離，肺塞栓症，気管支動脈瘻肺高血圧
心疾患	僧帽弁狭窄症，心不全，胸部大動脈解離，先天性心奇形，心内膜炎
膠原病，血管炎	ウエゲナー肉芽腫症，グッドパスチャー症候群，ベーチェット病，SLE，高安病，アレルギー性紫斑病（シェーンライン・ヘノッホ紫斑病），抗リン脂質抗体症候群
その他	外傷・術後，薬剤（ペニシラミン，ベバシズマブ）

下線は頻度の高い疾患．
ARDS（acute respiratory distress syndrome）．

表9 呼吸困難の原因となる代表的な疾患

分類	疾患
心疾患	うっ血性心不全，冠動脈疾患，不整脈，心膜炎
呼吸器疾患	COPD，気管支喘息，肺炎，肺塞栓症，胸水，肺水腫，拘束性肺疾患（間質性肺炎，肺線維症）
上気道疾患	喉頭蓋炎，上気道異物，クループ
精神疾患	パニック障害，過換気症候群，不安症（不安障害）
その他	逆流性食道炎，代謝性アシドーシス，腎不全，アスピリン中毒，神経筋疾患

るいは慢性の経過をたどる．プライマリケアの場では頻度の高い症状であるが，さまざまな原因があり，軽症なものや容易に診断のつくものもあれば，重症度の高いものや判断が困難なものもある（**表9**）．

呼吸困難を訴える患者の診察では，その経過が急性か慢性か，症状の程度が重篤かどうかを正しく評価することが重要とされる．十分な病歴を聴取し，包括的に身体所見を評価し，診断に必要な検査を適切に選択して行うとともに，幅広い領域の疾患を鑑別としてあげることは重要である．

10 胸水（pleural effusion）

胸水は壁側胸膜と臓側胸膜に囲まれた胸膜腔に体液が貯留することで起きる．正常ではタンパクが低いことを除いてはほぼ血漿と同じ成分の液体（胸水）が10～20 mL程度胸膜腔に存在し，肺と胸膜のあいだを埋めて，それぞれの動きをスムーズにする役目を担っている．胸水は壁側胸膜に分布する体循環系の毛細血管から胸膜腔に入り，壁側胸膜の小孔およびリンパ管を経て出ていく．胸水は，液体の胸膜腔への流入が多すぎる場合，または，胸膜腔からの流出が少なすぎる

表10 胸水の原因となる代表的な疾患

分類		疾患
漏出性（通常は両側，末梢の浮腫を伴う）	心疾患，腎疾患，その他	<u>心不全</u>，ネフローゼ症候群，<u>尿毒症</u>，肝硬変，粘液水腫
滲出性	感染症	<u>細菌性肺炎</u>（発熱，咳，痰を伴う），ウイルス性肺炎（発熱，咳，筋肉痛，皮疹などを伴う），結核
	悪性腫瘍	<u>肺癌</u>，乳癌，卵巣癌，悪性リンパ腫，悪性中皮腫
	その他	肺塞栓症（胸痛，低酸素血症，頻脈などを伴う），膵炎，関節リウマチ，SLE，薬剤性（アミオダロン，βブロッカー，麦角アルカロイド製剤，メトトレキサート，フェニトインなど），外傷，胸部術後

下線は頻度の高い疾患．

表11 胸痛の原因となる代表的な疾患

分類	疾患
心疾患，大動脈疾患	急性心筋梗塞，狭心症，心膜炎，大動脈解離，大動脈瘤破裂
肺疾患	気胸，肺塞栓血栓症，肺高血圧，肺炎，<u>胸膜炎</u>，膿胸
神経・皮膚疾患，骨・筋肉疾患	帯状疱疹，肋間神経痛，肋骨骨折，<u>肋軟骨炎</u>，頸椎ヘルニア
消化器疾患	<u>逆流性食道炎</u>，縦隔炎，マロリー・ワイス症候群，<u>胃潰瘍</u>，<u>胆石症</u>，胆嚢炎，膵炎
その他	<u>心臓神経症</u>，過換気症候群（パニック障害）

下線は頻度の高い疾患，赤字は緊急性の高い疾患．

場合に貯留する．

胸水はその成分の特徴から漏出性と滲出性に区別され（表10），それぞれ原因を判断するうえで重要な指標となる．

①胸水中のタンパク/血清タンパク>0.5，②胸水中のLDH（lactate dehydrogenase；乳酸脱水素酵素〈デヒドロゲナーゼ〉）/血清タンパク>0.6，③胸水中のLDH>2/3 血清LDH基準上限値，のいずれかの条件を満たせば，滲出性と分類される[2]．漏出性は静脈圧の上昇と血漿浸透圧の低下が組み合わさって起こることが多く，滲出性は感染，炎症，腫瘍などで毛細血管の透過性亢進をきたす局所変化により体液，タンパク，細胞，そのほかの血清成分が滲出することで起こる．呼吸困難や胸痛などで発見される場合もあるが無症状で胸部写真や身体所見で偶然発見されることもある．

11 胸痛（chest pain）

胸痛という症状を起こす原因としては，心臓，血管，肺，胸膜，骨，皮膚，神経，筋肉，消化器などのさまざまな疾患が考えられる（表11）．急性に発症するものから緩徐に発症してくるものまであるが，心疾患や呼吸器疾患のなかには緊急を要するものもあるため，痛みの部位，その性状，持続時間，痛みが移動する

表12 動悸を生じる代表的な疾患

分類		疾患
不整脈	上室性	上室性期外収縮, <u>心房細動</u>, 心房粗動, 発作性上室性頻拍
	心室性	<u>心室性期外収縮</u>, 心室頻拍
	房室リエントリー	WPW症候群, LGL症候群
	徐脈性	房室ブロック, 洞不全症候群
心血管・肺疾患		心不全, 高血圧, 心臓弁膜症（大動脈弁閉鎖不全など）, COPD, 肺塞栓症
感染症および炎症		肺炎, 気管支炎, その他の発熱性疾患
代謝性・内分泌疾患		甲状腺機能亢進症, 褐色細胞腫, 低血糖
薬剤性		カフェイン, エフェドリン含有薬, 降圧薬, 血管拡張薬, 血糖降下薬など
心因性		<u>パニック障害</u>
その他		貧血

下線は頻度の高い疾患, 赤字は緊急性の高い疾患.
WPW（Wolff-Parkinson-White；ウォルフ・パーキンソン・ホワイト），LGL（Lown-Ganong-Levine；ラウン・ギャノン・レバイン）．

かどうか，痛みの程度などをよく評価して診断や緊急の対応を判断する必要がある．胸痛患者に対しては，簡単な医療面接の実施とバイタルサインをとり，循環不全や呼吸不全の有無を確認する．また，心疾患を疑う場合には，症状があるときに心電図をとることも重要である．バイタルサインが安定している場合には詳細な医療面接を行い，丁寧に身体所見を観察することを心がける．多くの症例では，病歴聴取と身体所見で胸痛の鑑別診断が可能であり，引き続いて血液検査や胸部写真，心電図へと進めていく．

12 動悸・心悸亢進（palpitation）

動悸と心悸亢進はほぼ同じ症候を意味し，胸部の拍動感（ドキドキなど），心拍の不快を感じる状態であるが，必ずしも頻脈とは限らない．頻脈，徐脈，期外収縮を生じる不整脈や心不全などの心疾患によることが多いが，肺疾患，感染症，内分泌疾患，心因性（パニック障害など）のような心臓以外の疾患や薬剤でも生じる（表12）．

13 ショック（shock）

生命の維持に必要な血流が障害され，細胞の障害や機能不全により生命に危機をきたした状態をショックという．主な原因として，身体を循環する血液量が低下した場合（循環血漿量の低下），心臓の機能が低下し血流を送り出せなくなった場合（心原性），心臓以外の臓器が原因で酸素供給が低下する場合（心外性閉塞性），および血管の抵抗が極度に低下し血圧を維持できなくなった場合（血管抵

表13 ショックを生じる代表的な疾患

分類	疾患
循環血漿量の低下	出血，血管内循環血漿量の低下（嘔吐，下痢，糖尿病性ケトアシドーシスなど），分布異常（腹水，膵炎，イレウスなど）
心原性	心筋梗塞，心筋炎，機械的な機能不全（急性僧帽弁閉鎖不全症，心室中隔欠損症，重症大動脈弁閉鎖不全症，大動脈解離など），不整脈
心外性閉塞性	心タンポナーデ，肺塞栓，緊張性気胸
血管抵抗性の低下	敗血症，薬物中毒，アナフィラキシー，神経原性（脊髄損傷など），内分泌性（アジソン病，甲状腺機能低下症による粘液水腫性昏睡など）

下線は頻度の高い疾患，赤字は緊急性の高い疾患（この病態は原因によらず緊急性が高く早急な治療が行われなければ救命できないため，すべて赤字とした）．

抗性の低下）の4つがあげられる（**表13**）．身体は蒼白となり，虚脱し，冷や汗が出て，脈拍は触れなくなり，乏尿となり，代謝性アシドーシスが生じて，最終的に呼吸不全に至る．ショック状態の患者の救命には，ショック状態であることをすばやく認識し，救命救急処置を始めるとともに，原因に応じた治療介入が必要である．

14 高血圧（hypertension）

日本における高血圧者数は約4,300万人と推定されており，高血圧に起因する死亡者数は年間約10万人に及ぶといわれ，喫煙に次いで第2位となっている[3]．高血圧を有することによって，全心血管病，脳卒中，心筋梗塞，慢性腎臓病などの罹患リスクおよび死亡リスクは高くなる．高血圧の診断手順は，**図1**に示すとおりである．高血圧と診断したら，関連する臓器障害や心血管疾患の有無，高血圧以外の危険因子の有無によりリスクを層別化する（**表14**）．

高血圧の分類には，明らかな原因を特定できない本態性高血圧と，原因の明らかな二次性高血圧がある（**表15**）．二次性高血圧の治療においては，原因となる疾患への介入が優先される．

15 低血圧（hypotension）

一般的には収縮期血圧が100 mmHgに満たない場合をさすことが多いが，明確な基準や定義はない．拡張期血圧はとくに関連しない．低血圧の状態であっても，明確な症状がなければとくに問題とならないことが多い（体質性低血圧）．有症状の場合，ふらつきや眼前暗黒感，全身倦怠感，朝に起床困難になるなどの訴えとなりやすい．ショックによる急性の循環不全で緊急の処置が必要な病態もあるが，一般的に問題となることが多いのは**表16**の慢性の低血圧や起立性低血

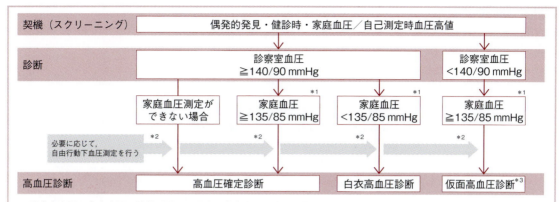

図1 血圧測定と高血圧診断手順

*1 診察室血圧と家庭血圧の診断が異なる場合は家庭血圧の診断を優先する．自己測定血圧とは，公共の施設にある自動血圧計や職域，薬局などにある自動血圧計で，自己測定された血圧を指す
*2 自由行動下血圧の高血圧基準は，24時間平均 130/80 mmHg 以上，昼間平均 135/85 mmHg 以上，夜間平均 120/70 mmHg 以上である．自由行動下血圧測定が実施可能であった場合，自由行動下血圧基準のいずれかが以上を示した場合，高血圧あるいは仮面高血圧と判定される．またすべてが未満を示した場合は正常あるいは白衣高血圧と判定される．自由行動下血圧測定の適応は表2〜4を参照
*3 この診断手順は未治療高血圧対象にあてはまる手順であるが，仮面高血圧は治療中高血圧にも存在することに注意する必要がある

（日本高血圧学会高血圧治療ガイドライン作成委員会編，高血圧治療ガイドライン 2014. p.21. http://www.jpnsh.jp/data/jsh2014/jsh2014v1_1.pdf[3] より）

表14 診察室血圧に基づいた心血管病リスク層別化

リスク層 （血圧以外の予後影響因子）	血圧分類	I度高血圧 140-159/90-99 mmHg	II度高血圧 160-179/100-109 mmHg	III度高血圧 ≧180/≧110 mmHg
リスク第一層 （予後影響因子がない）		低リスク	中等リスク	高リスク
リスク第二層 （糖尿病以外の1-2個の危険因子，3項目を満たす MetS のいずれかがある）		中等リスク	高リスク	高リスク
リスク第三層 （糖尿病，CKD，臓器障害/心血管病，4項目を満たす MetS，3個以上の危険因子のいずれかがある）		高リスク	高リスク	高リスク

（日本高血圧学会高血圧治療ガイドライン作成委員会編，高血圧治療ガイドライン 2014. p.33. http://www.jpnsh.jp/data/jsh2014/jsh2014v1_1.pdf[3] より）
CKD (chronic kidney disease；慢性腎臓病)．
MetS：メタボリックシンドローム（metabolic syndrome）．内臓脂肪型肥満に高血糖・高血圧・脂質異常症のうち2つ以上の病態を同時に有している状態をいう．

表15 高血圧を生じる代表的な疾患

分類	疾患
本態性高血圧	
二次性高血圧	原発性アルドステロン症，クッシング症候群，褐色細胞腫，甲状腺機能亢進症などの内分泌疾患，腎血管性高血圧，睡眠時無呼吸症候群

表16 低血圧の分類

分類	概要
慢性低血圧	体質性低血圧：主に無症状のもの
	本態性低血圧：原因不明
	症候性低血圧： ・副腎皮質機能不全や甲状腺機能低下症など，代謝性・内分泌疾患によるもの ・降圧薬による過度の血圧低下や，亜硝酸薬，抗精神病薬などによる薬剤性のもの ・低栄養状態や，アルコール中毒，ビタミン欠乏などによるもの
急性低血圧	ショックによる急性の循環不全
	不整脈，頸動脈洞症候群，アダムス・ストークス症候群など心原性のもの
	起立性低血圧： ・脱水，貧血，透析の影響など，循環血漿量の低下によるもの ・シャイ・ドレイガー症候群，糖尿病による交感神経障害によるもの ・α遮断薬などの薬剤性のもの

表17 チアノーゼの原因となる代表的な疾患

分類			疾患
中枢性チアノーゼ	呼吸機能障害	肺胞低換気 ・中枢性低換気 ・末梢性低換気	泣き入りひきつけ，髄膜炎，脳圧亢進，神経・筋疾患
		換気血流比不均等，拡散障害	呼吸窮迫症候群，胎便吸引症候群，新生児一過性多呼吸，横隔膜ヘルニア，肺水腫，重症喘息，重症肺炎，クループ，気道異物，間質性肺炎
	右左シャント	先天性心疾患	チアノーゼ性心疾患（ファロー四徴症，完全大血管転位など），アイゼンメンゲル症候群
		先天性肺血管異常	肺動静脈瘻
	肺胞内酸素分圧低下		高地環境
末梢性チアノーゼ	末梢循環不全		低心拍出量症候群，寒冷曝露，低血糖，レイノー現象，赤血球増多症
	動脈閉塞性疾患		動脈性塞栓症，血栓性動脈炎，閉塞性動脈硬化症
	静脈閉塞性疾患		静脈瘤，血栓性静脈炎
血液性チアノーゼ			先天性メトヘモグロビン血症，二次性メトヘモグロビン血症（フェナセチン，硝酸薬，一酸化窒素吸入），乳児メトヘモグロビン血症

圧である．薬剤や内分泌疾患が原因である症候性の低血圧も時にみられる．

16 チアノーゼ（cyanosis）

　チアノーゼは皮膚や粘膜が青紫色に変化する状態で，毛細血管血液の還元ヘモグロビン濃度が5 g/dL以上になると出現する．メラニン色素が少なく，薄い表皮，毛細血管が豊富であるなどの理由により口唇，口腔粘膜，鼻尖，耳朶，指先，爪床でみられやすい．

表18 脱水の原因となる代表的な疾患

分類	疾患または原因
高張性脱水 （水分が不足する）	発汗過多，水分摂取の極端な低下，尿崩症
低張性脱水 （ナトリウムが不足する）	下痢，嘔吐，消化液吸引などによる消化液の消失（腸閉塞，消化管瘻），腎臓のナトリウム保持障害（アジソン病など），利尿薬の長期大量服用
等張性脱水 （水分とナトリウムの両方が不足する）	出血，下痢，熱傷

下線は頻度の高い疾患，赤字は緊急性の高い疾患.

　中枢性のチアノーゼは動脈血酸素飽和度が低下することで全身に出現し，末梢性チアノーゼは動脈血酸素飽和度の低下はなく，毛細血管内血流速度の低下から組織への酸素移行が増え，毛細血管内の酸素飽和度が減ることにより出現する（表17）．血液性チアノーゼはヘモグロビンの異常によるもので，中毒性または薬剤性のメトヘモグロビン血症が多く，先天性はまれである．

17 脱水（dehydration）

　われわれの身体の5～6割は水分で成り立っており，通常時は体内に入る水分量と体外に喪失される水分量に大きな変化がないようにバランスが保たれている．身体の水分は細胞内液と細胞外液に区別され，電解質の成分が異なり，細胞外液にはナトリウムが，細胞内液にはカリウムが多く含まれている．脱水では体の水分だけでなく，電解質も同時に失われた状態であり，電解質（ナトリウム）より水分が多く欠乏する「高張性脱水」，水分も電解質（ナトリウム）も同様に不足する「等張性脱水」，水分より電解質（ナトリウム）が多く不足する「低張性脱水」に分類される（表18）．

　高張性脱水では細胞内液の水分が細胞外液に移動することから循環血漿量は保たれるが，細胞内液が減少することによって，口渇，尿量減少などの症状がみられ，重症では発熱，意識障害，幻覚などをみることもある．低張性脱水はむしろ口渇は起こりにくく，頭痛，低血圧，頻脈などの症状が起こる．等張性脱水は細胞外液が急激に失われることで起こることが多く，口渇，食思不振，嘔吐，めまい，倦怠感などを生じる．

18 浮腫（edema）

　水分が血管内から血管外へ漏出し，組織間隙に増加した状態を浮腫という．発症には局所因子（膠質浸透圧の低下，毛細血管の透過性亢進，組織圧低下，リンパ流障害など）と全身性因子（心拍出量低下，糸球体濾過量低下，レニン・アン

表19 浮腫を生じる代表的な疾患

分類		疾患
局所性浮腫	静脈性	上・下大静脈症候群，四肢静脈血栓，<u>静脈瘤</u>
	炎症性	炎症（蜂窩織炎，熱傷，外傷），アレルギー，血管炎
	リンパ性	遺伝性リンパ浮腫，フィラリア，がん転移，放射線照射後，手術後
	血管神経性	クインケ浮腫，<u style="color:red">遺伝性血管性浮腫</u>，好酸球増多性血管性浮腫
全身性浮腫	心疾患	<u>うっ血性心不全</u>（心臓弁膜症，虚血性心疾患，心筋症，不整脈）
	腎疾患	<u style="color:red">急性腎不全</u>，<u>慢性腎不全</u>，急性糸球体腎炎，<u>ネフローゼ症候群</u>
	肝疾患	肝硬変
	内分泌疾患	甲状腺機能低下症，二次性アルドステロン症，クッシング症候群，月経前浮腫，妊娠性浮腫
	栄養障害	脚気，低栄養，吸収不良症候群，タンパク漏出性胃腸症
	<u>薬剤性浮腫</u>	NSAIDs，カルシウム拮抗薬，α遮断薬，チアゾリン系薬，ホルモン剤，シクロスポリン，グリチルリチンなど
	その他	特発性浮腫

下線は頻度の高い疾患，赤字は緊急性の高い疾患．
NSAIDs（non-steroidal anti-inflammatory drugs；非ステロイド性抗炎症薬）．

ジオテンシン（アンギオテンシン）・アルドステロン系亢進，抗利尿ホルモンなど）が密接に関係し合っている．浮腫の性質から指で押して陥没ができるものを圧痕性浮腫（pitting edema），できないものを非圧痕性浮腫（non-pitting edema）といい，多くは圧痕性であるが，非圧痕性としては甲状腺機能低下症，リンパ性浮腫が知られている．

また，浮腫の分布によって全身性浮腫，局所性浮腫に分けられる（表19）．全身性の浮腫の多くは心疾患，腎疾患，肝疾患，内分泌疾患，栄養障害に伴うものであるが，薬剤性浮腫も頻度が多く忘れてはいけない．

19 嚥下困難・障害（dysphagia）

食物が飲み込みにくいと自覚し，さらに実際に飲み込みにくくなる嚥下困難・障害は，嚥下の動きが悪くなる機能的障害と，構造上に異常がある器質的障害に大別される（表20）．時に誤嚥性肺炎の原因となる．

20 悪心・嘔吐（nausea/vomiting）

悪心は嘔吐に先立って起こる不快な症状であり，気分が悪い，吐きそうな感じ，ムカムカするといった表現をされる．嘔吐は胃内容物を食道，口腔を通じて排出する現象をいう．多くは嘔吐に先立って悪心を訴えることが多いが，悪心を伴わない嘔吐も時に認められる．嘔吐は嘔吐中枢への腹部臓器からの迷走神経を介す

表20 嚥下困難・障害を生じる代表的な疾患

分類		疾患
機能的障害	嚥下にかかわる筋の障害	筋ジストロフィー，ALS，多発筋炎・皮膚筋炎，重症筋無力症，アカラシア，強皮症
	嚥下にかかわる神経の障害	<u>脳血管障害</u>，頭部外傷，脳腫瘍，<u>パーキンソン病</u>，ギラン・バレー症候群，薬剤の副作用
	その他	心因性嚥下障害，加齢
器質的障害	物理的な食物通過の阻害	・腫瘍（口腔・咽頭腫瘍，<u>食道腫瘍</u>） ・骨（<u>頸椎症</u>） ・異物（経鼻経管チューブ）
	炎症による食物通過の阻害	<u>舌炎，アフタ性口内炎，扁桃炎，咽頭炎，喉頭炎，食道炎</u>
	解剖学的な通過障害	食道裂孔ヘルニア，術後，放射線療法後

下線は頻度の高い疾患，赤字は緊急性の高い疾患．

表21 悪心・嘔吐をきたす疾患

分類	疾患
消化器疾患	幽門狭窄，腸閉塞，胆囊炎，胆石疝痛発作，急性肝炎，腹膜炎，膵炎，<u>感染性胃腸炎</u>
心血管疾患	急性心筋梗塞，大動脈解離，心不全，上腸間膜動脈閉塞症
中枢神経系疾患	脳腫瘍，慢性硬膜下血腫，水頭症，髄膜炎，頭部外傷，片頭痛，くも膜下出血，脳出血，脳梗塞
前庭神経（内耳疾患）	乗り物酔い，前庭神経炎，<u>良性発作性頭位めまい症</u>，メニエール病
代謝性・内分泌疾患	妊娠，糖尿病性ケトアシドーシス，副腎機能不全，甲状腺機能異常，高カルシウム血症，尿毒症
薬物・毒物	抗がん薬，NSAIDs，抗不整脈薬，抗菌薬，麻薬，抗てんかん薬，違法薬物，アルコール中毒
その他	心因性，神経性食欲不振症，神経性過食症

下線は頻度の高い疾患，赤字は緊急を要する疾患．

る刺激，化学受容体からの刺激，前庭系からの刺激が引き金となって発症し，消化管疾患のみならず，中枢神経系の異常，代謝異常，循環器疾患などでも発症する．嘔吐をきたす病態はその機序から中枢性と末梢性に分けられる．嘔吐の原因疾患は消化器疾患，心血管疾患，中枢神経系疾患，内耳疾患，代謝性・内分泌疾患，薬物・毒物などによる（表21）．

21 食欲不振（anorexia, loss of appetite）

食欲不振は，食事の準備能力，食事をする意欲，味覚・咀嚼・嚥下の機能障害，また，栄養や酸素の供給や吸収障害，および消化器症状（悪心，嘔吐，腹部膨満，下痢，便秘，腹痛）などにより生じる（表22）．

表22 食欲不振を生じる代表的な疾患

分類	疾患
食事に対する意欲の障害	神経性食欲不振症，うつ病，脳梗塞，認知症，脳腫瘍
消化管疾患	逆流性食道炎，食道癌，胃炎，胃潰瘍，十二指腸潰瘍，胃癌，寄生虫疾患，腸炎，腸閉塞，憩室炎，虫垂炎，大腸癌
膵液分泌低下	膵炎
胆汁分泌低下	胆石，胆嚢炎，胆管炎，膵癌
栄養や酸素供給の低下	COPD，心不全，貧血
栄養の吸収障害	糖尿病，甲状腺機能低下症，副腎不全，尿毒症，肝不全，慢性炎症（結核など），高カルシウム血症，関節リウマチ
中毒・医原性	アルコール依存，覚醒剤，ジギタリス，テオフィリン製剤，抗うつ薬
その他	妊娠，口腔内乾燥，味覚異常，嗅覚異常，口腔内の問題（う歯など）

下線は頻度の高い疾患，赤字は緊急性の高い疾患．

表23 腹痛を生じる代表的な疾患

分類	疾患
消化管	逆流性食道炎，急性胃炎・急性胃粘膜病変，胃・十二指腸潰瘍，胃アニサキス症，胃癌，食中毒，急性（感染性）腸炎，腸閉塞（イレウス），腸重積症，急性虫垂炎，憩室炎，クローン病，潰瘍性大腸炎，過敏性腸症候群，大腸癌，ベーチェット病，消化管穿孔，汎発性腹膜炎，慢性便秘
肝・胆・膵	急性肝炎，肝膿瘍，胆石症，急性胆嚢炎，胆管炎，急性膵炎，慢性膵炎，膵癌
循環器	心筋梗塞，狭心症，急性心膜炎，腹部大動脈瘤破裂，大動脈解離，上腸間膜動脈閉塞症，虚血性腸炎
呼吸器	肺炎，胸膜炎，肺血栓塞栓症，気胸
泌尿器	腎盂腎炎，腎結石，尿管結石，膀胱炎
生殖器	卵管炎，卵巣嚢腫茎捻転，子宮内膜症，子宮筋腫，月経困難症，子宮外妊娠破裂，精巣捻転，前立腺炎
精神疾患	うつ病，神経症性障害
その他	脾梗塞，糖尿病性ケトアシドーシス，帯状疱疹，アレルギー性紫斑病

下線は頻度の高い疾患，赤字は緊急性の高い疾患．

22 腹痛（abdominal pain）

　腹痛は，腹部臓器のみならず，胸部臓器の疾患，全身性の疾患など，多様な疾患で生じ，遭遇する機会の多い代表的な症候である．腹部臓器には，消化管（食道～大腸）のほか，消化に関連する肝・胆・膵，泌尿器（腎臓，尿管，膀胱），生殖器（子宮，卵巣，精巣など），大血管（腹部大動脈，腸間膜動脈など），脾臓があり，それぞれの器質的疾患（炎症，感染症，閉塞，破裂，穿孔，腫瘍など），機能的疾患で腹痛が生じる（表23）．また，虚血性心疾患（心筋梗塞，狭心症），肺炎，胸膜炎などの胸部疾患，代謝性疾患（糖尿病性ケトアシドーシスなど），精神疾患，皮膚疾患（帯状疱疹）などでも腹痛を生じうる．見逃すと致死的になるような緊急性の高い疾患も少なくない．

表24 腹部膨隆の原因となる代表的な疾患

分類	疾患	
腸管内ガス	<u>過敏性腸症候群</u>, <u>呑気症</u>, <u>腸閉塞</u>	
腸管内液体	<u>腸閉塞</u>（絞扼性イレウス, 閉塞性イレウス, 機能性イレウス）, 急性腸炎	
腹腔内ガス	消化管穿孔, 腹腔鏡手術後（気腹後）, 開腹手術後	
腹腔内液体	滲出性腹水（SAAG<1.1g/dL）	癌性腹膜炎, 炎症性腹膜炎, 腹腔内出血（肝癌破裂, 子宮外妊娠, 外傷性臓器損傷）
	漏出性腹水（SAAG≧1.1 g/dL）	<u>肝硬変</u>, ネフローゼ症候群, 腎不全, うっ血性心不全, 低栄養
腹腔内臓器の腫大・腫瘤	<u>悪性腫瘍</u>（胃癌, 肝癌, 膵癌, 腎癌, 子宮癌, 卵巣癌, 悪性リンパ腫など）, 脾腫, 多発性嚢胞腎, 尿閉に伴う膀胱腫大, <u>子宮筋腫</u>, <u>ヘルニア</u>（腹壁瘢痕, 鼠径, 大腿）, 腹部大動脈瘤	
その他	妊娠, 肥満, <u>便秘</u>	

下線は頻度の高い疾患, 赤字は緊急性の高い疾患.

23 腹部膨満（感）(abdominal distension)（腹水〈ascites〉を含む）

　お腹が張って膨らんでいるような感じや, 圧迫されて苦しいような感じを腹部膨満（感）という. また, 他覚的に剣状突起と恥骨結合を結んだ線より腹部が突出していることを腹部膨隆というが, 腹部膨満には必ずしも腹部膨隆を伴わない. 機能性消化管障害, 過敏性腸症候群, 呑気症, 便秘などは腹部膨隆を伴わず腹部膨満をきたすことがある. 実際に腹部が突出した腹部膨隆の原因としては, ①腸管内のガスや液体の増加, ②腹腔内（腸管外）のガスや液体の増加, ③腹腔内臓器の腫大・腫瘤, ④妊娠, ⑤肥満, などがあげられる（表24）.

　とくに腹腔内に多量の液体が貯留した状態を腹水という. 腹水は超音波検査やCTで容易に確認できるが, 血清アルブミンと腹水中アルブミン濃度の差（serum-ascites albumin gradient：SAAG）を測定し, 滲出性（1.1 g/dL 未満）と漏出性（1.1 g/dL 以上）に分類する.

24 黄疸 (jaundice, icterus)

　血液中のビリルビンの濃度が高くなった状態. ビリルビンは, 2～3 mg/dL を超えると眼球結膜（白目の部分）が黄色になり, さらに高くなると全身の皮膚が黄色になる.

　4 か月で寿命を迎えた赤血球は, 肝臓や脾臓で血流から取り除かれ, ヘモグロビンが分解され, ヘムとなり, さらにビリルビン（間接ビリルビン）になる. このビリルビンは肝臓でグロクロン酸抱合されて直接ビリルビンとなり, 胆嚢に蓄えられ, 胆管を経由して十二指腸に分泌される. 直接ビリルビンは腸内でさらに

表25 黄疸を生じる代表的な疾患

間接ビリルビン		直接ビリルビン	
機序	疾患	機序	疾患
産生亢進	溶血性貧血，ウィルソン病，大量輸血	輸送体欠損 再取り込み障害	デュビン・ジョンソン症候群 ローター症候群
肝臓によるビリルビン吸収不全	心不全，薬剤性（リファンピシン，プロベネシド，リバビリンなど）	肝臓外閉塞	胆石，胆嚢癌・膵癌，原発性硬化性胆管炎，急性無石胆嚢炎，医原性
抱合不全	ジルベール症候群，クリグラー・ナジャール症候群，新生児，甲状腺機能低下症，慢性肝炎・肝硬変，ピル	肝臓内閉塞	ウイルス性肝炎，アルコール性肝炎，非アルコール性脂肪性肝炎，慢性肝炎，原発性胆汁性胆管炎，薬剤性（テストステロン，クロルプロマジンなど），敗血症やショック状態，中心静脈栄養，術後の胆汁うっ滞，臓器移植後

下線は頻度の高い疾患，赤字は緊急性の高い疾患．

代謝され，最終的に便に排泄される．

ヘモグロビンの分解から，ビリルビンが最終的に十二指腸に排出されるまでのいずれかの過程が障害されると，血液中のビリルビン濃度が高くなり，黄疸を発症する．発生機序と上昇するビリルビンの種類により表25のように分類される．

25 下痢・便秘（diarrhea/constipation）

腸管内で水分吸収が十分に行われず，糞便中の水分量が増加した状態を下痢といい，多くは1日の排便回数の増加を認める．発症から2週間以内の急性下痢は感染性が多く自然軽快するものがほとんどであるが，とくに高齢者や幼小児では脱水症状，電解質異常をきたす場合があり注意を要する．4週間以上持続するものを慢性下痢症という．反対に排便回数の減少（1週間に3回以下）や排便量の低下を認めたり，排便しても残便感があったりする状態を便秘という．便秘で最も多いのは，原因が特定できない機能性便秘症である．

下痢，便秘ともに内分泌疾患や神経疾患などの全身性疾患の一症状として出現する場合もある（表26）．

26 吐血・下血（hematemesis/melena）

新鮮血，コーヒー残渣様のものを嘔吐することを吐血といい，食道，胃，十二指腸などの上部消化管からの出血が原因である（表27）．食道からの吐血は赤色であるが，胃・十二指腸からの吐血は胃酸による赤血球の酸化に伴い褐色，コーヒー残渣様となる．

下血は消化管出血による肛門からの血液の排出をいうが，狭義には上部消化管

表26 下痢・便秘を生じる代表的な疾患

分類		疾患
下痢	感染性	<u>ウイルス性腸炎（ロタウイルス，ノロウイルス）</u>，<u>細菌性腸炎（病原性大腸菌，サルモネラ，カンピロバクター</u>，<u>クロストリジウム</u>），寄生虫疾患
	非感染性	<u>薬剤性下痢</u>　　緩下薬，抗菌薬，制酸薬，免疫抑制薬
		その他　　<u>アルコール多飲</u>，<u>心因性下痢</u>，<u>乳糖不耐症</u>，<u>過敏性腸症候群</u>，炎症性腸疾患（クローン病，潰瘍性大腸炎），甲状腺機能異常，糖尿病
便秘	原発性	<u>機能性便秘</u>，慢性偽性腸閉塞，巨大結腸症
	続発性	機械的閉塞　　大腸癌，腸閉塞
		代謝性・内分泌疾患　　甲状腺機能異常，高カルシウム血症，低カリウム血症，糖尿病，妊娠，神経性食欲不振症
		神経筋疾患　　脊髄損傷，パーキンソン病，脳血管障害
		薬剤性　　制酸薬，抗コリン薬，抗ヒスタミン薬，抗痙攣薬（抗てんかん薬），抗がん薬，NSAIDs，オピオイド作動薬，抗精神病薬

下線は頻度の高い疾患，赤字は緊急性の高い疾患．

表27 消化管出血（吐血・下血）の原因となる代表的な疾患

出血部位	疾患
食道	<u>食道静脈瘤</u>，逆流性食道炎，食道潰瘍，マロリー・ワイス症候群
胃	<u>胃潰瘍</u>，胃癌，悪性リンパ腫，急性胃粘膜病変，吻合部潰瘍
十二指腸	<u>十二指腸潰瘍</u>，十二指腸びらん
小腸	動静脈奇形，angiectasia，憩室出血，クローン病，ベーチェット病
大腸	大腸癌，大腸ポリープ，潰瘍性大腸炎，クローン病，虚血性腸炎，angioectasia，憩室出血，急性出血性直腸潰瘍，感染性腸炎

下線は頻度の高い疾患，赤字は緊急性の高い疾患．

出血による黒色便をさし，広義には消化管出血を総称して血便ということもある．上部からの消化管出血は血液が消化管内に長時間滞留するため，胃酸やその他の消化液，腸内細菌の影響により黒色便，タール便（メレナ）となり，出血部位が肛門側になるにつれ鮮血便となる．

　原因としては，上部消化管疾患が最も頻度が高く，次いで大腸疾患であり，小腸病変からの出血は少ない（**表 27**）．

　出血部位の同定には上部消化管内視鏡，下部消化管内視鏡が有用であるが小腸からの出血が疑われる場合にはカプセル内視鏡，バルーン小腸内視鏡などが行われる．

表28 意識障害・失神を生じる代表的な疾患

分類		疾患
意識障害	全身性疾患	<u>低血糖</u>, 糖尿病性ケトアシドーシス, 非ケトン性高浸圧性昏睡, ウェルニッケ脳症, 敗血症, 大動脈解離, 肝不全, 高血圧脳症, 電解質異常, 低酸素血症, CO_2 ナルコーシス, 腎不全, <u>急性アルコール中毒</u>, 薬物中毒
	精神疾患	解離性障害（ヒステリー）, 統合失調症
	神経疾患	脳挫傷, 脳腫瘍, 髄膜炎, 脳炎, 脳膿瘍, 脳出血, 脳梗塞, くも膜下出血, 痙攣, てんかん発作
失神	神経調節性失神	<u>迷走神経反射</u>, 状況性失神（咳, 排尿, 排便, 嚥下）
	起立性低血圧	レビー小体型認知症, パーキンソン病, シャイ・ドレイガー病, 糖尿病, アミロイドーシス, 脱水症, 薬物誘発性失神
	心原性失神	洞不全症候群, 上室頻拍, 心室頻拍, 心臓弁膜症, 心筋虚血, 心タンポナーデ, 肺梗塞

下線は頻度の高い疾患，赤字は緊急性の高い疾患．

27 意識障害・失神（disturbance of consciousness/syncope, fainting）

　意識障害とは意識の清明度が低下したり（傾眠，混迷，半昏睡，昏睡），意識内容の変化を起こす（せん妄，もうろう状態）ことで，物事を正しく判断したり，周囲の刺激に正しく反応できなかったりすることをいう．意識障害の程度を表す指標としてジャパン・コーマ・スケール*（Japan Coma Scale：JCS），グラスゴー・コーマ・スケール*（Glasgow Coma Scale：GCS）を使用する．原因疾患は多岐にわたるが，大きく分けると全身性疾患，精神疾患，神経疾患に分けられる（表28）．

　一方，失神は大脳皮質全体の血流低下によって起こる一過性の意識消失であり，急性発症で持続時間は短く，自然回復するのが特徴である．原因は神経調節性失神（血管迷走神経性失神），起立性低血圧，心原性失神に分けられる（表28）．

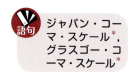

語句 ジャパン・コーマ・スケール*，グラスゴー・コーマ・スケール*

⇒本章 B-8 の表1，表2 (p.199) 参照．

28 頭痛（headache）

　頭痛を生じる疾患（表29）は，基礎疾患のない一次性頭痛と，ほかの疾患に起因する二次性頭痛などに分けられる．一次性頭痛の患者が多く，二次性頭痛には見逃してはいけない緊急性の高い，または重症度の高い器質的疾患が多く含まれる．

29 痙攣（convulsion）

　大脳皮質の過剰かつ同調した異常な神経刺激によって骨格筋の強い収縮が起こ

表29 頭痛を生じる代表的な疾患

分類		疾患
一次性頭痛		片頭痛，緊張型頭痛，群発頭痛
二次性頭痛	頭部外傷	切創，皮下血腫，骨折，むち打ち損傷，急性硬膜下血腫，急性硬膜外血腫，慢性硬膜下血腫
	血管障害	くも膜下出血，脳内出血，脳梗塞，側頭動脈炎
	その他の頭蓋内疾患	脳腫瘍，水頭症，低髄液圧，てんかん
	物質摂取または中止	グルタミン酸，アルコール，カフェイン離脱，亜硝酸塩，薬物乱用（鎮痛薬，トリプタン系薬，エルゴタミンなど），一酸化炭素中毒
	感染症	髄膜炎，脳炎，脳膿瘍，かぜ症候群，インフルエンザ
	恒常性障害	高血圧脳症，低酸素（睡眠時無呼吸症候群，高山病），低血糖，透析
	顔面・頭蓋骨の疾患	急性緑内障発作，屈折異常，副鼻腔炎，中耳炎など耳疾患，顎関節症
	精神疾患	うつ病，神経症
神経痛・顔面痛	頭部神経痛など	三叉神経痛，舌咽神経痛，帯状疱疹

下線は頻度の高い疾患，赤字は緊急性の高い疾患．

表30 痙攣を生じる代表的な疾患

分類		疾患
てんかん	特発性	てんかん（強直間代発作など）
急性症候性発作	脳障害	脳血管障害（脳梗塞，脳出血など），中枢神経系疾患（脳炎，髄膜炎など），脱髄疾患，頭部手術後，頭部外傷，結節性硬化症，脳腫瘍（髄芽腫，膠芽腫，髄膜腫，転移性脳腫瘍，悪性リンパ腫など）
	代謝性	低血糖，非ケトン性高血糖，電解質異常，尿毒症，低酸素脳症，子癇，肝性脳症
	中毒	アルコール
	医原性	アミノフィリン
	離脱症状	アルコール，バルビツール酸系薬，ベンゾジアゼピン系薬
	その他	小児の熱性痙攣

下線は頻度の高い疾患，赤字は緊急性の高い疾患．

った状態．意識消失を伴う全般発作では，四肢をつっぱるように伸展させる強直発作や，一定のリズムで四肢をがくがくさせる間代発作および，その両者が続けて起こる強直間代発作がある．意識消失を伴わない単純部分発作では，発作の原因となる異常興奮した大脳皮質とは対側の部位に痙攣を生じる．発作の時間は1分程度であり，その後，もうろうとし，眠ったように反応がないことがある．痙攣が5〜10分継続して止まらない場合は，てんかん重積状態とよばれる．この場合，治療としては，痙攣そのものを止め，気道確保や酸素投与などの救急対応を先行し，痙攣が落ち着いた段階で原因検索を行う．痙攣の原因としては，てんかん性と，それ以外の急性症候性発作に分類される（表30）．

表31 めまいを生じる代表的な疾患

分類	疾患
末梢性めまい	内耳炎，急性中耳炎，<u>良性発作性頭位めまい症</u>，感染性鼓膜炎，耳硬化症，前庭神経炎，<u>メニエール病</u>，突発性難聴，薬剤性前庭神経障害（アミノグリコシド，シスプラチンなど）
中枢性めまい	脳血管障害，片頭痛，側頭葉てんかん，脳腫瘍，多発性硬化症，聴神経腫瘍，薬剤性（フェニトインなど），アルコール性
前失神	ショック，脱水，貧血，不整脈（心室頻拍，徐脈性不整脈），起立性低血圧

下線は頻度の高い疾患，赤字は緊急性の高い疾患．

表32 記憶障害を生じる代表的な疾患

分類	疾患
神経変性疾患	<u>アルツハイマー型認知症</u>，<u>レビー小体型認知症</u>，前頭側頭型認知症，ハンチントン病，進行性核上性麻痺
脳血管障害	<u>脳血管性認知症</u>，脳梗塞，脳内出血，くも膜下出血の後遺症
頭部外傷	<u>慢性硬膜下血腫</u>，頭部外傷後遺症
脳腫瘍	脳腫瘍（原発，転移）
感染症	髄膜炎，脳炎，クロイツフェルト・ヤコブ病
代謝性脳症	肝性脳症（肝不全），尿毒症性脳症（腎不全），低血糖発作，高血糖，甲状腺機能低下症，電解質異常，アルコール性脳症，ビタミンB_1欠乏性脳症（ウェルニッケ脳症，コルサコフ精神病），ビタミンB_{12}欠乏性脳症
その他	薬剤性脳症，低酸素性脳症，中毒性脳症（一酸化炭素など），急性アルコール中毒，正常圧水頭症，うつ病，一過性全健忘，てんかん

下線は頻度の高い疾患，赤字は緊急性の高い疾患．

30 めまい (vertigo, dizziness)

　めまいとは空間での位置関係が曖昧となり，くるくると目が回ったり（回転性めまい〈vertigo〉），ふわふわとして足元がふらついたり（浮動性めまい〈dizziness〉），頭がふらついて目の前が暗くなったり（前失神）することをいう．

　実際にはめまいの性状がはっきり区別できないことも多く，心原性が疑われる前失神を除外したうえで急性重症めまい，再発性頭位変換性めまい，反復性めまいに分類し鑑別を進めるが，責任病変によって中枢神経系が原因となる中枢性めまい（多くは浮動性めまい）と内耳・前庭器官が原因となる末梢性めまい（多くは回転性めまい）に分けて考えると理解しやすい（**表31**）．

　急性発症のめまいの場合，小脳出血，梗塞などの脳血管障害に伴う中枢性めまいの鑑別が重要である．

　末梢性めまいで最も頻度の高いものは良性発作性頭位めまい症であり，そのほか，メニエール病，前庭神経炎，突発性難聴などがある．

表33 運動麻痺・不随意運動を生じる代表的な疾患

分類		疾患
運動麻痺	上位運動ニューロン性	<u>脳梗塞</u>, <u>脳出血</u>, 脳腫瘍, 多発性硬化症, ALS*
	下位運動ニューロン性	ギラン・バレー症候群, 脊髄性筋萎縮症, 重症筋無力症, ALS*
	筋原性	進行性筋ジストロフィー, 筋緊張性ジストロフィー, 多発筋炎
不随意運動	振戦	<u>本態性振戦</u>, パーキンソン病, パーキンソン症候群, <u>甲状腺機能亢進症</u>, <u>肝性脳症</u>, 急性アルコール中毒, ウィルソン病
	ミオクローヌス	本態性ミオクローヌス, 脊髄小脳変性症, 多発性硬化症, アルツハイマー病, クロイツフェルト・ヤコブ病, 亜急性硬化性全脳炎, 脳血管障害, てんかん, 代謝性疾患, 悪性腫瘍による傍腫瘍性神経症候群, 薬物中毒, 低酸素脳症
	舞踏病様運動	ハンチントン病, 小舞踏病, 高血糖, SLE, 妊娠, 薬剤性
	バリズム	脳血管障害, 脳腫瘍, 脳炎, 頭部外傷, 糖尿病, 抗てんかん薬中毒
	アテトーゼ	脳性麻痺, 脳血管障害, ウィルソン病, 薬剤性
	ジストニア	本態性ジストニア, 脳血管障害, 頭部外傷, 多系統萎縮症, 脳性麻痺, 薬剤性

下線は頻度の多い疾患,赤字は緊急性の高い疾患.
*：ALSは上位・下位運動ニューロンのいずれも障害される.

31 記憶障害（memory disorder）

　記憶は，記銘，保持，想起の3つのプロセスから成り，また，記憶の保持時間により，短期記憶と長期記憶に分けられる．記憶障害とは，記銘，保持，想起のいずれかが障害され，新しい事柄が覚えられなくなったり，過去の事象を思い出せなくなったりすることである．記憶障害は認知症をはじめとする神経変性疾患，脳血管障害，頭部外傷，脳腫瘍，感染症，精神障害などの中枢神経系疾患のほか，全身性の代謝性・内分泌疾患などによる代謝性脳症や薬物によっても生じる（表32）．

32 運動麻痺・不随意運動・筋力低下（motor paralysis/involuntary movement/muscle〈muscular〉weakness）

　運動の指令は大脳皮質運動野から錐体路を経て脳幹，脊髄に送られ（上位運動ニューロン），さらに下位運動ニューロンを介して筋に送られる．このいずれかの障害で体の一部が動かない運動麻痺，自らの意思に関係なく四肢，体幹が動く不随意運動，筋力低下をきたす．運動麻痺は障害部位により上位運動ニューロン性，下位運動ニューロン性，筋原性に分けられる（表33）．不随意運動は四肢遠位筋が不随意に動く振戦，四肢が短時間で速く不随意に収縮するミオクローヌス，四肢遠位筋が速く不規則で非対称性に動く舞踏病様運動，上下肢を投げ出すよう

表34 知覚異常（しびれを含む）・神経痛を生じる代表的な疾患

分類	疾患
末梢神経	単神経炎，多発神経炎，糖尿病，ビタミンB₁・B₆・B₁₂欠乏症，絞扼性神経障害，ギラン・バレー症候群，慢性炎症性脱髄性多発神経炎
神経根・脊髄	<u>変形性脊椎症</u>，<u>椎間板ヘルニア</u>，脊髄損傷，脊髄空洞症，脊柱管狭窄症，脊髄梗塞，脊髄出血，脊髄腫瘍，<u>帯状疱疹</u>
脳幹	ワレンベルク症候群（延髄外側症候群），延髄内側症候群
視床・大脳皮質	脳出血，脳梗塞，脳腫瘍，多発性硬化症
血管疾患	急性動脈閉塞，閉塞性動脈硬化症，血管炎（結節性多発動脈炎など），レイノー病
その他	パニック障害（<u>過換気症候群</u>），電解質異常

下線は頻度の多い疾患，赤字は緊急性の高い疾患．

な速い運動であるバリズム，四肢遠位筋のゆっくりした異常肢位から異常肢位へと動くアテトーゼ，体幹や四肢近位筋のゆっくりした運動で異常な姿勢を示すジストニアに分けられる．振戦では代謝性，薬剤性，脳炎など二次性の頻度が高く，ほかの不随意運動は変性疾患など頻度の少ない疾患が多い．

33 知覚異常（しびれを含む）・神経痛 (paresthesia, dysesthesia/neuralgia)

知覚異常・神経痛はピリピリ，ズキズキ，ビリビリ，ジンジン，ヒリヒリといった多様な言葉で説明され，しばしば痛みとして感じられる感覚である．末梢の感覚は皮膚，筋の受容体（レセプター）で受容されてから末梢神経を経て脊髄に入り，脳幹，視床から頭頂葉の体性感覚野に送られる．知覚異常・神経痛はこのいずれかの異常で生じる神経障害性と，それ以外で生じる非神経障害性に分けられる．神経障害性は末梢神経，神経根・脊髄，脳幹，視床・大脳皮質によるものに分けられ，非神経障害性のものに血管疾患，精神心理的なものなどがある（表34）．

34 視覚障害（視機能障害）(visual impairment)

眼の機能には，視力，視野，色覚，光覚，両眼視などがある．これらは，視路といわれる，眼球・視神経・大脳視覚中枢（視交叉から後頭葉），さらに両眼視は，外眼筋神経核と核上中枢の働きにより成立し，そのいずれかの部位の障害が起こることにより，ものが見えない，視野が欠ける，暗い，まぶしい，ものがダブって見える，などの多彩な視機能障害の症状が起こる（表35）．屈折・調節異常のうち，近視，遠視，乱視，老視は，適切な屈折矯正（眼鏡やコンタクトレンズ装用）により視力が改善するため，真の視機能障害ではない．

表35 視覚障害（視機能障害）の原因となる代表的な疾患

分類		疾患
視力低下	急性発症	網膜中心動脈閉塞症，閉塞隅角緑内障（急性緑内障発作），網膜剝離，視神経炎，眼内炎，硝子体出血
	比較的緩徐な発症	白内障，緑内障，加齢黄斑変性，糖尿病網膜症，ドライアイ，ブドウ膜炎，角膜変性，視神経萎縮
視野障害		緑内障，網膜色素変性，網膜動脈分枝閉塞症，網膜剝離，脳腫瘍，脳梗塞
眼痛		眼窩蜂窩織炎，急性緑内障発作，角膜びらん，球後視神経炎，麦粒腫，角膜異物，（術後）眼内炎
複視		眼筋麻痺（末梢性，中枢性），斜視，脳梗塞，脳腫瘍，脳動脈瘤
色覚異常		視神経炎，薬剤起因性視神経症，先天性色覚異常（異常を自覚することはない）
屈折異常		近視，遠視，乱視
調節異常		動眼神経麻痺，老視

下線は頻度の高い疾患，赤字は緊急性の高い疾患．

表36 聴力障害の分類と原因となる代表的な疾患

分類	疾患
伝音性難聴 （外耳，中耳の異常）	外耳炎，外耳道炎，耳垢閉塞，鼓膜損傷，急性中耳炎，滲出性中耳炎，慢性中耳炎，真珠腫性中耳炎，耳硬化症，先天性耳管閉塞
感音性難聴 （内耳，聴神経，聴覚中枢の異常）	突発性難聴，メニエール病，急性低音障害型感音性難聴，聴神経腫瘍，遅発性内リンパ水腫，老人性難聴，音響外傷，騒音性難聴，外リンパ瘻，薬剤性難聴（アミノグリコシド系薬，利尿薬（フロセミド），抗がん薬（シスプラチン），消毒薬（クロルヘキジングルコン）など）
混合性難聴	老人性難聴

下線は頻度の高い疾患．

35 聴力障害（hearing impairment）

　外耳，中耳，内耳，聴神経，聴覚中枢のいずれかの障害によって"聞こえ"が不自由であることを聴力障害という．聞こえの程度や障害の部位の評価はオージオメーターを使用した標準純音聴力検査によって行われ，通常は 25 dB 以上 40 dB 未満が軽度難聴，40 dB 以上 70 dB 未満が中等度難聴，70 dB 以上 90 dB 未満が高度難聴，90 dB 以上が重度難聴と分類される．

　発症の時期により，先天性（聴覚系統の奇形，妊娠中のウイルス感染〈とくに風疹など〉），後天性（耳鼻科疾患，外傷，薬の副作用，加齢など）に，障害を受けた場所により，伝音性＊（外耳，中耳の異常），感音性＊（内耳，聴神経，聴覚中枢の異常），両者の要素が混合した混合性難聴に分類される（表36）．

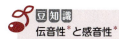

豆知識
伝音性＊と感音性＊

標準純音聴力検査では，気導聴力（外耳→中耳→内耳→聴神経→聴覚野），骨導聴力（骨→内耳→聴神経→聴覚野）を測定する．伝音性難聴では外耳，中耳が障害されるため気導聴力は低下するが，骨導聴力は保たれる．これに対して，感音性難聴では内耳より中枢側の障害のため，気導，骨導で振動が内耳まで到達しても，それ以降の音の伝わりが障害され，気導聴力，骨導聴力ともに低下する．

表37 持続的尿タンパクの分類と原因となる代表的な疾患

	分類	成分	疾患
腎前性	血中増加タンパクの尿細管からの漏出	ベンスジョーンズタンパク質	多発性骨髄腫
		ヘモグロビン尿	溶血
		ミオグロビン尿	横紋筋融解症
腎性	糸球体性	アルブミン尿	<u>糸球体腎炎</u>，腎硬化症，<u>糖尿病性腎症</u>
	尿細管性	$β_2$ミクログロブリン，NAG（N-アセチルグルコサミニダーゼ）	間質性腎炎，先天性尿細管疾患
腎後性	腎盂以下の尿路系	滲出液，分泌液	<u>尿路系結石</u>，尿路の炎症・腫瘍

下線は頻度の高い疾患.

36 タンパク尿 (proteinuria)

1日尿タンパク*が150mg以上をタンパク尿陽性とする．

生理的あるいは一過性のタンパク尿は，体位，過激な運動，発熱などによって起こる．タンパク尿陽性の場合は生理的あるいは一過性のタンパク尿の除外のため，起床時の第一尿の確認を含め，複数回の検尿を施行する．持続的に尿タンパクが陽性であれば腎前性，腎性，腎後性に分けて鑑別を行う（表37）．

1日の尿タンパク排泄量は蓄尿による定量が正確であるが，健常者の1日尿中クレアチニン排泄量が約1gであることを利用して，随時尿の尿中タンパク/尿中クレアチニン（尿P/C）比にて推定することも可能である．

1日タンパク尿が0.5gを超えるようであれば腎疾患を考え精査を行う．とくに3.5g以上の尿タンパクを認め，血中アルブミン濃度が3.0g/dL以下であればネフローゼ症候群の診断となる．腎疾患の確定診断には腎生検が必要となる．

語句 尿タンパク*
⇒本章「B-1 一般検査」(p.91) 参照.

37 血尿 (hematuria)

尿中に赤血球が混入し，尿沈渣で赤血球数が5個/HPF（400倍強拡大1視野）以上，フローサイトメトリー法で20個/μL以上認めるものを血尿という．肉眼で明らかな肉眼的血尿と顕微鏡下で赤血球の存在が確認される顕微鏡的血尿に分けられる．1Lに1mL以上の血液の混入で肉眼的血尿となるが，血尿で貧血をきたすことはまれである．出血部位による分類では糸球体性（腎性）血尿，非糸球体性（腎後性）血尿に分けられる（表38）．腎臓にはウロキナーゼなどが存在するため，糸球体性血尿では凝血しないといわれており，凝血塊を伴う肉眼的血尿は腎後性（泌尿器科系）の要因を主に考える．また，糸球体由来の赤血球は位相差顕微鏡で変形を認めることが多く，尿中の変形赤血球の存在は糸球体疾患を示唆する．

実際に赤い尿であっても血液成分を認めない着色尿（ヘモグロビン尿，ミオグ

表38 血尿を生じる代表的な疾患

分類	疾患
糸球体性（腎性）	悪性高血圧，糸球体腎炎，腎梗塞，基底膜菲薄症候群
非糸球体性（腎後性）	・炎症（感染症）（腎盂腎炎，膀胱炎，前立腺炎，腎結核） ・微小結石による尿細管障害（高カルシウム尿症，高尿酸尿症） ・尿路結石（腎結石，尿管結石，膀胱結石） ・腫瘍（腎腫瘍，尿管腫瘍，膀胱腫瘍，前立腺癌） ・血管病変（ナットクラッカー現象，腎梗塞，腎動静脈血栓症，腎動脈奇形） ・その他（腎囊胞，腎外傷，水腎症）
1+2	・尿細管・間質性腎炎 ・凝固異常（過剰な抗凝固療法，凝固異常症，血友病）

下線は頻度の高い疾患，赤字は緊急性の高い疾患．

表39 尿量異常を生じる代表的な疾患

分類	疾患
多尿	中枢性尿崩症，心因性多尿，糖尿病，高カルシウム血症，低カリウム血症，薬剤性（炭酸リチウム，利尿薬，ビタミンD製剤など）
乏尿，無尿	脱水，ショック，ネフローゼ症候群，急性腎障害，慢性腎不全，尿路閉塞

下線は頻度の高い疾患，赤字は緊急性の高い疾患．

ロビン尿，ビリルビン尿，薬剤性着色尿〈リファンピシン，サリチル酸，イブプロフェン，フェニトインなど〉）もあり，鑑別が重要である．

38 尿量・排尿異常（dysuria）

　尿量は通常500〜3,000 mLであり，1日の尿量が3L以上を多尿，400 mL以下は乏尿，100 mL以下を無尿という．抗利尿ホルモンの異常と浸透圧利尿によって多尿となる．乏尿，無尿の原因は主に腎前性，腎性，腎後性に分けられるが，体内代謝産物が十分排泄されず，高窒素血症，腎機能障害を生じる（表39）．

　排尿の異常には，排尿自体の症状である尿閉，尿勢低下，尿線途絶，排尿遅延，排尿回数が増加する頻尿，尿が不随意に漏出する尿失禁，排尿後も尿意が残る残尿感などがある．多くは前立腺肥大症，膀胱炎，過活動膀胱など泌尿器科疾患の一症状として認められる．尿失禁は腹圧の上昇に伴って起こる腹圧性，膀胱が意思に反して収縮する切迫性，膀胱内の尿があふれ出てしまう溢尿性，排尿障害はないがその他の身体的な問題により起こる機能性，不随意に膀胱が収縮して起こる反射性に分けられる．

表40 肥満・やせを生じる代表的な疾患

分類		疾患
肥満	<u>原発性肥満</u>	二次性肥満以外
	二次性肥満	クッシング症候群，甲状腺機能低下症，多嚢胞性卵巣症候群，遺伝性肥満症など
やせ	悪性腫瘍	胃癌，大腸癌，肝癌，胆管癌，膵癌，肺癌，乳癌，卵巣癌，腎癌，前立腺癌など
	消化管疾患	消化性潰瘍，炎症性腸疾患（潰瘍性大腸炎，クローン病），慢性膵炎，吸収不良
	慢性炎症・感染症	HIV，結核，寄生虫疾患，膠原病
	代謝性・内分泌疾患	甲状腺機能亢進症，糖尿病，副腎不全
	精神疾患	うつ病，不安神経症，アルコール依存症，摂食障害

下線は頻度の高い疾患.
HIV (human immunodeficiency virus；ヒト免疫不全ウイルス).

39 肥満・やせ (obesity/emaciation)

　体格の指標は一般的に body mass index（BMI，体重〈kg〉/身長〈m〉^{2}）を使用する．日本では 25 以上を肥満，18.5 以下を低体重（やせ）としている．肥満は基礎疾患によって起こる二次性肥満とそれ以外の原発性肥満に分けられる（表40）が，95% が原発性肥満である．なかでも BMI 25 以上で CT で内臓脂肪面積が 100 cm^2 以上，あるいは肥満が原因となる健康障害（耐糖能障害，脂質異常症，高血圧，高尿酸血症症状・痛風，冠動脈疾患〈心筋梗塞，狭心症〉，脳梗塞，脂肪肝，月経異常や妊娠合併症，睡眠時無呼吸症候群，整形外科的疾患，肥満関連腎臓病）を合併する場合を肥満症といい，医学的な治療を要する．

　やせは栄養不良や慢性疾患で生じる．体格のみでなく，体重減少の程度も重要であり，6〜12 か月のあいだに 5% 以上の意図しない体重減少を認める場合には原因の精査を行う．原因は主に悪性腫瘍，消化管疾患，慢性炎症・感染症，代謝性・内分泌疾患，精神疾患に分けられる（表40）．

40 貧血 (anemia)

　骨髄でつくられた赤血球は成熟段階で脱核して核を失い，細胞質内にヘモグロビンを含む．赤血球内のヘモグロビンは肺から取り入れられた酸素と結合し，全身に酸素を届ける．赤血球は約 120 日で寿命を迎え，脾臓で分解される．貧血とは，ヘモグロビン濃度が成人男性で 13 g/dL 以下，女性で 12 g/dL 以下，および妊娠女性で 11 g/dL 以下の場合をさす[4]．貧血は，赤血球の大きさ［平均赤血球容積（MCV*）＝（ヘマトクリット×10）/（赤血球数〈100万/μL〉）］（単位：fL）により，小球性（鉄欠乏性貧血など），正球性，および大球性（巨赤芽球性貧血）に分けられる（表41）．赤血球の細胞質構成要素である鉄などが不足すると，細胞質が成熟せず小球性になる．出血や赤血球の破壊亢進による場合は正球性で

MCV*
mean corpuscular volume.

表41 貧血を生じる代表的な疾患

原因		疾患		
		小球性貧血	正球性貧血　80＜MCV＜100（fL）	大球性貧血
生産低下	産生ホルモン低下[*1]		腎性貧血[*1]	
	材料不足	鉄欠乏性貧血		巨赤芽球性貧血[*2]
	造血場所の不足		悪性疾患の骨転移	
	幹細胞異常		再生不良性貧血，赤芽球癆，白血病，骨髄異形成症候群	
	医原性		抗がん薬，チアマゾールなど	
破壊亢進			自己免疫性溶血性貧血，発作性夜間ヘモグロビン尿症，SLEなど	
出血			吐血・下血，喀血，婦人科出血，外傷など	
分布異常			門脈圧亢進（肝硬変）	

下線は頻度の高い疾患，赤字は緊急性の高い疾患．
*1：腎臓の尿細管間質細胞から産生されるエリスロポエチンは，造血幹細胞を刺激して赤血球の産生を促進する．
*2：食物中のビタミンB_{12}を回腸末端で吸収するには，胃壁細胞で生産される内因子が必要である．胃全摘術後や，内因子抗体産生などで内因子が機能しない状態が続くとビタミンB_{12}欠乏による巨赤芽球性貧血となる．ビタミンB_{12}は神経髄鞘形成に必要であり，認知機能の低下や深部知覚障害などの精神神経症状を合併する．葉酸欠乏はアルコール多飲者に多い．

ある．核の成熟に必要な葉酸やビタミンB_{12}の欠乏時は，赤血球の核の成熟が遅れ，細胞質が通常より大きくなってから脱核し血管内に出るため，大球性となる．貧血の症状は，全身に対する酸素供給が低下することによる，息切れ，呼吸困難，浮腫，易疲労性などである．出血などによる急激な貧血の場合はショック状態となり，緊急の輸血を要する．

41 出血傾向（bleeding tendency）

　血管が損傷して出血した際，損傷部分にはコラーゲンが露出する．このコラーゲンに血小板が粘着し，凝集して一次血栓がつくられる．次に，同部位で凝固因子が活性化されフィブリンを産生して二次血栓がつくられる．最後に線溶系であるプラスミンが血栓を溶解し血管の修復が完了する．この止血機序のいずれかに異常をきたし，出血する状態を出血傾向とよぶ（表42）．血小板の異常による出血傾向では，歯肉出血・消化管出血や点状出血を起こしやすい．凝固因子の異常では，筋肉内に血腫をきたしやすい．血友病のように，遺伝子異常に伴う凝固因子の欠損などの先天性の疾患と，後天性の疾患がある．悪性腫瘍や敗血症などの重症感染症を基礎疾患として起こる播種性血管内凝固症候群（disseminated intravascular coagulation：DIC）では，凝固因子の異常な活性化により全身の臓器に微小血栓ができて多臓器不全に陥り，同時に，線溶系の亢進により出血傾向を示す．

表42 出血傾向を生じる代表的な疾患

原因			先天性	後天性
血小板数の減少	生産低下			白血病・骨髄異形成症候群，肝硬変・慢性腎不全，薬剤性（キニジン，リファンピシン，チアマゾール，H₂受容体拮抗薬，抗がん薬など）
	破壊亢進	抗血小板抗体による破壊		特発性血小板減少性紫斑病（ITP），SLE，抗リン脂質抗体症候群
		血栓形成による消費		血栓性血小板減少性紫斑病（TTP），溶血性尿毒症症候群（HUS）
血小板機能異常			血小板無力症，フォンウィルブランド病	薬剤性（NSAIDs，チクロピジン，クロピドグレルなど）
凝固因子の減少	生産低下			肝硬変，ビタミンK欠乏
	破壊亢進	抗体による破壊		凝固因子に対する自己抗体産生
		線溶系の亢進		播種性血管内凝固症候群（DIC）
凝固因子機能異常			血友病，プロテインS欠乏症，プロテインC欠乏症	薬剤性（ヘパリン，ワルファリン，エドキサバン，リバーロキサバンなど）
血管壁の異常			遺伝性出血性毛細血管拡張症（オスラー病）	IgA血管炎（シェーンライン・ヘノッホ紫斑病）

下線は頻度の高い疾患，赤字は緊急性の高い疾患．
ITP (idiopathic thrombocytopenic purpura), TTP (thrombotic thrombocytopenic purpura), HUS (hemolytic uremic syndrome), IgA (immunogloburin A；免疫グロブリンA).

表43 リンパ節腫脹を生じる代表的な疾患

分類		疾患
感染症	ウイルス	伝染性単核球症（EBウイルス，サイトメガロウイルスなど），HIV
	細菌	化膿性リンパ節炎，梅毒，ネコひっかき病
	肉芽腫形成	結核性リンパ節炎
	その他	クラミジア感染症，トキソプラズマ感染症
悪性疾患		肺癌・胃癌・乳癌などの固形癌の転移，悪性リンパ腫，皮膚腫瘍，カポジ肉腫
自己免疫疾患		皮膚筋炎，SLE，関節リウマチ，シェーグレン症候群
その他		サルコイドーシス，亜急性甲状腺炎，甲状腺機能亢進症
医原性		薬剤性（カルバマゼピン，フェニトインなどに対する過敏性反応）

下線は頻度の高い疾患，赤字は緊急性の高い疾患．
EB (Epstein-Barr；エプスタイン・バー).

42 リンパ節腫脹（lymphadenopathy）

　リンパ組織は，動脈から静脈に還流する血流から細胞の間質にあふれた水分やタンパク質を静脈に戻す働きを担っている．各部位のリンパ流は，腋窩，鎖骨上窩，頸部，腸骨，鼠径，腰部などのリンパ節に集まり，濾過され，左右の鎖骨下静脈に流れ込む．各臓器への細菌の侵入や，悪性細胞の増殖などの炎症が起きる

と，その部位からリンパ流が流れ込むリンパ節内のリンパ球や組織球が免疫反応を起こして増殖し，リンパ節腫脹をきたす（**表43**）．また，各臓器の悪性疾患がリンパ流を経て転移する場合は，悪性細胞の増殖によるリンパ節腫脹をきたす．1cm以上のリンパ節の腫脹をリンパ節腫脹という．

体表のリンパ節腫脹（頸部，腋窩，鼠径，鎖骨上窩など）は，炎症性であれば圧痛や発赤を伴う．悪性細胞の増殖（リンパ節転移）や免疫応答の弱い感染（結核など）では，腫脹だけで疼痛などを伴わない．胸腹部や骨盤内のリンパ節腫脹は，X線，CT，およびMRIで検出される．

〔有岡宏子，秋山由里香，竹迫弥生，細谷　工，木内祐二〕

● 引用文献

1) Ibrahim WH. Massive haemoptysis：The definition should be revised. Eur Respir J 2008；32（4）：1131-1132.
2) Light RW. Pleural effusions. Med Clin North Am 2011；95（6）：1055-1070.
3) 日本高血圧学会高血圧治療ガイドライン作成委員会編，高血圧治療ガイドライン 2014. p.21. http://www.jpnsh.jp/data/jsh2014/jsh2014v1_1.pdf
4) Kassebaum NJ, et al. A systematic analysis of global anemia burden from 1990 to 2010. Blood 2014；123（5）：615-624.

● 参考資料

1. 木内祐二編．アルゴリズムで考える薬剤師の臨床判断．南山堂；2015.
2. Fauci A, et al. Harrison's Principles of Internal Medicine 19/E（Vol.1 & Vol.2）. McGraw-Hill Education；2015.
3. 伴信太郎ほか編．総合診療専門医マニュアル．南江堂；2017. p.64-68, 165-167.
4. Collins RD. Differential Diagnosis in Primary Care. 5th edition. Walter Kluwer Lippincott Williams & Wilkins；2012. p.55-59, 271-272, 274-277.
5. 日本呼吸器学会，咳嗽に関するガイドライン第2版．2012. https://www.jrs.or.jp/modules/guidelines/index.php?content_id=57
6. Madison JM, Irwin RS. Cough：A worldwide problem. Otolaryngol Clin North Am 2010；43（1）：1-13.
7. Morice AH, et al；British Thoracic Society Cough Guideline Group. Recommendations for the management of cough in adults. Thorax 2006；61 Suppl 1：i1-i24.
8. Irwin RS, et al. Diagnosis and management of cough executive summary：ACCP evidence-based clinical practice guidelines. Chest 2006；129（1 Suppl）：1S-23S.
9. Larici AR, et al. Diagnosis and management of hemoptysis. Diagn Interv Radiol 2014；20（4）：299-309.
10. Sakr L, Dutau H. Massive hemoptysis：An update on the role of bronchoscopy in diagnosis and management. Respiration 2010；80（1）：38-58.
11. Zoorob RJ, Campbell JS. Acute dyspnea in the office. Am Fam Physician 2003；68（9）：1803-1810.
12. Mahler DA, Mejia R. Dyspnea. In：Davis GS, ed. Medical Management of Pulmonary Diseases. Marcel Dekker；1999. p.221-232.
13. Brenner B, Kohn MS. The acute asthmatic patient in the ED：To admit or discharge. Am J Emerg Med 1998；16（1）：69-75.
14. Kline JA, et al. Diagnostic accuracy of a bedside d-Dimer assay and alveolar dead-space measurement for rapid exclusion of pulmonary embolism：A multicenter study. JAMA 2001；285（6）：761-768.
15. Saguil A, et al. Diagnostic approach to pleural effusion. Am Fam Physician 2014；90（2）：

99-104.
16. Hooper C, et al; BTS Pleural Guideline Group. Investigation of a unilateral pleural effusion in adults: British Thoracic Society Pleural Disease Guideline 2010. Thorax 2010; 65 Suppl 2: ii4-ii17.
17. Roberts ME, et al. Management of a malignant pleural effusion: British Thoracic Society Pleural Disease Guideline 2010. Thorax 2010; 65 Suppl 2: ii32-ii40.
18. Svavarsdóttir AE, et al. Chest pain in family practice. Diagnosis and long-term outcome in a community setting. Can Fam Physician 1996; 42: 1122-1128.
19. Kasper DL, et al. Harrison's Manual of Medicine. 19th edeition. Chapter 11, 29, 181. McGraw-Hill Education; 2015.
20. 日本内科学会　認定医制度審議会　救急医委員会編. 内科救急診療指針 2016. 日本内科学会; 2016, p.76-81, 93-106.
21. 福井次矢, 黒川　清監. ハリソン内科学. 第5版. メディカル・サイエンス・インターナショナル; 2017. p.147-168, 222-229, 256-259, 264-301.
22. UpToDate®, Classification and causes of jaundice or asymptomatic hyperbilirubinemia. https://www.uptodate.com/contents/classification-and-causes-of-jaundice-or-asymptomatic-hyperbilirubinemia（2017年7月10日アクセス）
23. UpToDate®, Classification of jaundice according to type of bile pigment and mechanism. http://cursoenarm.net/UPTODATE/contents/mobipreview.htm?21/25/21915（2017年7月10日アクセス）
24. Lembo A, Camilleri M. Chronic constipation. N Engl Med 2003; 349 (14): 1360-1368.
25. Kerber KA. Vertigo and dizziness in the emergency department. Emerg Med Clin North Am 2009; 27 (1): 39-50.
26. 血尿診断ガイドライン編集委員会編. 血尿診断ガイドライン 2013. ライフサイエンス出版; 2013.
27. 日本肥満学会編. 肥満診療ガイドライン 2016. ライフサイエンス出版; 2016.
28. 日本血液学会編. 血液専門医テキスト. 改訂第2版. 南江堂; 2015. p.21-25, 42-46.
29. Gaddey HL, Riegel AM. Unexplained lymphadenopathy: Evaluation and differential diagnosis. Am Fam Physician 2016; 94 (11): 896-903.
30. De Vriese AS, et al. Carbamazepine hypersensitivity syndrome: Report of 4 cases and review of the literature. Medicine (Baltimore) 1995; 74 (3): 144-151.

B 病態・臨床検査

1 一般検査（尿検査，糞便検査，脳脊髄液検査）

Point
- 尿一般検査（pH，比重，タンパク，ブドウ糖，潜血，ケトン体，ビリルビン，ウロビリノーゲン，亜硝酸塩，白血球）は試験紙法により実施する．
- 尿タンパクは腎・尿路系疾患の指標であり，腎前性（低分子タンパクの増加），腎性（糸球体性，尿細管性），腎後性（腎盂以下の尿路病変）に分類される．
- 尿糖は糖尿病や腎性糖尿の指標であり，食後2時間尿が高値を示す．
- 尿ビリルビンは血中ビリルビンの増加を反映し，肝・胆道系疾患などの指標となる．
- 尿潜血は腎・尿路系からの出血を検出する検査である．
- 尿沈渣は赤血球や白血球などの量的変化，細胞の種類や円柱区分などの質的変化を調べる．
- 薬剤によって直接的影響および間接的影響を受ける．

Keywords ▶ 試験紙法，尿沈渣，腎・尿路系，糞便，髄液

1 一般検査とは

尿，糞便，髄液，穿刺液（胸水，腹水，心嚢液）など血液以外の体液や排泄物が試料となる．外観，定性，顕微鏡による観察などが主たる検査である．とくに，尿や便は侵襲を与えることなく容易に採取できるため，これらを試料に用いた検査は古くから実施されてきた．薬剤の排泄などにも直接関係する重要な検査である．

薬剤投与の影響として，外観や検査値に直接的影響＊があるもの（**表1**），薬剤

> **語句 薬剤の直接的影響＊**
>
> 薬剤の特徴的な色調，試薬でのpH変化による呈色，濁りなどによる物理的妨害に関するもの，薬剤や代謝物が検査試薬に対して類似の化学反応を呈したり，妨害反応をしたりする化学的妨害に関するものがある．

表1 尿の外観と影響物質

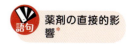

	正常尿	血尿	尿崩症	黄疸尿	細菌尿	ビタミンB$_{12}$摂取尿
	淡黄色	赤色	無色	黄色	白色	蛍光色

試験項目	原因物質	変化
尿外観	ジピリダモール，ビタミンB$_1$, $_{12}$など，細菌	蛍光 白濁
尿pH	細菌	アルカリ
尿タンパク	シベゾリンコハク酸塩	偽陽性
尿糖	アスコルビン酸，細菌	偽陰性
尿潜血	アスコルビン酸	偽陰性
尿ビリルビン	アスコルビン酸	偽陰性
尿ウロビリノーゲン	カルバゾクロム	偽陽性
尿ケトン体	エパルレスタット，ブシラミン	偽陽性
尿亜硝酸塩	アスコルビン酸	偽陰性

の（腎などからの）排泄不良により間接的影響*を認めるものがある．

2 各種検査法 (表2)

2.1 尿検査

腎臓には老廃物（UA〈uric acid；尿酸〉，Cr〈creatinine；クレアチニン〉，NH_3〈アンモニア〉など）の排泄以外に，体液調整，酸塩基平衡，内分泌作用などの役割があり，それらの機能を果たす腎臓の状態を知るために尿検査を行う．

採尿方法による尿試料の分類として，早朝起床時尿*，随時尿*，24時間蓄尿*がある．

スクリーニング検査として実施される尿検査（pH，比重，タンパク，糖，潜血，ケトン体，ビリルビン，ウロビリノーゲン，亜硝酸塩，白血球）には，簡便な試験紙法が汎用されている．

尿pH

健常者の尿は弱酸性（pH 6.0〜6.5）であるが，尿路感染症では尿中の尿素を細菌がNH_3に分解することでpHがアルカリ側に傾く．細菌の繁殖による検体採取後の変化を防ぐため，室温での長時間放置は避ける．

激しい運動後は乳酸産生の影響により，夜間は睡眠中の血液低酸素分圧を反映して尿pHは酸性に傾く．酸塩基平衡異常の場合，代謝性・呼吸性アルカローシスではアルカリ性尿に，代謝性・呼吸性アシドーシスでは酸性尿になる．

尿比重（尿SG）

尿比重や尿浸透圧は，尿中に排泄された老廃物や電解質などを反映するため，腎臓の代謝や尿の濃縮・希釈の状態を把握することに役立つ．尿の比重は水分摂取量の影響を受け，水分摂取量が多いと老廃物の濃度が下がり，尿比重も下がる．逆に，水分摂取量が少ないと尿比重は上がる．尿比重は通常1.005〜1.030の範囲にあり，高比重尿（1.030以上）では脱水症（高熱や下痢・嘔吐による脱水状態が起こると，尿が濃縮される），糖尿病（多尿になるが，尿中に糖分が含まれるために高比重となる）が，等張尿（1.010付近）では腎不全（乏尿になるが，腎機能低下によって濃縮不足となり，血漿浸透圧に近い比重の尿がつくられる）が，低比重尿（1.006以下）では腎性および中枢性尿崩症（抗利尿ホルモンの分泌不足や作用低下により腎臓の水分再吸収機能が低下し，多量の尿が排泄され低比重となる）や利尿薬の投与（尿量を増加させる）などが考えられる．

尿比重と類似した変動をするものとして尿浸透圧があるが，タンパクや造影剤などの高分子化合物の影響を受けないため腎臓における濃縮力や希釈力を知ることができる．通常500〜800 mOsm/kgであるが，水分摂取により健常者でも50

薬剤の間接的影響*

薬剤の薬理効果や副作用により生体内成分の濃度を変化させてしまうことである．

早朝起床時尿*

尿が濃縮されている．夜間の血液低酸素分圧を反映し尿化学成分や尿沈渣成分の保存がよい．安静空腹時の状態がわかる．

随時尿*

尿が希釈されていると，尿化学成分や尿沈渣成分が少ない．

24時間蓄尿*

検体採取が煩雑であるが，尿排泄量やサーカディアンリズムに関係なく検査が可能．

表2 一般検査の項目解説

	略語	正式名	基準値	単位	概要
尿定性	尿色調	尿色調	淡黄〜黄色		通常は黄色調．薬剤の影響で赤〜茶褐色を呈することがある
	尿混濁	尿混濁	(−)		通常は透明．細菌感染（膀胱炎など）や食事由来の塩類の結晶により混濁することがある
	尿pH	尿pH	4.6〜8.0		食事や運動などの生理的要因により変動する
	尿SG	尿比重	1.005〜1.030		尿量に見合った濃縮か，生理的反応か，腎機能の異常によるのかを考慮して，浸透圧関連の疾患を判断する
	尿PRO	尿タンパク	(−)		健常者でも検出されることがある．ネフローゼ症候群，腎炎，膠原病，妊娠中毒などで陽性となる
	尿GLU	尿糖	(−)		健常者でも検出されることがある．血糖値が上昇する疾患（糖尿病，膵炎など）や腎閾値の低下などで陽性となる
	尿URO	尿ウロビリノーゲン	(±)		健常者や便秘でも検出される．肝機能障害や溶血性貧血などのビリルビン生成亢進などで高値を示す
	尿BIL	尿ビリルビン	(−)		肝炎，肝硬変，膵頭部癌，総胆管結石など黄疸の場合に陽性となる
	尿KET	尿ケトン体	(−)		重症糖尿病，飢餓，嘔吐，下痢，妊娠悪阻，小児自家中毒などで陽性となる
	尿BLD	尿潜血	(−)		急性腎炎，腎うっ血，結石，腎腫瘍など腎臓・尿路系や生殖器系に出血を伴うと陽性になる
	尿LEU	尿中白血球	(−)		膀胱炎，尿道炎などの尿路感染症や腎炎ネフローゼ症候群などで陽性となる
	尿NIT	尿亜硝酸塩	(−)		細菌性膀胱炎など尿中に細菌がいると陽性となる
尿沈渣	尿赤血球	尿赤血球	1個以下	(/HPF)	糸球体腎炎，腎・尿路糸腫瘍，腎・尿路結石，膠原病，出血性疾患，生殖器疾患などで増加する
	尿白血球	尿白血球	3個以下	(/HPF)	細菌やウイルスなどの感染症や腎炎，ネフローゼ症候群などの疾患で増加する
	尿上皮細胞	尿上皮細胞	3個以下	(/HPF)	尿路系から剥がれ落ちてくる細胞を調べる．正常でも検出されるが，尿路系の炎症や腫瘍などの指標になる
	尿円柱	尿円柱	1個以下	(/HPF)	ネフローゼ症候群，急性腎疾患や激しい運動後など，腎臓の尿細管腔に一時的な閉塞があるときに検出される
	尿結晶	尿中結晶	(−)		食事によるもの，先天性代謝異常，肝疾患などによるもの，薬剤によるものなどがある
糞便検査	便潜血	便潜血	(−)		潰瘍，大腸癌，炎症性疾患，感染症，痔などにより出血をきたし，便中に血液が混じると陽性になる
	便寄生虫卵	便寄生虫	(−)		便中の寄生虫卵を検査する．渡航先での感染やペットなどによる寄生虫感染症を調べる
脳脊髄液検査	髄液タンパク	髄液中タンパク	15〜45	mg/dL	多発性硬化症，亜急性硬化性全脳炎，神経梅毒，ギラン・バレー症候群で上昇する
	髄液糖	髄液糖	50〜80	mg/dL	糖尿病で高値，化膿性髄膜炎で低値を示す
	髄液クロール	髄液中クロール	118〜130	mEq/L	結核性髄膜炎の指標である
	トリプトファン反応	トリプトファン反応	(−)		結核性髄膜炎の指標である

SG (specific gravity), PRO (protein), GLU (glucose), URO (urobilinogen), BIL (bilirubin), KET (ketone body), BLD (blood), LEU (leukocyte), NIT (nitrous acid).

症例 年齢・性別と腎機能検査に関係する疑義照会

患者情報

- 年齢：80歳，性別：女性，病歴：心房細動．
- 検査値：AST 28 U/L，ALT 20 U/L，CK 140 U/L，sCr 0.8 mg/dL，尿タンパク（＋），GLU 80 mg/dL．

医師とのやり取りの実際[1]

薬剤師：シベノール®錠1日300 mgの処方に関する件，80歳の女性なのでsCrは基準値内ですが，eGFRはおおよそ50 mL/分/1.73 m² です．尿タンパクも陽性になっており，腎機能の低下が考えられます．添付文書には高齢者は「腎機能が低下していることが多いので，腎機能障害のある患者に準じて投与すること」とあります．減量するようにしましょうか．

医師：尿タンパクの陽性についてですが，ブロムフェノールブルー系試験紙法で尿タンパク検査をしているのでシベノールによる偽陽性と考えていますが，念のため尿タンパク定量を行います．たしかに，eGFRが低いと腎機能や低血糖に注意する必要がありますね．今回は投与量を1日150 mgに減量しましょう．次回は血液・尿検査だけでなく，心電図やTDM*検査もして投与量の調整をします．患者さんには投与量の件と，次回は心電図やTDM検査があるので時間がかかることを伝えてください．

[1] やり取り中に出てくる薬：シベンゾリンコハク酸塩（シベノール®）．

AST（aspartate aminotransferase；アスパラギン酸アミノトランスフェラーゼ），ALT（alanine aminotransferase；アラニンアミノトランスフェラーゼ），CK（creatine kinase；クレアチンキナーゼ），sCr（serum creatinine；血清クレアチニン），GLU（glucose；糖），eGFR（estimated glomerular filtration rate；推算糸球体濾過量）．

語句 TDM*

therapeutic drug monitoring（治療薬物モニタリング）の略で，血中濃度と治療効果や副作用をモニタリングしながら薬剤の用法・用量を設定すること．治療領域が狭く，有効域と中毒（副作用）域が近い薬剤が対象となる．

（希釈時）〜1,300（濃縮時）mOsm/kgの範囲で変動する．高浸透圧尿（850 mOsm/kg以上）では脱水や抗利尿ホルモン分泌過剰が考えられ，低浸透圧尿（200 mOsm/kg以下）では尿崩症，電解質（血中Na, K, Cl, Ca）の異常，抗利尿ホルモン分泌不足が考えられる．

尿タンパク（尿PRO）

　糸球体ではサイズバリアとチャージバリアによりタンパクの透過性が決まり，分子量が大きく陰性荷電が強いと糸球体を通過しにくい．糸球体に障害が起きると血漿タンパクが漏出し，尿タンパクが出現する．尿細管に異常がある場合はタンパク質の再吸収が障害されてタンパク尿が出現する．タンパク尿の40%は尿細管由来，60%は血清由来（2/3はアルブミン）であり，腎・尿路系疾患の重要な診断指標となる．タンパク尿は，腎前性，腎性，腎後性と分類され，それぞれ異なったタンパクを排泄する．スクリーニング検査によってタンパク尿が陽性のときには，複数回の検尿を行いタンパク尿が一過性か持続性かを判定する．激し

い運動時や起立性タンパク尿*で尿タンパクが陽性を示す場合には，病的意義はない．150 mg/日以上出現するタンパク尿は病的であり，原因の精査が必要である．

腎前性タンパク尿は，腎での再吸収が追いつかないほど多量の血漿タンパクが増加した際に出現し，感染症，悪性腫瘍，膠原病などで認める．多発性骨髄腫で出現する Bence Jones（ベンスジョーンズ）タンパク（免疫グロブリンの軽鎖〈L鎖〉のみのMタンパク），赤血球破壊（溶血）により遊出されるヘモグロビン，筋肉破壊により遊出されるミオグロビンなどがある．

腎性タンパク尿は障害部位によって，糸球体性と尿細管性に大別される．糸球体性タンパク尿をきたす疾患には，アミロイド腎症，糖尿病性腎症，IgA（immunoglobulin A；免疫グロブリンA）腎症などがある（**表3**）．尿細管性タンパク尿は，尿タンパク量が1 g/日以下であることが多く，中毒性腎症（カドミウム中毒，アミノグリコシド系抗生物質），急性尿細管壊死，尿細管性アシドーシス，低カリウム血症（尿細管の空胞変性や尿細管萎縮を引き起こす）などでみられる．

腎後性タンパク尿は腎盂以下の尿路病変からの滲出液，分泌液に由来する．

尿糖（尿GLU）

糖は腎糸球体を通過した後，近位尿細管で90％以上が再吸収されるが，血糖が約170 mg/dL以上（腎の糖排泄閾値）になり，腎の再吸収能力を超えると尿糖が陽性となる．尿糖検査は，糖尿病や二次性糖尿病，腎性糖尿のスクリーニングに用いられる．食後2時間の尿を用いると尿糖の出現を検出しやすく効率的に検査が実施できる．尿糖は食事の影響を強く受けるが，ストレス，運動，脳出血，ステロイド薬の服用などによって高血糖をきたした際にも陽性となる．

尿ウロビリノーゲン（尿URO）／尿ビリルビン（尿BIL）

尿ウロビリノーゲン・尿ビリルビン検査から肝・胆道系疾患の存在を推定できる．尿ビリルビンは血中ビリルビンを反映するが，間接ビリルビンはタンパクと結合し糸球体を通過できないため，黄疸のある症例で尿ビリルビンが陰性の場合や，尿中ウロビリノーゲンのみが増加している場合は，間接ビリルビンが上昇する疾患（溶血性貧血など）の存在を考慮する．

尿ケトン体（尿KET）

ケトン体（アセト酢酸，3-ヒドロキシ酪酸，アセトン）は肝細胞ミトコンドリア内でアセチルCoAを原料として産生され，ケトン体の増加はエネルギー獲得源が糖からタンパク・脂肪酸へ変化したことを反映する．組織におけるケトン体の処理能力を超え，血中のケトン体濃度が上昇すると，腎臓における近位尿細管での再吸収閾値を超えるため，尿中に排泄される．尿ケトン体は糖尿病管理や体脂肪の指標とされ，糖尿病，絶食，ダイエットなどで増加し，糖尿病性ケトアシ

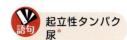

語句 起立性タンパク尿*

小児期の生理的なタンパク尿で，脊椎を前弯させて腎臓を圧迫する姿勢によりタンパク尿が出現する．治療の必要はなく，成人になるとタンパク尿は消失する．

表3 糸球体性タンパク尿をきたす疾患

アミロイド腎症
アミロイドタンパクといわれる異常な線維状のタンパクが腎臓に沈着することで腎機能障害を起こす
糖尿病性腎症
尿中にわずかに存在するアルブミンを検出する微量アルブミン尿測定が早期腎症の診断に有効
IgA腎症
IgAが免疫複合体を形成して腎糸球体メサンギウム領域に沈着

ドーシスを察知できる.

尿潜血（尿 BLD）

　尿潜血は, 健常者では陰性（運動, 発熱後, 生理中は尿に血液が混じることがある）だが, なんらかの理由で尿に血液（赤血球）が混じると陽性になる. 原因としては, 尿路の異常（腎臓, 尿管, 膀胱, 前立腺や尿道の腫瘍や結石）や, 細菌感染による炎症などがある. 初尿（尿道近くや細菌などが原因）と中間尿*のどちらに血液が混じっているのかを調べるために分配尿を採取することは出血源特定の手がかりになる.

　血尿*の出現にはさまざまな機序があり, アレルギー性の血尿, 血管性血尿, 感染性血尿, 出血傾向による血尿, 薬物性血尿, 外傷や異物による血尿, 先天性・家族性血尿などがある. 尿潜血反応はヘモグロビンのペルオキシダーゼ様活性作用を原理とした試験紙を用いて検査を行う.

　血尿以外に, 溶血によるヘモグロビン尿や横紋筋融解などによるミオグロビン尿でも尿潜血は陽性を示し, 肉眼的にも尿は赤色を呈する. これらの場合は尿潜血反応陽性, 尿中赤血球陰性と試験紙法と尿沈渣の結果に乖離を認める. ヘモグロビン尿とミオグロビン尿の鑑別には硫酸アンモニウムによる塩析法が用いられる（ヘモグロビンは塩析されるがミオグロビンは塩析されない）.

尿路感染症簡易検査（尿中白血球〈尿 LEU〉, 尿亜硝酸塩〈尿 NIT〉）

　試験紙法での尿白血球検査（検出感度5〜10個/HPF*）は, 好中球のエステラーゼ活性を測定するため, 尿沈渣の白血球（基準値5個/HPF）とは異なり, 長時間経過して融解した白血球の存在も検出可能である. 尿白血球と尿亜硝酸塩の両方が陽性を示すときには, グラム陰性菌感染などの尿路感染症を疑う.

　採尿時の外陰部からの細菌による汚染や, 尿保存剤（ホルムアルデヒド）の混入により偽陽性を示す. また高タンパク尿, エステラーゼ活性のない白血球（好酸球, リンパ球）の増加, 抗菌薬によって偽陰性を示す. 尿路感染症の診断では尿沈渣の結果も併せて判断する.

尿沈渣

　尿沈渣では, 量的変化（赤血球や白血球の増加）と質的変化（細胞の種類や円柱区分）を調べる. 尿の色調や混濁が観察されたとき, 試験紙による尿タンパクや尿潜血が陽性のとき, 腎・尿路系の異常を認めたときには, 尿沈渣によって有形成分の形態や量を確認する. 尿中の有形成分には, 赤血球, 白血球, 異型上皮細胞, 組織球, 円柱, 粘液糸, 結晶（薬剤による結晶も含む）, 細菌, 真菌, 原虫, 寄生虫など, 多くの種類がある. 清潔に採取した尿を用いるために中間尿を採取し, 顕微鏡による観察やフローサイトメトリー法で検査する.

語句 中間尿*

初尿には尿道や陰部内外からの細菌や混入物が混じるので, 一般的には出始めの尿を採らずに中間の尿を採尿する.

血尿*

⇒本章「A-2　代表的な症候」(p.59) 参照.

HPF*

high power field の略. 強拡大視野（400倍）.

2.2 糞便検査

便潜血

便潜血は出血性消化器疾患の診断に利用され，潰瘍性疾患やがんの診断に役立つ．化学法（グアヤック法，o-トリジン法）は食物や薬物の影響を受けるため，3日間の食事制限後に実施する必要がある．食事制限を要さない免疫法が頻用されているが，上部消化管からの出血では，ヘモグロビンが胃酸などによって変性し抗原性を失うため検出感度が低くなる．一方，下部消化管からの出血では鋭敏にヘモグロビンを検出可能である．以上から，化学法は全消化管出血に，免疫法は大腸癌のスクリーニングに有用とされている．

2.3 脳脊髄液検査（髄液一般検査，CSF）

発熱，頭痛，嘔吐，意識障害などの髄膜刺激症状を認めた場合には脳脊髄液（cerebrospinal fluid：CSF）検査が必要である．正常髄液の外観は水様で無色透明であるが，肉眼的観察で髄液が混濁している場合は細胞数の増加（200/μL以上）を疑う．色調の変化として，赤色はくも膜下出血や脳内出血，黄色は陳旧性脳出血の存在を示す．髄液が黄色調を呈する場合をキサントクロミーとよび，髄液に混入した赤血球が溶血して生じるビリルビンに起因する．髄液中の白血球増加やタンパク量増加を認めた場合には髄膜炎を疑う．脳脊髄液検査は，その他の中枢神経系疾患についても補助診断法として用いられる．

髄液のタンパク量は血液脳関門*を通過した細胞数に比例し，γグロブリンの増加は血液脳関門の破壊や神経系内でのγグロブリン産生で認める．髄液の糖高値は糖尿病などによる高血糖状態で，糖低値は化膿性髄膜炎（好中球や微生物による消費）でみられる．髄液 Cl/血清 Cl 比は健常者で約 1.2 であるが，結核性髄膜炎（髄液クロールが低下する）では約 1.0 となり，結核性髄膜炎の診断に参考となる．トリプトファン反応は結核性髄膜炎で陽性になるが疾患特異性に乏しく，結核性髄膜炎を疑った場合の結核菌検出には PCR（polymerase chain reaction；ポリメラーゼ連鎖反応）法がより有用である．

（米田孝司，北中　明）

一口メモ　血液脳関門*

脳の中にある血管の内側を覆う血管内皮細胞によって構成されている（⇒1章「B-7　薬物の選択，作用にかかわる因子」(p.38)参照）．

● 参考資料
1. 櫻林郁之介，熊坂一成監．伊藤機一ほか編．最新 臨床検査項目辞典．医歯薬出版；2008．
2. 前田昌子，高木　康編著．薬剤師のための臨床検査ハンドブック．第2版．丸善；2011．
3. 原　景子．看護師・薬剤師がこれだけは知っておきたい臨床検査値×処方薬チェックポイント．メディカ出版；2016．
4. 金井正光監．臨床検査法提要．改訂第34版．金原出版；2015．

B 病態・臨床検査

② 血液学的検査

Point
- 末梢血液検査は EDTA 血液を試料とし，動脈血液ガス分析はヘパリン血液を試料とする．
- 血液凝固検査はクエン酸ナトリウム採血で行い，正確な量の検体採取が重要である．
- ヘモグロビンは貧血や赤血球増加症の指標として用いられる．
- 白血球（好中球，リンパ球，単球，好酸球，好塩基球で構成）は感染症の評価，経過観察に有用である．白血球分類は自動血球計数装置または用手法による検鏡で行う．
- 血小板は止血機構の中心的役割を担い，減少は出血傾向を，増加は血栓形成傾向を引き起こす．

Keywords▶ 血球，赤血球恒数，幼若細胞，凝固因子，酸塩基平衡

1 はじめに

血液学的検査には抗凝固薬入り採血管を用いて，血液中の有形成分である各血球（blood cell）を検査するものと，血漿成分を用いて止血に関与する凝固線溶系を検査するものがある．赤血球数（RBC），白血球数（WBC），血小板数（PLT）などの血算では EDTA（ethylenediamine-tetraacetic acid；エチレンジアミン四酢酸）採血した全血を試料とし，血液凝固・線溶検査ではクエン酸ナトリウム採血の血漿を試料とする．貧血，感染症，出血傾向など日常的に遭遇する病態を解明するための基本検査として実施される．

2 各種検査法（表1）

2.1 末梢血液検査（血算，CBC*）

貧血，感染症，出血傾向などの診断や治療効果を判定するための基本検査として血算を実施する．血球数に異常を認めた場合は，自動血球計数装置（電気抵抗法やフローサイトメトリー法）や用手法*により末梢血液像を観察する．出血傾向のある症例では PLT および血液凝固検査を実施する．医薬品などの副作用による血液障害の重篤度分類基準を**表2**に示す．

ヘモグロビン（Hb），ヘマトクリット（Ht），RBC から貧血や赤血球増加症（多血症）の有無を調べ，赤血球恒数は貧血の分類に利用する．WBC や PLT からは，それぞれの減少症と増多症の有無を診断する．RBC，WBC，PLT のすべてが減少した状態を汎血球減少とよぶ．骨髄での造血に重大な障害が生じている可能性

CBC*
complete blood count.

用手法*
機械を使用せず人の手で作業をすること．本項では，光学顕微鏡によって塗抹標本を観察することを示す．

表1 血液検査の項目解説

	略語	正式名	基準値	単位	概要
血算	RBC	赤血球数	男 4.35〜5.55 女 3.86〜4.92	×10^6/μL	体内で酸素や二酸化炭素の運搬を行う．産生に鉄やビタミンB$_{12}$などが必要となる．出血，貧血，赤血球増加症の指標となる
	Hb	ヘモグロビン濃度	男 13.7〜16.8 女 11.6〜14.8	g/dL	赤血球に含まれ，酸素と結合し，全身の細胞へ酸素を運ぶ中心的な役割を担う．貧血の指標となる
	Ht	ヘマトクリット値	男 40.7〜50.1 女 35.1〜44.4	%	血液中に占める全赤血球容積の割合で，貧血の程度の指標となる
	MCV	平均赤血球容積	83.6〜98.2	fL	各赤血球の大きさの平均値で，赤血球の大小がわかる
	MCH	平均赤血球ヘモグロビン量	27.5〜33.2	pg	各赤血球の中に含まれているヘモグロビン量の平均値を表す
	MCHC	平均赤血球ヘモグロビン濃度	31.7〜35.3	g/dL	赤血球容積に対するヘモグロビン量を表す
	WBC	白血球数	3.3〜8.6	×10^3/μL	身体に侵入した細菌や異物を貪食，消化，分解して免疫防御の働きをする．感染症や炎症によって増加し，骨髄機能の低下で減少する
	PLT	血小板数	158〜348	×10^3/μL	血管壁が損傷した部位に粘着・凝集して止血する働きがある
	Ret	網状赤血球	0.6〜2.3	%	幼若な赤血球の数．網状赤血球は1日で成熟赤血球になるので，網状赤血球が多く存在するということは赤血球が多くつくられているということになる
白血球分画	Neut	好中球	42.2〜73.2	%	身体の中に侵入した細菌を貪食する
	Lym	リンパ球	20.1〜47.3	%	液性免疫（B細胞），細胞性免疫（T細胞）の働きに重要である
	Mon	単球	2.2〜8.4	%	結核や細菌に感染すると上昇する
	Eos	好酸球	0〜1.8	%	アレルギー反応などで上昇する
	Bas	好塩基球	0.5〜7.3	%	感染およびアレルギー反応に関与する
血液凝固線溶系	BT	出血時間	5分以下	分	一時止血能を反映する検査．血小板の数と機能，毛細血管の機能に影響を受ける
	PT	プロトロンビン時間-活性	70〜130	%	外因系凝固因子の活性を評価する検査．ワルファリン治療時に薬の量を調節するために測定される．肝機能の指標にもなる
	PT-INR	プロトロンビン時間-国際単位	0.85〜1.23	INR	凝固因子の量を活性％で示す表記と，国際単位として統一した表記がある
	APTT	活性化部分トロンボプラスチン時間	27.0〜39.0	秒	内因系凝固因子の活性を評価する検査．出血性疾患の診断やヘパリン療法のモニタリングとして行われる
	Fbg	フィブリノゲン	150〜400	mg/mL	血液凝固の最終段階でフィブリンに転換する．DIC（播種性血管内凝固症候群）で低下する．また，炎症で増加するが，肝臓でつくられるため肝機能障害で低下する
	FDP	フィブリン分解産物	4.0以下	μg/mL	線溶亢進状態のスクリーニング検査で，DICや血栓症，血栓溶解療法で上昇する
	AT III	アンチトロンビン III	80〜130	%	トロンビン活性を阻害し，血管内で血栓を起こさないよう凝固反応を制御する．血栓症や肝障害で低下する
	D-ダイマー	D-ダイマー	1.0以下	μg/mL	安定化フィブリンの線溶により生じる分解産物．線溶亢進のマーカーであり，血栓症などの血液凝固異常や血栓溶解療法の経過観察に役立つ

WBC (white blood cell count), RBC (red blood cell count), Hb (hemoglobin), Ht (hematocrit), MCV (mean corpuscular volume), MCH (mean corpuscular hemoglobin), MCHC (mean corpuscular hemoglobin concentration), PLT (platelet), Ret (reticulocyte), Neut (neutrophil, neutrophilic leukocyte), Lym (lymphocyte), Mon (monocyte), Eos (eosinophil), Bas (basophil), BT (bleeding time), PT (prothrombin time), PT-INR (PT-international normalized ratio), APTT (activated partial thromboplastin time), Fbg (fibrinogen), FDP (fibrinogen degradation products), AT III (antithrombin III), DIC (disseminated intravascular coagulation).

表2 副作用の重篤度分類基準（血液）

副作用のグレード	グレード1	グレード2	グレード3
赤血球数	350万未満～300万以上	300万未満～250万以上	250万未満
Hb (g/dl)	11未満～9.5以上	9.5未満～8.0以上	8未満
白血球数	4000未満～3000以上	3000未満～2000以上	2000未満
顆粒球数	2000未満～1500以上	1500未満～1000以上	1000未満
血小板数	100000未満～75000以上	75000未満～50000以上	50000未満
出血傾向	軽度出血（皮下出血）	中等度出血（粘膜出血）[注1]	重等度出血（臓器内出血）[注2]
その他の症状等	—	—	汎血球減少症（再生不良性貧血等）赤芽球ろう 無顆粒球症

注1) 粘膜出血 ― 歯肉出血，鼻出血
注2) 臓器内出血 ― 頭蓋内出血，消化管出血，肺出血，腎出血，性器出血，筋肉内出血，関節内出血
　グレード1：軽微な副作用と考えられるもの
　グレード2：重篤な副作用ではないが，軽微な副作用でもないもの
　グレード3：重篤な副作用と考えられるもの．すなわち，患者の体質や発болезни時の状態等によっては，死亡又は日常生活に支障をきたす程度の永続的な機能不全に陥るおそれのあるもの

（厚生省薬務局安全課長通知．医薬品等の副作用の重篤度分類基準について．平成4年6月29日．薬安第80号．https://www.mhlw.go.jp/shingi/2005/10/dl/s1006-4f2.pdf より）

が高く，すみやかな原因究明が必要である．

赤血球数（RBC）／ヘモグロビン濃度（Hb）／ヘマトクリット値（Ht）／赤血球恒数（MCV，MCH，MCHC）

　赤血球は酸素を組織へ運搬する役割をもち，赤血球に含まれるヘモグロビンが肺において酸素と結合し，末梢で酸素を放出する．RBCは1 μL あたりに含まれる細胞数を計測し，HbはRBCを溶血させ，溶出したHbを生化学的に測定したものである．Hbの値には年齢差・性差・日内変動（午前中のほうが高い）があり，喫煙・発汗・妊娠などにも影響される．Htは全血中での赤血球体積の割合のことである．

　赤血球恒数（MCV，MCH，MCHC）は以下の計算式により導かれる．
　　MCV（平均赤血球容積）(fL) ＝Ht (%)×10/RBC (100万/μL)
　　MCH（平均赤血球ヘモグロビン量）(pg) ＝Hb (g/dL)×10/RBC (100万/μL)
　　MCHC（平均赤血球ヘモグロビン濃度）(g/dL) ＝Hb (g/dL)×100/Ht (%)
　赤血球の平均的な大きさを表すMCVが80 fL以下を小球性貧血（鉄欠乏性貧血，サラセミア・感染・炎症時の貧血），100 fL以上を大球性貧血（巨赤芽球性貧血，ビタミンB_{12}や葉酸不足・肝障害時の貧血），基準範囲内の場合を正球性貧血（溶血性貧血，再生不良性貧血，腎性貧血，出血など）と分類する．

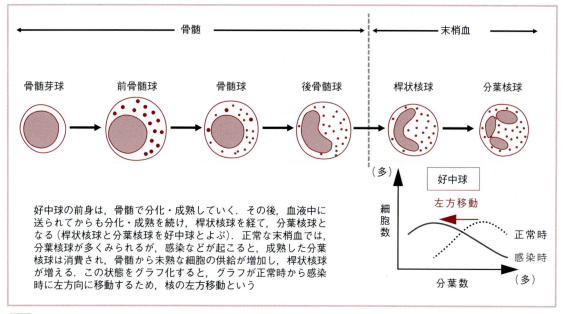

図1 好中球の成熟過程と核の左方移動

白血球数（WBC）／白血球分画

　白血球は細菌やウイルスの貪食・殺菌，抗体による免疫防御およびアレルギー反応に関与する．成熟した白血球は，好中球（Neut），リンパ球（Lym），単球（Mon），好酸球（Eos），好塩基球（Bas）から構成されており，成人ではこの順に多い．白血球分類は，自動血球計数装置または用手法で実施する．

　白血球中で最も多い好中球は桿状核球と分葉核球に分けられ，異物（微生物）の貪食や感染，炎症，組織の破壊で増加する．桿状核球は分葉せず桿状の核をもつ好中球であり，分葉核球は，分葉した核のあいだが核糸でつながった形状の好中球である．通常の末梢血中では成熟した分葉核球が大半を占めるが，細菌感染が起こると未熟な桿状核球が増加する．好中球の成熟過程を左（桿状核球）から右（分葉核球）へと図式化すると，通常は右側に記載される成熟した好中球（分葉核球）が占める図の重点が，細菌感染の場合は左方向に移動する（図1）．この状態を核の左方移動とよぶ．白血球数が基準範囲内でも核の左方移動があると細菌感染による好中球増加を疑う．

　リンパ球はウイルスなどの小さな異物や腫瘍細胞に対応する．ウイルス感染症や造血器腫瘍の一部で増加し，副腎皮質ホルモン投与や放射線療法後に減少する．

　単球は細菌感染症（とくに活動性の結核症）やマラリアなどの感染症，感染性心内膜炎，慢性骨髄単球性白血病などの血液疾患，膠原病などで増加する．

　好酸球はアレルギー反応や寄生虫疾患で増加する．好酸球は抗菌薬で増加することがあり，ステロイド薬によりアレルギー抑制が生じると減少する．

　好塩基球は塩基性色素染色により暗紫色に染まる大型の顆粒を有する顆粒球で，

感染およびアレルギー反応に関与している．末梢血への幼若細胞（芽球）出現は，急性白血病や MDS（myelodysplastic syndromes；骨髄異形成症候群）などの造血器腫瘍で認められる．

血小板数（PLT）

血小板は，骨髄で巨核球から産生される核を有さない細胞であり，血管壁に粘着・凝集することにより血栓を形成して出血部分を塞ぐ一次止血の役割を果たす．血小板には，量的な異常と質的（機能的）な異常が起きうる．PLTが減少すると出血傾向をきたし，増加すると血栓形成傾向となる．血液 1 μL 中のPLT が 10 万個以下で血小板減少，40 万個以上で血小板増多症とされる．血小板減少の原因として，再生不良性貧血，急性白血病，ウイルス感染症などによる産生低下があげられる．DIC（播種性血管内凝固症候群）などでは消費の亢進によってPLTが低下し，骨髄増殖性腫瘍や感染症などでは産生の亢進によりPLTが高値を示す．PLTの質的な異常を疑う場合は，出血時間や血小板凝集能によって血小板の機能を検査する．

血小板産生を促進するトロンボポエチンが肝臓で産生されること，肝臓の線維化に伴って起きる脾機能亢進によって血小板の破壊が亢進することから，肝臓の状態と PLT には関連がある．肝臓の線維化は病理学的に F0（線維化なし），F1（軽度の線維化），F2（中等度線維化），F3（高度線維化），F4（肝硬変）と分類されるが，線維化が進むと PLT は低下する傾向にある．病理組織検査に必要な肝生検は侵襲が大きいため頻回の実施は困難であり，非侵襲的評価法として PLT が用いられる．目安として，PLT が 18 万/μL 以上であれば F0，F1 は 15〜18 万/μL，F2 は 13〜15 万/μL，F3 は 10〜13 万/μL，10 万/μL 以下では F4 となり肝硬変の可能性があるとされている．

2.2 血液形態学検査

造血幹細胞に由来する血液細胞は，骨髄から血管へ出るまでにその形態をさまざまに変化させる（図 2）．血液細胞を形態学的に検査することで，質的な変化を評価できる．

末梢血液像（赤血球形態，網状赤血球，白血球形態，血小板形態）

塗抹標本を作製し，赤血球形態，白血球形態，血小板形態などの質的変化（異常細胞の種類や血球の異形成）を観察する．

● 赤血球形態

自動血球計数装置によって得られる情報（Hb，Ht，RBC および赤血球恒数）のみでは RBC の大きさによる貧血の分類を行う程度の評価にとどまるが，赤血球形態（大小不同，多染性，各種の奇形・封入体，連銭・凝集の有無など）を調べることにより，さらに踏み込んだ貧血の診断が可能となる（表 3）．

連銭*

重ねた硬貨をずらしたときのように赤血球が連なって見える状態を連銭という．多発性骨髄腫，原発性マクログロブリン血症，肝硬変などの血中γグロブリンが増加する病態で観察される．連銭形成は，ABO 血液型検査の際に予期せぬ凝集の原因となることがあり，注意が必要である．また，正常標本でも細胞密度の高い部分では連銭と類似した所見を示すことがある．

●網状赤血球（Ret）

　網状赤血球は成熟した赤芽球が脱核した直後の幼若な赤血球のことで，用手法による検査が可能であるが，多くの場合，自動血球計数装置によって測定される．

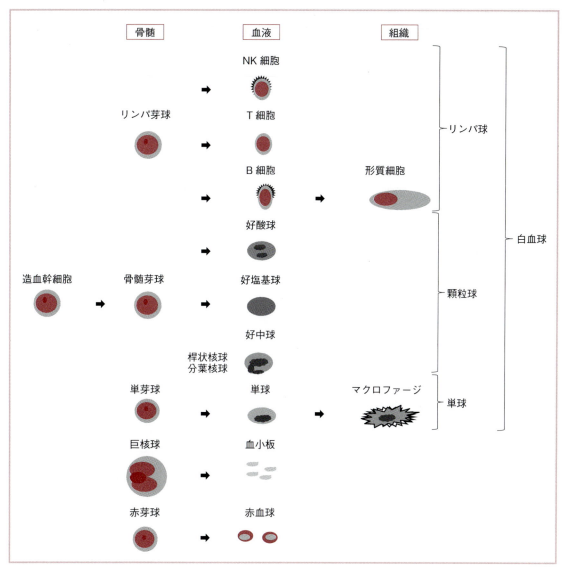

図2　骨髄からの血球分化

表3　赤血球形態から疑われる貧血

赤血球形態		疑われる貧血
非薄赤血球	厚みが減り，中央淡明が著しく染色される赤血球	鉄欠乏性貧血
標的赤血球	染色すると中心部と辺縁部が濃く染色される赤血球	閉塞性肝疾患，サラセミア
非薄赤血球と正常赤血球の混在		鉄芽球性貧血
球状赤血球	正常赤血球より小さく中央が厚くなっている赤血球	遺伝性球状赤血球症，自己免疫性溶血性貧血
破砕赤血球	物理的に破壊された赤血球	溶血性尿毒症症候群，微小血管障害性溶血性貧血

通常の末梢血中には1〜2%程度存在し，骨髄における赤血球産生の指標となる．造血能を評価する際には，全血のRBC（/μL）×Ret比率からRetの絶対数を求めることが重要である．Retが低いことは赤血球造血が低下していることを示しており，再生不良性貧血や白血病に代表される造血障害の存在を示す．末梢で赤血球が破壊されて生じる貧血では，代償的に骨髄での赤血球産生が亢進して網状赤血球が増加するため，溶血性貧血ではRetが高値を示す．貧血に対する治療の効果を判定する際には，Retの測定によって造血の回復を確認することができる．

● 白血球形態

白血球に異常がある場合は，質的な異常の有無を評価するために白血球形態を観察する．白血球形態の異常には先天性と後天性がある．

先天性の核異常には遺伝性好中球過分葉やPelger（ペルゲル）核異常（2分葉以下の核，好中球低分葉）が，細胞質異常にはMay-Hegglin（メイ・ヘグリン）異常（封入体〈Döhle〔デーレ〕小体〉）やJordan（ジョルダン）異常症でみられる脂肪の蓄積による複数の空胞があり，これらは常染色体優性遺伝を示す．顆粒異常にはAlder-Reilly（エルダー・レイリー）異常症でみられる大型のアズール顆粒やChédiak-Higashi（チェディアック・東）症候群（不整巨大顆粒，遊走能・殺菌能の低下を示す）があり，これらは常染色体劣性遺伝である．

後天性の形態異常では，偽ペルゲル核異常とよばれる低分葉好中球がMDSや白血病でよくみられる．好中球の過分葉は，巨赤芽球性貧血やメトトレキサート（MTX）などの代謝拮抗薬の使用症例で現れる．細胞質異常として，好中球で顆粒がほとんど染色されない脱顆粒がMDSで出現し，前述の偽ペルゲル核異常とともにMDSにおいて診断特異度が高い．敗血症などの重症感染症では，青紫色でやや大型の顆粒（中毒性顆粒）を有する好中球が出現する．中毒性顆粒は，骨髄抑制に対してG-CSF（granulocyte colony-stimulating factor；顆粒球コロニー刺激因子）を使用した際の血球回復時期にも観察される．重症感染症ではデーレ小体の出現を認めることがある．また，急性骨髄性白血病やMDSでは，芽球の細胞質でアズール顆粒が融合して棒状になったAuer（アウエル）小体の出現をみる．

● 血小板形態

血小板は核をもたず，中心部にアズール顆粒を有し，周囲を透明な細胞質で囲まれた直径2〜4μmの円盤状の細胞である．血管内皮細胞が傷害を受け出血が起きると，内皮細胞から露出したコラーゲンなどに粘着して活性化し，扁平に形態を変化させる．粘着した血小板は顆粒内物質の放出によって周囲の血小板を活性化させ凝集塊を形成し，一次止血機能を担う．

血小板形態異常は，そのサイズによって大型血小板（通常の血小板より大きく，赤血球より小さい）と，巨大血小板（赤血球より大きい）に分類される．血小板サイズの確認には塗抹標本の観察が重要である．一般的な自動血球計数装置では

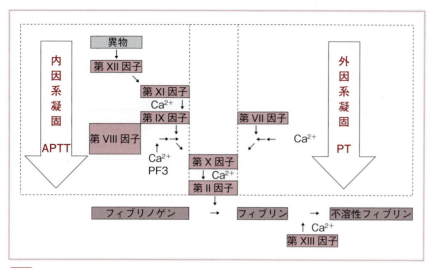

図3 内因系凝固因子と外因系凝固因子
APTT（活性化部分トロンボプラスチン時間），PT（プロトロンビン時間），PF3（platelet factor 3；血小板第3因子）.

表4 出血性疾患における血小板および血液凝固・線溶検査

PLT	出血時間	APTT	PT	疑う出血性疾患の種類
正常	正常	正常	正常	壊血病，アレルギー性紫斑病，老人性紫斑病
減少	延長	正常	正常	特発性血小板減少性紫斑病，持続性血小板減少症
正常	延長	正常	正常	フォンウィルブランド病（第VIII因子活性の低下に応じてAPTTは延長する），血小板機能異常症，尿毒症
正常	正常	延長	正常	血友病，第XI因子欠乏症，第XII因子欠乏症
正常	正常	正常	延長	新生児メレナ，抗凝固療法（ワルファリン投与），第VII因子欠乏症
正常	正常	延長	延長	プロトロンビン欠乏症，第V因子欠乏症，第X因子欠乏症
減少	延長	延長	延長	播種性血管内凝固症候群（DIC）

サイズの大きな血小板を正確に計測できず，実際よりも血小板数を低く表示することに注意する．巨大血小板は，血小板の過剰な破壊に伴う多数の幼若な血小板産生の亢進（特発性血小板減少性紫斑病，DICなど），巨核球での分離膜異常による血小板新生不全（慢性骨髄性白血病），遺伝性疾患（メイ・ヘグリン異常，Bernard-Soulier〈ベルナール・スーリエ〉症候群）などで出現する．

2.3 血液凝固・線溶検査

　外傷や打撲以外で，鼻出血や歯肉出血，皮下出血などの出血傾向を示す場合には，血液凝固・線溶検査を実施する．血液凝固には，血漿中の凝固因子（coagulation factor）だけで凝固が始まる内因系凝固と，組織中の凝固因子（第III因子）から始まる外因系凝固がある（図3）．出血性疾患のスクリーニングとしてPLT，出血時間（BT），プロトロンビン時間（PT），活性化部分トロンボプラスチン時間（APTT）を検査する（表4）．凝固線溶系の異常が疑われる症例では，必要に応

じてフィブリノゲン（Fbg，後述），フィブリン分解産物（FDP，後述），D-ダイマー（後述），トロンボテスト，ヘパプラスチンテスト，プロテインC，プロテインS，TAT (thrombin-antithrombin III comlpex；トロンビン・アンチトロンビンIII複合体)，アンチトロンビンIII，トロンボモジュリンなどの検査を実施する．

出血時間（BT）

血小板と毛細血管の機能を評価する検査である．測定にはDuke（デューク）法がよく用いられ，耳朶を傷つけた後，30秒ごとに血液をろ紙で吸い取り，出血が止まるまでの時間を計測する．従来は手術前のルーチン検査として実施されてきたが，検査結果と出血量との相関が悪く，術前スクリーニングとしての価値は低下している．

プロトロンビン時間-活性（PT）／活性化部分トロンボプラスチン時間（APTT）

外因系凝固因子の活性を反映するPTは量的・質的異常やインヒビターの存在により延長する．凝固線溶系の異常を疑うときは，内因系凝固因子の活性を反映するAPTTと併せて実施し，原因となる因子を判断する．PT延長でAPTT正常のときは外因系凝固因子（第VII因子）異常を，PT・APTTがともに延長するときは共通系凝固因子（第X，V，II，I因子）の異常を疑う．PT正常でAPTT延長のときは内因系凝固因子（第XII，XI，IX，VIII因子）の異常が考えられる．

PT，APTTは肝不全やDICなどにおける凝固異常の診断に有用である．APTTに関係する凝固因子（第VIII因子以外）や，PTに関連する第I，II，V，VII，X因子は肝臓でつくられるため，肝障害ではこれらの因子が不足してAPTTとPTが延長する．APTTに関係する第II，IX，X因子およびPTに関連する第II，VII，X因子は肝臓でつくられる際にビタミンKを必要とするため，ビタミンK欠乏症ではこれらが不足してPTとAPTTが延長する．血友病Aは先天的に第VIII因子が，血友病Bは先天的に第IX因子が欠乏しているためAPTTの延長をみるが，PTは正常である．

PTは血漿にCa^{2+}と組織トロンボプラスチンを加えてからフィブリン析出までの時間を測定する．APTTは接触因子の活性化剤とリン脂質を血漿に加えてからフィブリン析出までの時間を測定する．採血時には，クエン酸ナトリウム入り試験管に正確に定められた量の血液を採取することが重要である．採血量が不足すると検査に使用される凝固因子の濃度が不足し，PT，APTTが延長してしまう．

抗凝固療法（ワルファリン投与）のコントロール指標としてPTが用いられ，心房細動に対する至適治療域はPT-INR*（プロトロンビン時間-国際単位）が

豆知識
PT-INR*

INRは標準試薬を設定し，これを基準として各試薬の感度をISI (international sensitivity index；国際感度指数)とよばれる指数で表示し，計算式を用いて試薬ごとの検査値のバラツキを補正したもの．ワルファリンなどの抗凝固薬による治療モニターを国際的に標準化するためにWHOが提唱した．基準値は1.0で，PTが延長するとINR値は大きくなる．

症例 薬・食事と血液凝固検査に関係する疑義照会

患者情報

- 年齢：68歳，性別：男性，病歴：脂質異常症．
- 検査値：AST 25 U/L，ALT 23 U/L，sCr 0.7 mg/dL，TC 240 mg/dL，LDL-C 130 mg/dL，TG 300 mg/dL，RBC 420万/μL，Hb 15 g/dL，WBC 7,000/μL，PLT 30万/μL，PT-INR 2.3．

医師とのやり取りの実際 [1]

薬剤師：患者さんのことを教えてください．血液がドロドロ状態で，食事が偏っていて，「もっと野菜を食べるように，薬の飲み忘れもないようにしなさい」と主治医から注意されたと言っていました．最近はそういったことがないようにしているみたいですが，脂質異常症治療薬を追加してからPT-INRがこれまでより高くなったと，気にされています．またワルファリンの処方について，現在のPT-INRが2.3とやや高めなので，気になっています．同時に併用しているリポバス®錠によってPT延長になっているのではないでしょうか．

医師：ワルファリン投与時のPT-INRは一般的には2.0～3.0です．70歳以上の高齢者では1.6～2.6のあいだで維持するのがよいといわれています．Bさんはその範囲内でコントロールできており，細かくPT変化をみていますので短期的には問題ないと思います．しかし，最近の結果でPT-INRが上昇傾向にあり，併用薬剤のリポバス®はワルファリン作用を増強することもありますので，いったん，リポバス®を中止して食生活を改善してもらい，様子をみましょう．「野菜を食べてください」と言いましたが，緑黄色野菜にはビタミンKが入っている場合が多いため，納豆も含め，食べ物の選択に注意していただくように説明してください．

[1] やり取り中に出てくる薬：シンバスタチン（リポバス®）．

T-C (total cholesterol；総コレステロール)，LDL-C (low density lipoprotein cholesterol；低比重リポタンパクコレステロール)，TG (triglyceride；トリグリセリド)．

2.0～3.0（70歳以上では1.6～2.6）を目標とする．ヘパリン治療時のモニターには通常APTTを使用し，多くは正常対照とのAPTT比が1.5～2.5倍程度を治療域とする．

フィブリノゲン（Fbg）／フィブリン分解産物（FDP）／D-ダイマー

DICでは全身で血液凝固が亢進することで凝固因子が消費され，血栓形成に重要なFbgも低下して出血傾向をきたす．出血傾向および血栓傾向の際にFbgはPLT，PT，APTTとともに測定される．一般的には，血漿とトロンビンを加え凝固までの時間を測定するトロンビン時間法で測定される．Fbgは肝臓で産生されるため，肝機能障害で減少する．また，急性期タンパク*として炎症や組織破壊（感染症，心筋梗塞，手術後など）の際に上昇する．高齢者，妊娠，エ

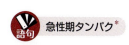

語句 急性期タンパク*

⇒本章B-4の語句 (p.133) 参照．

表5 電解質・酸塩基平衡検査の項目解説

	略語	正式名	基準値	単位	概要
電解質	Na	ナトリウム	138〜145	mmol/L	血清中の陽イオンの大部分を占め,浸透圧や体内の水分バランスに関与し,下痢や嘔吐,心不全,腎不全で低値になり脱水で高値になる
	K	カリウム	3.6〜4.8	mmol/L	細胞内液の陽イオンの大部分を占め神経や筋肉の興奮に関与し,とくに心筋に対して影響する.また,下痢や嘔吐,心不全,副腎皮質機能亢進症で低値になり,腎不全ややけどで高値になる
	Cl	クロール	101〜108	mmol/L	血清中の陰イオンの大部分を占め,ナトリウム値と並行して変動し体内の水分バランスや浸透圧に関与する
	Ca	カルシウム	8.68〜10.1	mg/dL	骨代謝だけでなく筋収縮,血液凝固にも必要となる
	IP	無機リン	2.7〜4.6	mg/dL	細胞内有機リン酸化合物の合成障害や異所性石灰化の指標で,IPの代謝はカルシウム調節ホルモンの影響を受ける
動脈血液ガス	pH	水素イオン指数	7.35〜7.45		血液中に含まれる水素イオン濃度を表し,腎臓と肺により調整される.酸塩基平衡異常の把握には不可欠
	$PaCO_2$	動脈血二酸化炭素分圧	35〜45	Torr (mmHg)	動脈血に含まれる二酸化炭素を表し,肺胞換気量の指標となる
	PaO_2	動脈血酸素分圧	80〜100	Torr (mmHg)	動脈血に含まれる酸素を表し,肺でのガス交換の指標となる
	HCO_3^-	重炭酸イオン	22〜26	mmol/L	二酸化炭素はヘモグロビンに結合して肺に運ばれ,それ以外は重炭酸イオンに変えられる
	BE	塩基余剰	1.2〜3.3	mmol/L	塩基の過剰・欠乏状態を測る酸塩基平衡の指標である

IP (inorganic phosphorus), $PaCO_2$ (partial pressure of arterial carbon dioxide), PaO_2 (partial pressure of arterial oxygen), BE (base excess).

ストロゲン製剤の服用時にも高値を示す.Fbgが100 mg/dL以下に減少すると出血傾向が出現し,700 mg/dL以上では血栓形成傾向をきたす.

　FDPはプラスミノーゲンが活性化したプラスミンの作用でフィブリンやフィブリノゲンが分解されて生成されるので,一般的に血栓形成傾向の検出に有効である.線溶または凝固亢進状態,DICや血栓症の診断・治療,血栓溶解療法(ウロキナーゼや組織プラスミノーゲンアクチベータ〈組織プラスミノーゲン活性化因子〉による治療)の経過観察に利用される.FDPがフィブリノゲンの分解産物を含むのに対し,D-ダイマー測定は血栓形成によって生成された安定化フィブリンの分解産物のみを定量する二次線溶に特異的な検査である.そのため,D-ダイマー測定は深部静脈血栓症の除外診断にも有用である.

2.4 電解質・酸塩基平衡検査(表5)

　細胞外液の陽イオンにはナトリウム(Na^+),陰イオンにはクロール(Cl^-)と重炭酸(HCO_3^-)が多く,細胞内液の陽イオンにはカリウム(K^+),陰イオンにはリン酸(HPO^{2-})が多い.通常,水とこれらの電解質によって恒常性が保たれ

表6 副作用の重篤度分類基準（代謝・電解質異常）

副作用のグレード		グレード1	グレード2	グレード3
血糖（mg/dl）	血糖値上昇	随時血糖 120〜200 又は 空腹時 120〜140 食後 160〜200	随時血糖 201〜300 又は 空腹時 141〜200 食後 201〜300	随時血糖 301 以上
	症状	—	—	糖尿病性昏睡
	血糖値低下	69〜60	59〜51	50 以下
	症状	—	めまい, 頭痛, 空腹感, イライラ感, 著明な発汗等の低血糖症状	低血糖性昏睡, 痙攣
代謝性アシドーシス	動脈血 pH	7.35 未満〜7.20 以上	7.20 未満〜7.15 以上	7.15 未満
	症状	—	—	意識障害, 血圧低下, 痙攣, 呼吸障害（Kussmaul 型）
代謝性アルカローシス	動脈血 pH	7.46 以上〜7.50 未満	7.50 以上〜7.60 未満	7.60 以上
	症状	—	—	痙攣, テタニー, 高血圧, 不整脈
血清カルシウム（mg/dl）	上昇	10.6 以上〜12.1 未満	12.1 以上〜15.0 未満	15.0 以上
	症状	—	—	意識障害
	低下	8.5 未満〜8.0 以上	8.0 未満〜6.5 以上	6.5 未満
	症状	—	—	テタニー, 血圧低下, 不整脈, 精神症状
血清カリウム（mEq/l）	上昇[注]	5.0 以上〜5.5 未満	5.5 以上〜6.0 未満	6.0 以上
	症状	—	—	不整脈, 筋麻痺
	低下	3.5 未満〜3.1 以上	3.1 未満〜2.5 以上	2.5 未満
	症状	—	—	脱力, 筋麻痺, 不整脈
血清ナトリウム（mEq/l）	上昇	150 以上〜155 未満	155 以上〜160 未満	160 以上
	症状	—	—	中枢神経症状（意識障害, 痙攣）
	低下	135 未満〜125 以上	125 未満〜115 以上	115 未満
	症状	—	—	精神障害, 意識障害, 痙攣, 病的反射

注）腎障害に伴う血清カリウム値の上昇は,「腎臓」の重篤度分類基準によること.
（厚生省薬務局安全課長通知. 医薬品等の副作用の重篤度分類基準について. 平成4年6月29日. 薬安第80号. https://www.mhlw.go.jp/shingi/2005/10/dl/s1006-4f2.pdf より抜粋）
グレードの定義は**表2**参照.

ているが，腎疾患や内分泌疾患などで恒常性の維持がくずれた場合に，電解質検査（Na，K，Cl，HCO_3^-）の対象となる．

　生命維持のために生体内の pH は 7.35〜7.45 に保たれているが，酸塩基平衡（acid-base balance）に急激な変化が起き，その破綻が疑われる場合には，緊急検査として動脈血液ガス分析（pH，動脈血二酸化炭素分圧〈$PaCO_2$〉，動脈血酸素分圧〈PaO_2〉，HCO_3^-）を行う．**表6**に医薬品などの副作用における代謝・電解質異常の重篤度分類基準について記載する．

電解質（Na，K，Cl）

Na，K，Clは浸透圧の調節や酸塩基平衡の維持に重要であり，腎による調整とホルモン調整によって血漿浸透圧は275〜295（mOsm/kgH$_2$O）に維持される．血漿浸透圧（mOsm/kgH$_2$O）は以下の式により計算される．

$$2\times Na\,(mmol/L)+ブドウ糖\,(mg/dL)/18+尿素窒素\,(mg/dL)/2.8$$

血清ナトリウムは嘔吐，下痢，発汗，尿崩症，Cushing（クッシング）症候群や原発性アルドステロン症，D-マンニトールやグリセロールなどの浸透圧利尿薬で高値を示し，腎不全や利尿薬，クロルプロマジン，シクロホスファミドなどの薬剤により低値を示す．腎性腎不全では尿細管におけるナトリウム再吸収障害を認めるため，尿中ナトリウムの測定は急性腎不全が腎前性か腎性かの判断に有用である．衛生検査所では血清ナトリウムが110〜170 mmol/Lを外れると，緊急報告をしなければならない．NaClとして存在することから水代謝異常では，血清クロールはNaと並行して変化する．NaとClに解離が認められる場合は，酸塩基平衡異常が疑われる．利尿薬やペニシリン系抗生物質などの薬剤投与でClは低値を示す．

細胞外液中の総陽イオン（Na$^+$と〈ルーチン検査では〉測定されない陽イオン）と総陰イオン（Cl$^-$，HCO$_3^-$と測定されない陰イオン）は等量存在し，血液中の主な陽イオンと主な陰イオンの差をアニオンギャップという．血漿中には測定されない陽イオン（K$^+$，Ca^{2+}，Mg^{2+}）や陰イオン（アルブミン，乳酸，硫酸，リン酸，ケトン体）があり，アニオンギャップは，ルーチン検査では測定不能な陰イオンを表す．アニオンギャップが上昇している患者の体内は不揮発性酸が蓄積する病態にあり，ケトン体の蓄積による糖尿病性ケトアシドーシス，硫酸・リン酸の蓄積による腎不全末期の尿毒症，乳酸の蓄積によるショック状態の組織低酸素などが代表的である．また，尿中クロールは代謝性アルカローシスの際の原因鑑別に有用である．

血清カリウムは水・電解質異常などに加え，神経や筋肉の異常を示す際に測定する．アセタゾラミドやインスリンで低値を示し，サクシニルコリン，アドレナリンβ受容体アンタゴニスト（β遮断薬），アンジオテンシン（アンギオテンシン）変換酵素（angiotensin converting enzyme：ACE）阻害薬，アンジオテンシンII受容体拮抗薬（angiotensin II receptor antagonists：ARB），スピノロラクトン，ジギタリスなどで高値を示す．高度の高カリウム血症は心室細動による心停止を引き起こすので，早期の判断と治療が必要である．衛生検査所では血清カリウムが2.5〜6.0 mmol/Lを外れると緊急報告する．尿中カリウムは原発性アルドステロン症の鑑別に有用（過剰なK摂取がないのに尿中カリウムが高値）である．

カルシウム（Ca）／無機リン（IP）

カルシウムの99%はヒドロキシアパタイトの結晶として骨や歯などに存在するが，血液凝固，酵素活性，細胞の浸透圧調節，細胞膜機能，ホルモン分泌，筋

肉・神経の興奮など多くの生理作用に関与している．カルシウムが高値を示す原因は副甲状腺機能亢進症と悪性腫瘍がほとんどであり，そのほか，ビタミンD過剰，サルコイドーシスなどがある．カルシウムが低値を示す疾患には副甲状腺機能低下症，ビタミンD欠乏症，アミロイドーシス，敗血症などがある．

IPもカルシウムと同様に，その80〜90％がヒドロキシアパタイトとして歯や骨形成に関与しているが，細胞内のエネルギー代謝や糖代謝などにも重要な役割を果たしている．IP値は，副甲状腺ホルモン（parathyroid hormone：PTH），活性型ビタミンD，カルシトニンなどに影響されるため，それらが異常を示す代謝性疾患の診断に有用である．IPの高値を示す疾患には副甲状腺機能低下症や腎不全などがあり，低値を示す疾患には副甲状腺機能亢進症やビタミンD欠乏症などがある．

2.5 動脈血液ガス分析

動脈血液ガス分析によって呼吸やガス交換，体内の酸塩基平衡の状態を評価することが可能となり，呼吸不全，意識障害，ショック状態の病態評価に有用である．血清ナトリウム・カリウム・クロールなど電解質の異常を認めたときも，原因究明のために動脈血液ガス分析や血漿浸透圧測定を行う．

pH（水素イオン指数）

通常，血液pHは7.40 ± 0.05を保ち（酸塩基平衡の維持），pH低下をきたす異常な状態をアシドーシス，pH上昇をきたす異常な状態をアルカローシスという．アシドーシス，アルカローシスは，pH低値・PCO_2（partial pressure of carbon dioxide；二酸化炭素分圧）高値の呼吸性アシドーシス，pH高値・PCO_2低値の呼吸性アルカローシス，pH低値・HCO_3^-低値の代謝性アシドーシス，pH高値・HCO_3^-高値の代謝性アルカローシスに分類できる．

呼吸性アシドーシスは低換気によって引き起こされ，気管支喘息，COPD（chronic obstructive pulmonary disease；慢性閉塞性肺疾患），脳障害や薬物による呼吸中枢抑制などが原因となる．呼吸性アルカローシスは過剰な換気によって引き起こされ，過換気症候群が代表的である．代謝性アシドーシスは酸の蓄積および，HCO_3^-の喪失した状態であり，インスリン作用の欠乏により増加したケトン体によって引き起こされる糖尿病性ケトアシドーシスや，硫酸やリン酸などの排泄不全が生じる腎不全，高度の下痢などで認められる．代謝性アルカローシスは酸が喪失，またはHCO_3^-が蓄積した状態であり，嘔吐や胃管からの胃液排出，利尿薬の使用などが原因となる．血液pHの変化に対して，生体では肺や腎において恒常性を保とうとする代償作用が生じる．呼吸性代償は換気の調節によって短時間で行われるが，腎での代謝性代償には数日を要する．酸塩基平衡異常（ショック，呼吸不全，循環不全）の評価には動脈血のpHに加え，同時にデータが得られるPCO_2，HCO_3^-や電解質の変化を総合的に判断する．

動脈血二酸化炭素分圧（PaCO₂）

　CO_2の拡散能が非常に高いことから肺胞気二酸化炭素分圧と$PaCO_2$は等しく，$PaCO_2$の増減は換気の状態（肺胞換気量）を反映している．$PaCO_2$は呼吸の中枢抑制（脳の損傷）や薬物中毒，神経・筋疾患（筋ジストロフィーやGuillain-Barré〈ギラン・バレー〉症候群），胸郭・胸膜病変，肺気腫や気管支炎などで高値を示し，呼吸中枢の活動亢進（過換気，エピネフリンやキサンチンの投与）や呼吸中枢への刺激（低酸素，代謝性アシドーシス）により低値を示す．肺炎や肺水腫などの初期には過換気となり$PaCO_2$が低下する．$PaCO_2$ 50 Torr以上，PaO_2 60 Torr以下の状態を呼吸不全という．

動脈血酸素分圧（PaO₂）

　血液による酸素運搬は，肺胞から肺胞膜を酸素が通過して血液に入り，血流量に十分な肺胞換気量があることが前提で，酸素とヘモグロビンが結合したオキシヘモグロビンとして血中に運ばれる．PaO_2は肺でのガス交換の状態を示し，慢性・急性呼吸不全の診断・治療に必須とされ，人工呼吸器の換気条件の設定・評価にも利用される．採血後に検体を室温で放置すると，血球によって酸素が消費されるためPaO_2は低下し，$PaCO_2$は上昇する．

重炭酸イオン（HCO₃⁻）

　動脈血液ガス分析装置が電極法によって直接測定する項目はpH，$PaCO_2$，PaO_2であり，HCO_3^-はpH，$PaCO_2$の値よりHenderson-Hasselbalch（ヘンダーソン・ハッセルバルヒ）の式*を用いて算出される．

　腎臓では近位尿細管でHCO_3^-が再吸収され，皮質集合管でHCO_3^-が産生，不揮発酸が排泄される．腎尿細管の再吸収が障害されてHCO_3^-が減少した場合に陰イオンの不足を補うため，Cl^-を再吸収して増加させたのが高クロール性代謝性アシドーシス（近位尿細管アシドーシス）であり，アニオンギャップは正常である．代謝性アシドーシスでアニオンギャップが増加する場合（HCO_3^-の低下と，Cl^-変化なし）は，Cl^-やHCO_3^-以外の陰イオンの増加による代謝性アシドーシス（ケトアシドーシスや乳酸アシドーシス）である．

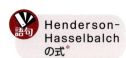

語句 Henderson-Hasselbalchの式*
⇒1章B-6の図3（p.33）参照．

塩基過剰（BE）

　酸塩基平衡において，酸性は呼吸性因子の$PaCO_2$，アルカリ性は代謝性因子のHCO_3^-により表現されるが，HCO_3^-以外にも代謝性因子は存在する．BEは塩基の過剰・欠乏状態を測る酸塩基平衡指標の一つで，血液を$PaCO_2$ 40 Torr，37℃としたときにpH 7.40に戻すのに必要なH^+濃度から算出する．

$$BE\,(mmol/L) = 0.93 \times \{[HCO_3^-] - 24.4 + 14.8 \times (pH - 7.4)\}$$

　上記の計算式で導き，HCO_3^-やpHが高いほどBEは高値（塩基過剰）となる．代謝性アルカローシス，慢性の呼吸性アシドーシスでは+3以上となる．逆に−

3以下で代謝性アシドーシス,慢性の呼吸性アルカローシスとなる(慢性の呼吸性アシドーシスの場合は,腎での代償により HCO_3^- が増加するために BE が高値となる).

（米田孝司,北中　明）

◉参考資料
1. 櫻林郁之介,熊坂一成監.伊藤機一ほか編.最新　臨床検査項目辞典.医歯薬出版；2008.
2. 前田昌子,高木　康編著.薬剤師のための臨床検査ハンドブック.第2版.丸善；2011.
3. 原　景子.看護師・薬剤師がこれだけは知っておきたい臨床検査値×処方薬チェックポイント.メディカ出版；2016.
4. 金井正光監.臨床検査法提要.改訂第34版.金原出版；2015.

B 病態・臨床検査

3 臨床化学検査

- 血清およびヘパリン血漿を試料とし，主に自動分析装置を用いて検査を実施する．
- 薬剤を代表として臨床検査値に影響を与える因子は数多くあり，結果の解釈に注意が必要である．
- 検体採取，検体保存の方法が結果に大きな影響を与える検査項目を把握する必要がある．
- 一つの検査項目が異なった臓器の障害によって異常値を示すことがあり，臨床症状，ほかの検査項目の結果を参考にして診断につなげる．
- 検査結果の解釈には，各疾患の病態や経過に対応した検査値の変動パターンを理解することが必要である．

Keywords ▶ 酵素，タンパク，脂質，糖（血糖）

1 はじめに

　血液を遠心分離器にかけて，有形成分（赤血球，白血球，血小板など）と無形成分（血清）に分離し，血清中の物質を化学的に分析する検査を臨床化学検査といい，通常は自動分析により測定される．病気の診断や治療の判定，病状の経過観察に欠かせない検査である．臨床検査値に影響を与える因子（図1）は数多くあるため，注意が必要である．酵素（ehzyme）反応や化学発光反応によって測定を行う項目と，電気泳動法や高速液体クロマトグラフィー法などの分離分析法を行う項目に分けられる．

　臨床化学検査は，その物質の代謝や生理作用の評価だけでなく，臓器の機能評価，疾患の診断や治療に重要である．各臓器の障害で変動する主要な検査項目を図2に示す．本項では日常診療に不可欠な項目を取りあげた．

2 各種検査法（表1）

2.1 肝機能検査

　肝機能障害では，全身倦怠感，食欲不振，皮膚や眼球に黄疸が出現するなどの所見を認め，血液中に肝臓・胆管道系由来の酵素などが逸脱する．肝機能検査は，スクリーニングや経過観察を目的として広く実施される．薬剤を代謝する酵素（シトクロム P450 など）は主として肝臓に存在するため，肝機能障害は薬剤の代

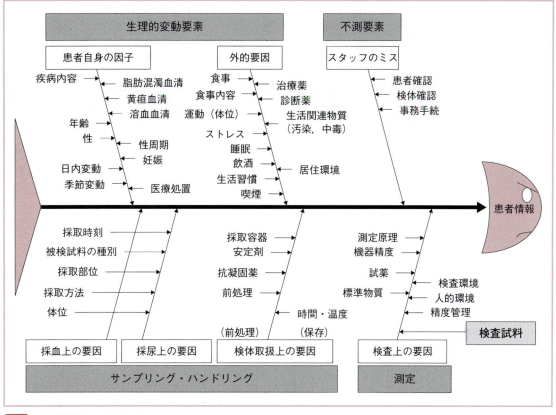

図1 臨床検査値に影響を与える因子

謝異常につながることも多い．医薬品などの副作用によって引き起こされる肝機能障害の重篤度分類基準を**表2**に示す．

アスパラギン酸アミノトランスフェラーゼ（AST*〈GOT*〉），アラニンアミノトランスフェラーゼ（ALT*〈GPT*〉）

　ピリドキサールリン酸（pyridoxal phosphate：PALP，ビタミン B_6）を補酵素とし，アミノ酸（アスパラギン酸またはアラニン）とαケト酸（α-ケトグルタル酸）のあいだでアミノ基の転移を触媒する酵素である．AST は肝細胞以外の組織にも多く存在し，細胞質由来（s-AST）とミトコンドリア由来（m-AST）のアイソザイムが存在する．ALT は，より肝特異性が高い．血中半減期は AST が11～15時間，ALT が40～50時間とされており，肝細胞に含まれている量はAST のほうが多い．したがって，半減期の違いと肝細胞障害の程度により AST と ALT の割合に差が生じる．

　AST と ALT は同時に検査されることが多いため，両者の比による病態評価が可能である．急性肝炎の初期には肝細胞破壊が強く，肝細胞に含まれる量の多寡より AST 優位（AST＞ALT）となるが，安定すると肝細胞破壊やミトコンドリアの障害が少なくなり（m-AST の減少），半減期の長い ALT 優位（AST＜

AST*

aspartate aminotransferase.

GOT*

glutamic oxaloacetic transaminase（グルタミン酸オキサロ酢酸トランスアミラーゼ）．

ALT*

alanine aminotransferase.

GPT*

glutamic pyruvic transaminase（グルタミン酸ピルビン酸トランスアミラーゼ）．

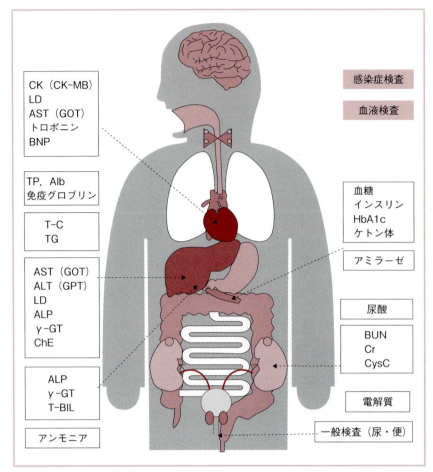

図2 各臓器と臨床検査項目
略語については**表1**参照.

ALT）になる．一方，慢性肝炎は持続的な肝細胞障害であるため肝障害の軽度な非活動性であれば半減期の長いALTが優位となる．同様に障害が軽度な脂肪肝は半減期の長いALTが優位となる．肝硬変はALT活性が正常よりも低下するためにAST優位となり，アルコールは肝細胞のミトコンドリアまで障害を及ぼすため，アルコール性肝炎ではAST優位となる．ASTは赤血球や骨格筋，心筋にも存在するので採血時の溶血や運動の影響を受け，溶血性貧血や心筋梗塞時にも高値を示し，これらの場合はAST＞ALTとなる．

アルカリホスファターゼ（ALP）

　アルカリ側に至適pHをもち，リン酸モノエステルを加水分解する酵素である．ALPは数種類のアイソザイムに分画され，アイソザイム分析がALP増加の原因検索に有用である．胆管が閉塞し，胆汁の排出障害が起きると胆汁成分が類洞へ逆流する状態でALP1が遊出し，胆道の閉塞性黄疸や限局性肝障害で高値を

表1 臨床化学検査の項目解説

	略語	正式名	基準値	単位	概要
肝(胆道)機能	AST（GOT）	アスパラギン酸アミノトランスフェラーゼ	13〜30	U/L	心筋・肝臓・骨格筋・赤血球に存在する酵素で，各臓器に障害があると高値を示す
	ALT（GPT）	アラニンアミノトランスフェラーゼ	7〜42	U/L	各臓器に存在するが，とくに肝臓に多く含まれており，肝細胞障害における特異性がASTに比べ高い酵素である
	ALP	アルカリホスファターゼ	106〜322	U/L	肝臓・骨・小腸・胎盤に存在する酵素で各臓器の障害で高値になり，とくに閉塞性肝障害時に上昇する．骨形成などに伴うため年齢差がある
	γ-GT（γ-GTP）	ガンマグルタミルトランスペプチターゼ	男 13〜64 女 9〜32	U/L	アルコール性肝障害や薬剤性肝障害の指標になり，肝臓や胆道に障害があると高値を示す
	ChE	コリンエステラーゼ	201〜486	U/L	肝臓で生成されて血中に供給される酵素であり，主に肝疾患により低下するが，脂肪肝で上昇する．また，有機リン剤による中毒でも低値を示す
	T-BIL	総ビリルビン	0.4〜1.5	mg/dL	ビリルビンは赤血球中のヘモグロビンの代謝産物で，貯留により黄疸が生じる．肝障害で増加する
	D-BIL	直接ビリルビン	0.2以下	mg/dL	ビリルビンの抱合の状態を調べることにより黄疸などの成因がわかる
	NH$_3$	アンモニア	47以下	μg/dL	タンパクの代謝によりアミノ酸から生成される．肝臓で尿素に解毒されて腎臓から排泄されるので，肝臓機能の著しい低下により高値を示す
タンパク	TP	総タンパク	6.6〜8.1	g/dL	血清中に存在する多種類のタンパクの総和であり，肝臓の働きなどや栄養状態の指標になる
	Alb	アルブミン	4.1〜5.1	g/dL	タンパクの一種で血液の浸透圧を保ち，種々の生体内物質の運搬に関与する．肝臓で合成されるので肝臓の働きや栄養状態の指標になる
	A/G	アルブミン・グロブリン比	1.32〜2.23		血中のアルブミン（A）とグロブリン量（G）の比であり，重症肝障害やMタンパク血症で低下し，無ガンマグロブリン血症で上昇する
腎機能	sCr, Cr	血清クレアチニン	男 0.65〜1.07 女 0.46〜0.79	mg/dL	筋肉代謝からの含窒素老廃物で，腎臓から再吸収なく排泄されるので，腎障害に特化した腎不全や尿毒症などの指標となる
	eGFR	推算糸球体濾過量	60以上	mL/分/1.73m^2	腎臓にどれくらい老廃物を尿へ排泄する能力があるかを示し，慢性腎臓病における重症度の指標となる
	CysC	シスタチンC	0.59〜1.03	mg/L	GFRの評価法である24時間クレアチニンクリアランスと同等かそれ以上に腎機能障害の指標となる
	BUN, UN	尿素窒素	8.0〜20.0	mg/dL	肝合成のタンパクがアンモニアを経てUN（含窒素老廃物）として腎臓から排泄（一部再吸収）されるので，肝機能や食事など腎以外の要因が関係する．主に腎外性腎不全などの指標となる
	UA	尿酸	男 3.7〜7.8 女 2.6〜5.5	mg/dL	核酸やプリン体の代謝物で，腎臓から排泄（80%再吸収）される．尿酸結晶が関節にたまると痛風になり，腎血管性高血圧や動脈硬化につながる
心機能	CK（CPK）	クレアチンキナーゼ	男 59〜248 女 41〜153	U/L	心臓の筋肉や骨格筋，脳などに存在する酵素で，各臓器に障害があると高値になるが，運動後や筋肉注射後にも増加する

表1 臨床化学検査の項目解説（つづき）

	略語	正式名	基準値	単位	概要
心機能	CK-MB活性	MB型クレアチンキナーゼ	10以下	U/L	CKのアイソザイムのなかでもとくに心臓の筋肉に多く存在し，急性心筋梗塞で高値になる
	LD (LDH)	乳酸デヒドロゲナーゼ	124～222	U/L	心臓・肝臓・骨格筋・赤血球・肺に存在する酵素で，各臓器に障害があると高値になる．とくにLD1は心筋に由来する
	cTnT	心筋トロポニンT	0.014以下	ng/L	心筋に存在する構造タンパクであり，微小な心筋梗塞や虚血状態に反映し，重症度にも比例するので，心筋梗塞など心機能の指標となる
	cTnI	心筋トロポニンI	0.04以下	ng/L	
	BNP	脳性ナトリウム利尿ペプチド	18.4以下	pg/mL	心室から分泌されるホルモンで利尿作用，血管拡張作用をもつ．NYHA分類およびACC/AHA慢性心不全の評価には相関がみられる
	NT-proBNP	脳性ナトリウム利尿ペプチド前駆体N端フラグメント	55以下	pg/mL	BNPの前駆体であるproBNPがタンパク分解酵素により切断されて生じるN端側のペプチド断片
糖代謝	GLU	血糖，空腹時血糖	73～109	mg/dL	血液中のブドウ糖（グルコース）濃度を示し，糖尿病などで高値となる
	HbA1c	ヘモグロビンA1c	4.9～6.0	%（NGSP）	過去1～2か月間の平均血糖値を反映するので，糖尿病の長期血糖コントロールの指標となる
	GA	グリコアルブミン	11.0～16.0	%	過去1～3週間の平均の血糖値を反映するので，糖尿病の中期血糖コントロールの指標である
	1,5-AG	1,5-アンヒドログルシトール	14.0以上	μg/mL	血糖の増減に対する応答が約24時間と早いので，糖尿病の短期血糖コントロールの指標となる
	IRI	インスリン	1.0～21.7	μU/mL	膵臓から分泌され，血糖低下作用を有するホルモンで，糖尿病の診断に役立つ
	CPR	Cペプチド	1.0～2.0	ng/mL	膵臓からインスリンが分泌されるとき一緒にできるペプチドで，インスリンと同量が血液中に産生される
	OGTT	ブドウ糖負荷試験			糖代謝の異常を調べる検査法で，75gブドウ糖水を飲んで血糖値の経時的変化を調べる
脂質	T-C	総コレステロール	142～248	mg/dL	主要な脂質の一つで，細胞膜，胆汁酸，種々のホルモンなどの原料となる．脂質代謝異常の指標となり，高値で動脈硬化，低値で肝疾患が考えられる
	LDL-C	低比重リポタンパクコレステロール	65～163	mg/dL	悪玉コレステロールとよばれており，高値は虚血性心疾患や脳血管障害などの発生率が高い
	HDL-C	高比重リポタンパクコレステロール	男 38～90 女 48～103	mg/dL	組織で余分になったコレステロールを肝臓に運ぶため善玉コレステロールとよばれ，動脈硬化の危険予防因子とされている
	TG	トリグリセリド（中性脂肪）	30～149	mg/dL	エネルギー源として重要だが，動脈硬化の危険因子となる．食事により上昇する
膵機能	AMY	アミラーゼ	44～132	U/L	膵臓や唾液腺より分泌される消化酵素で，急性膵炎や耳下腺炎で上昇する．各アイソザイムの分析により由来を確定する
	LIP	リパーゼ	13～53	U/L	膵臓より分泌される消化酵素で，膵臓の障害によって上昇する

ALP (alkaline phosphatase), γ-GT (γ-glutamyltransferase), γ-GTP (γ-glutamyltranspeptidase), ChE (cholinesterase), T-BIL (total bilirubin), D-BIL (direct bilirubin), TP (total protein), Alb (albumin), A/G (albumin/globulin), sCr (serum creatinine；血清クレアチニン), Cr (creatine；クレアチニン), eGFR (estimated glomerular filtration rate), CysC (cystatin C), BUN (blood urea nitrogen), UN (urea nitrogen), UA (uric acid), CK (creatine kinase), CPK (creatine phosphokinase), LD (LDH) (lactate dehydrogenase), cTnT (I) (cardiac troponin T ⟨I⟩), BNP (brain natriuretic peptide), NYHA (New York Heart Association；ニューヨーク心臓協会), ACC/AHA (American College of Cardiology/American Heart Association；アメリカ心臓病学会／アメリカ心臓協会), NT-proBNP, GLU (glucose), HbA1c (hemoglobin A1c), NGSP (National Glycohemoglobin Standardization Program), GA (glycated albumin), 1,5-AG (1,5-anhydroglucitol), IRI (immunoreactive insulin), CPR (C-peptide immunoreactivity), OGTT (oral glucose tolerance test), T-C (total cholesterol), LDL-C (low density lipoprotein cholesterol), HDL-C (high-density lipoprotein cholesterol), TG (triglyceride), AMY (amylase), LIP (lipase).

表2 副作用の重篤度分類基準（肝臓）

副作用のグレード	グレード1	グレード2	グレード3
T-BIL (mg/dl)	1.6 以上～3.0 未満	3.0 以上～10 未満	10 以上
AST, ALT (U/l)	1.25×N 以上～2.5×N 未満 50 以上～100 未満	2.5×N 以上～12×N 未満 100 以上～500 未満	12×N 以上 500 以上
ALP	1.25×N 以上～2.5×N 未満	2.5×N 以上～5×N 未満	5×N 以上
γ-GT	1.5×N 以上	―	―
LD	1.5×N 以上	―	―
PT	―	―	40％以下
症状等	―	黄疸 肝腫大 右季肋部痛 脂肪肝	出血傾向，意識障害等の肝不全症状（劇症肝炎） 肝硬変 肝腫瘍 6ヶ月以上遷延する黄疸

N；施設ごとの正常値上限．
（厚生省薬務局安全課長通知．医薬品等の副作用の重篤度分類基準について．平成4年6月29日．薬安第80号．
https://www.mhlw.go.jp/shingi/2005/10/dl/s1006-4f2.pdf より抜粋）
グレードの定義は本章 B-2 の表2（p.100）参照．

示す．健常成人では ALP の大部分が ALP2 であり各種の肝・胆道系疾患で高値を示す．ALP3 は骨芽細胞由来であり，骨疾患や骨腫瘍で高値を示す．また，甲状腺機能亢進症では骨吸収と骨形成が促進されるため ALP3 が高値となる．副甲状腺機能亢進症では破骨細胞が活性化され，骨吸収を促進させるため ALP3 が高値となる．骨の新生のさかんな小児は ALP3 が高値である．胎盤には ALP4 があり，エストロゲンの分泌が亢進する妊娠後期に遊出する．小腸由来の ALP5 は肝硬変などで上昇する．また，ALP5 は健常者においても血液型 B 型と O 型の場合，高脂肪食後に上昇することがある．潰瘍性大腸炎などの自己免疫疾患では，免疫グロブリン結合型の ALP6 が高頻度に検出される．

ガンマグルタミルトランスペプチダーゼ（γ-GT⟨γ-GTP⟩）

γ-GT はグルタチオンなどの γ-グルタミル基をほかのアミノ酸やペプチドに

転移する酵素で腎臓に多く存在し，肝臓，膵臓，小腸にも分布している．臨床化学検査の対象となる血液中のγ-GTは，ほとんどが肝臓由来であり，肝胆道系疾患で変動する．肝臓においてはミクロソームや胆管膜に存在しており，肝胆道系疾患，アルコール性肝疾患，薬剤性肝障害などの指標になるが，とくに閉塞性黄疸などの胆汁うっ滞型肝疾患の診断に有用である．健康であっても常習飲酒家では基準範囲より高値を示すことが多い．

コリンエステラーゼ（ChE）

コリンエステルを加水分解する酵素で，神経や筋肉においてアセチルコリンを特異的に加水分解するもの（アセチルコリンエステラーゼ：AChE, true ChE）と，肝臓で合成され血液中でほかのアシルコリンを加水分解するもの（pseudo ChE）があり，臨床化学検査では後者がChEとして測定される．ChEは肝臓のタンパク合成能を反映し，肝機能検査としての意義が大きい．慢性肝炎や肝硬変などで肝障害が起きるとChEの合成が低下し，低値となる．ネフローゼ症候群では，尿中にアルブミンなどのタンパクが流出し，肝臓でのタンパク合成能が亢進するためChEは高値となる（ChEは分子量が大きいので尿中には流出しない）．

ビリルビン（間接ビリルビン〈I-BIL〉，直接ビリルビン〈D-BIL〉）

老化した赤血球（寿命約120日）から遊出したヘモグロビンのヘムタンパク質が肝臓などに取り込まれ，ビリベルジンを経てビリルビン（BIL）となる．肝細胞内の非抱合型（I-BIL：indirect-bilirubin.）はグルクロン酸抱合されるとD-BILになる．胆囊で濃縮されたD-BILは胆汁とともに十二指腸内に排泄される．BILの産生から排泄までの過程で障害があれば黄疸が生じる．I-BILは水溶性が低いので尿中に出現しないが，肝臓でグルクロン酸抱合される割合が多いと（D-BILが高値），褐色のビリルビン尿を呈する．また，閉塞性黄疸ではD-BILが腸管へ排泄されないため便の色が薄く（灰色）なる．

I-BILが増加する先天性の疾患として，肝細胞内のUDP（uridine diphosphate；ウリジン二リン酸）-グルクロン酸転移酵素（グルクロニルトランスフェラーゼ）に異常が生じるGilbert（ジルベール）症候群やCrigler-Najjar（クリグラー・ナジャール）症候群がある．D-BILが増加するものには肝細胞から毛細胆管への排泄異常で起こるDubin-Johnson（デュビン・ジョンソン）症候群やRotor（ローター）症候群などがある．これらの体質性黄疸以外に，障害の発生場所によって，肝前性（肝臓に入る以前の機構の障害），肝性（肝臓自体の病変），肝後性（肝臓を出た後の障害）に分類される．肝前性には溶血性疾患，門脈下大静脈シャント，脾腫などがあり，I-BILが増加する．肝性には急性肝炎，慢性肝炎，肝硬変，肝細胞癌などがありD-BILとI-BILが増加する．肝後性には胆石，胆管癌，膵頭部癌，胆管閉塞などがあり，D-BILが増加する．

アンモニア（NH₃）

　消化管で腸内細菌の働きによって生成されたNH₃は，肝臓の尿素サイクルで尿素に変換され，尿中に排泄される．肝機能障害では肝でのNH₃代謝が障害され，高アンモニア血症をきたす．NH₃などの有毒物質を解毒する肝臓の処理能力が低下すると，血液中で増加したNH₃が脳内に移行して中枢神経を障害し，肝性脳症発症の原因となる．腎不全（腎臓から尿素が排出できない），消化管出血（出血した血液中のタンパクが腸内で分解されてNH₃を過剰生成），尿路感染症（ウレアーゼ産生菌により分解されたNH₃が膀胱静脈から入る）などによる肝前性のNH₃増加や，先天的な尿素サイクル異常症（NH₃が尿素へ変換されない）においても血中NH₃が高値となり，意識障害の原因となる．

　NH₃は食事や運動によって上昇するため，安静空腹時に採血を行う．検体を室温で放置すると採血管の中でNH₃が生成されてしまうため，採血後はすみやかに除タンパク液を含んだ専用容器に分注して4℃以下に保存する．

血清タンパク（総タンパク〈TP〉，アルブミン〈Alb〉），アルブミン・グロブリン比（A/G）

　100種類以上存在する血清中のタンパクは電気泳動によりアルブミン分画と，α1・α2・β・γの各グロブリンに分画される（**表3**）．TP，Alb，A/G，タンパク分画，免疫グロブリン，急性期タンパク*，鉄・銅結合タンパク，補体，凝固線溶系タンパクなどが一般的な臨床検査項目として測定される．

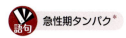

急性期タンパク*
⇒本章B-4の語句（p.133）参照．

　TPとAlbは肝臓における合成・分解・運搬の機能や栄養状態を確認するために重要である．TPに異常を認めた場合は，TP中で大きな比率を占めるAlbおよび免疫グログリンの増減が考えられ，Albとグロブリンの比（A/G）が原因の解明に役立つ．肝硬変などで肝機能が低下するとAlb合成が低下するためTP低値（A/Gは低値）を示すが，慢性肝炎で免疫グロブリンが増加するとTPは高値となる．ネフローゼ症候群やタンパク漏出性胃腸症のようにAlbが体外に喪失する病態，ダイエットや低栄養（食事の摂取不足）によってAlbの原料となるタンパクが不足するとTP低値（A/Gは低値）を示す．形質細胞の腫瘍性増殖を示す多発性骨髄腫では，異常な免疫グロブリン（Mタンパク）が多量に産生されるのでTPが増加し，A/Gは低値となる．脱水症は血液が濃縮されるためにTPが高値となり，細菌などによる感染では防御反応として免疫グロブリンが増加するためTPが高値となる．免疫抑制作用のある副腎皮質ホルモン投与やがんの放射線療法時では免疫グロブリンの産生が減少してA/Gが高値となる．

栄養アセスメントタンパク

　栄養状態をリアルタイムに評価可能な血中半減期の短いタンパクとして以下のものがある．血中でレチノール（ビタミンA）を結合して運搬する機能をもつレチノール結合タンパクは肝で合成される分子量2.2万，半減期16時間のタンパ

表3 血清タンパクの種類と特性

領域	種類	濃度 (mg/dL)	分子量 (kDa)	主な機能	主な病態変化
アルブミン	トランスサイレチン	22〜40	55	サイロキシンやレチノールの結合	重症肝障害で減少
	アルブミン	3,900〜4,900	66	栄養源・浸透圧維持・物質輸送・緩衝作用	肝炎, ネフローゼで減少
α1グロブリン	α1-アシドグリコプロテイン	42〜93	40〜42	急性期タンパク	炎症性疾患で増加
	α1-アンチトリプシン	94〜150	45〜55	急性期タンパク, プロテアーゼ阻害	炎症性疾患で増加
	α1-リポプロテイン (HDL)	37〜270	200〜400	脂質の輸送・代謝	肝疾患やタンジール病で減少
	α1-ミクログロブリン	1〜3	30	IgAと共有, 非共有結合をする	腎機能不全, 骨髄腫, 炎症で増加
α2グロブリン	α2-ミクログロブリン	110〜230	720〜820	プロテアーゼ阻害	ネフローゼで増加
	セルロプラスミン	21〜37	130〜140	急性期タンパク, 銅の輸送	炎症性疾患や妊娠で増加
	ハプトグロビン	19〜170	100〜400	急性期タンパク, ヘモグロビンの輸送	炎症性疾患で増加, 溶血性疾患で減少
βグロブリン	β-リポプロテイン (LDL)	200〜700	3,000〜5,000	脂質の輸送・代謝	高脂血症で増加
	β2-ミクログロブリン	0.08〜0.18	11.8	HLA抗原クラスIのL鎖	腎不全や悪性腫瘍で増加
	C3	86〜160	185〜190	急性期タンパク, 補体機能	肝疾患や自己免疫疾患で減少
	C4	17〜45	210	補体機能	肝疾患や自己免疫疾患で減少
	ヘモペキシン	50〜100	57	ヘムの輸送	肝疾患や溶血性疾患で減少
	プラスミノゲン	10〜30	83〜88	フィブリン溶解	重症肝機能障害やDICで減少
	トランスフェリン	190〜320	80〜90	鉄の輸送	肝疾患やネフローゼで減少
γグロブリン	免疫グロブリンA	110〜410	160 (分泌型385)	抗体活性（分泌液に多い）	肝疾患, 慢性疾患, IgA骨髄腫で増加
	免疫グロブリンM	33〜260	970	抗体活性	肝疾患, 原発性マクログロブリン血症で増加
	免疫グロブリンD	<9	184	抗体活性	IgD骨髄腫で増加
	免疫グロブリンE	$10〜100\times10^{-3}$	188	抗体活性	I型アレルギーで増加
	免疫グロブリンG	870〜1,700	146〜170	抗体活性	肝疾患, 慢性疾患, 感染症で増加
	C反応性タンパク	<0.06	115	急性期タンパク, オプソニン*効果	炎症性疾患で増加

DIC (disseminated intravascular coagulation；播種性血管内凝固症候群), IgA/D (immunoglobulin A/D；免疫グロブリンA/D).

クで，栄養状態の変動を鋭敏に反映する．トランスサイレチン（プレアルブミン）は肝細胞で合成される分子量5.5万のタンパクで，甲状腺ホルモン（チロキシン〈サイロキシン〉）およびレチノールを輸送する機能を有する．半減期が1.9日と短く，タンパク摂取状況をすばやく反映する．トランスフェリンは分子量約8万，半減期7日の糖タンパクで，血中における鉄イオンの運搬に関連しており，重篤な栄養障害で減少する．

2.2 腎機能検査

浮腫，タンパク尿，血尿，高血圧などの症状を示したり，腰背部や腎部に鈍痛を自覚したりする場合には腎疾患の可能性がある．尿検査以外に，血清クレアチニン（sCr），尿素窒素（BUN），シスタチンC（CysC）を測定する．sCrまたはCysCの値から計算式を用いて推算糸球体濾過量（eGFR）を求めることが可能である．薬剤やその代謝物には腎臓から排泄されるものが多い．ここでは医薬品などの副作用における腎障害の重篤度分類基準を**表4**に示す．

語句 オプソニン*

生体に侵入した細菌などの抗原に抗体や補体が結合することで，好中球やマクロファージなどの貪食細胞に取り込まれやすくなることをオプソニン効果という．この際に食作用を受けやすくする血清因子をオプソニンとよび，代表的な分子として補体のC3bと抗体のIgG（immunogloburin G；免疫グロブリンG）がある．CRPも細菌表面に結合することでオプソニン効果を示す．

血清クレアチニン（sCr）

腎・膵に多いグリシンアミジノトランスフェラーゼによりグリシンとアルギニンからグアニジノ酢酸が合成され，次に肝に多いメチルトランスフェラーゼによりS-アデノシルメチオニンからメチル基が転移されてクレアチニン（Cr）が生成され，筋肉内に貯蔵される．筋肉内のクレアチンはクレアチンキナーゼ（CK）によりクレアチンリン酸として貯蔵され，エネルギー利用（ATP〈adenosine 5'-triphosphate；アデノシン5'-三リン酸〉の生成）時にクレアチンになる．Crは筋肉内でのクレアチンの最終産物であるため，sCrは筋肉の総量に比例し，男性で高値である．

腎臓の糸球体で濾過されたCrはほとんど尿細管で再吸収されずに排泄される．クレアチニンクリアランス（creatinine clearance：Ccr）は糸球体濾過量（GFR）を反映するため，腎機能の評価に有用である．sCrが高値を示すものには，腎前性因子により増加する疾患（心不全，脱水，ショック），腎性因子により排泄が低下する疾患（腎不全，糸球体腎炎），腎後性障害により排泄が低下する疾患（尿路閉塞，前立腺肥大）がある．先端巨大症や巨人症では筋肉量の増加によって高値となり，筋ジストロフィーなどの筋肉萎縮疾患ではCr合成能低下により低値となる．Crの排泄量が多い疾患（尿崩症）においても低値となる．

推算糸球体濾過量（eGFR），シスタチンC（CysC）

単位時間あたりに腎糸球体から血漿がろ過される量をGFRといい，腎機能の評価に用いる．分子量（MW：113）が小さいCrは尿細管で再吸収されずに尿中へ排泄されるため，尿中Cr（U-Cr）とsCrより求めたCcrが一般的なGFRとして求められる．

表4 副作用の重篤度分類基準（腎臓）

副作用のグレード	グレード1	グレード2	グレード3
BUN (mg/dl)	1×Nを超え25未満	25以上〜40未満	40以上
sCr (mg/dl)	1×Nを超え2未満	2以上〜4未満	4以上
蛋白尿	1＋	2＋〜3＋	3＋を超える
血尿	顕微鏡的	肉眼的	肉眼的，凝血塊
尿量	―	500 ml/24 hr 以下又は乏尿多尿[注]	100 ml/24 hr 以下又は無尿
血清カリウム (mEq/L)	―	5.0以上〜5.5未満	5.5以上
症状等	―	―	ネフローゼ症候群 急性腎不全（間質性腎炎，尿細管壊死，腎臓壊死，腎乳頭壊死，腎皮質壊死） 慢性腎不全（間質性腎炎，尿細管壊死，腎臓壊死，腎乳頭壊死，腎皮質壊死） 尿毒症 水腎症

N；施設ごとの正常値上限．
注）腎性の尿崩症の場合をいう．
（厚生省薬務局安全課長通知．医薬品等の副作用の重篤度分類基準について．平成4年6月29日．薬安第80号．
https://www.mhlw.go.jp/shingi/2005/10/dl/s1006-4f2.pdf より抜粋）
グレードの定義は本章 B-2 の表2（p.100）を参照．

$$\mathrm{Ccr(mL/分)} = [\mathrm{U\text{-}Cr\,(mg/dL)} \times 尿量(\mathrm{mL/分}) \times 1.73(日本人の平均体表面積)] / [\mathrm{sCr\,(mg/dL)} \times 体表面積\,(\mathrm{m}^2)]$$

Ccr を用いることによって正確な腎機能の評価が可能であるが，1日尿を採取する不便さなどから，次の計算式による eGFR が頻用されるようになった．

男性 eGFR $(\mathrm{mL/分/1.73m^2}) = 194 \times \mathrm{sCr}^{-1.094} \times 年齢^{-0.287}$

女性 eGFR $(\mathrm{mL/分/1.73m^2}) = 194 \times \mathrm{sCr}^{-1.094} \times 年齢^{-0.287} \times 0.739$

eGFR は健常者で約 100 mL/分/1.73m²，腎機能低下では低値を示し，慢性腎疾患では 60 mL/分/1.73m² 未満となる．sCr は筋肉量を反映するので，高齢者などの筋肉が少ない症例では sCr を基に計算した eGFR では腎機能を過大評価してしまう．このような場合には，筋肉量の影響を受けない CysC（3か月に1回のみ保険点数が認められている）を基にした eGFR が有用である．

尿素窒素（BUN，UN）

組織または摂取したタンパクがアミノ酸に分解され，脱アミノ反応によって生成された NH_3 と CO_2 から肝臓内の尿素サイクルによって尿素が合成されて無毒化される．臨床化学検査では血中の尿素量を尿素に含まれる窒素分として表し，UN とよんでいる．UN は血液を経て腎臓の糸球体でろ過された後，一部は尿細管で再吸収され，残りは尿中に排出される．

UN は腎機能の評価に有用であり，高値を示す原因としては，組織タンパクの異化亢進やタンパク摂取量増加による UN の産生増加（筋肉破壊に伴い異化が亢進する運動，発熱，消化管出血，副腎皮質ステロイド投与による異化亢進，高タンパク食摂取），腎血流量の減少などの腎前性因子による再吸収の亢進（脱水，心不全），腎性因子による UN の排泄低下（腎不全，腎盂腎炎），腎後性障害による UN の排泄低下（尿路閉塞，前立腺肥大）などがある．低値を示す原因には，摂取量減少が原因の低タンパク食，循環血液量増加が原因となる妊娠，腎排泄が原因の尿崩症，重症肝障害による肝での UN 合成低下などがある．UN はウレアーゼを用いた各種酵素法により測定され，年齢，性別，日内変動，高タンパク食，運動などの影響を受ける．

尿酸（UA）

UA は核酸のプリン塩基の最終代謝産物であり，腎糸球体でろ過されるので，プリン体代謝異常や腎機能障害を反映する．高尿酸血症（UA：7.0 mg/dL 以上）では，手足指の関節内に尿酸ナトリウム結晶が沈着して関節炎（痛風関節炎）を発症する．検査方法として，ウリカーゼ-ペルオキシダーゼ法による酵素法が一般的である．尿酸値は性差が大きく，日内変動を認め，食事による影響も受けやすい．尿酸降下薬を用いた治療にあたっては，皮膚障害，血液障害，肝障害の副作用に注意し，腎機能悪化を反映する sCr，BUN，CysC，Ccr，eGFR などの変動にも留意する．痛風患者の治療目標値は 6.0 mg/dL 以下に設定されており，尿酸値を経時的に測定して治療効果を確認する．

2.3 心機能検査

心臓には全身に血液を送り出すポンプとしての役割があり，心機能障害では動悸，息切れ，倦怠感，手足のむくみ，胸が締めつけられるなどの症状が出現する．図 3[1] に急性冠症候群の診断の流れと治療順序を示す．心機能検査として，心電図や心エコー（心臓超音波）などの生理機能検査に加え，血液検体を用いた心筋逸脱酵素，心筋構造タンパク，心臓ホルモンの測定を行い，心筋梗塞や心不全などの診断指標とする．

クレアチンキナーゼ（CK〈CPK〉），CK-MB

CK はクレアチンと ATP からクレアチンリン酸と ADP（adenosine 5'-diphosphate；アデノシン 5'-二リン酸）を生成する反応や，その逆反応を触媒するリン酸基転移酵素（キナーゼ〈リン酸化酵素〉）である．CK は 2 つのサブユニットから成る二量体であり，サブユニットには脳型（B 型），筋型（M 型）の 2 種類がある．骨格筋には CK-MM，心筋には CK-MB，脳には CK-BB のアイソザイムが特異的に存在する．CK は筋肉量を反映するため男性のほうが女性より基準値が高く，筋肉注射や激しい運動の後にも異常高値を示す．心筋梗塞を疑っ

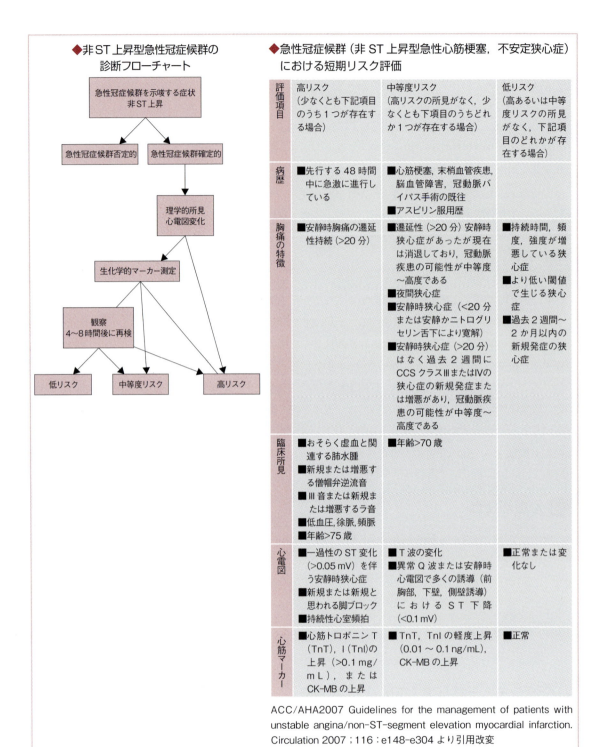

図3 非ST上昇型急性冠症候群の診療に関するガイドラインに示された非ST上昇型急性冠症候群の診断フローチャート（左）とリスク評価（右）

（日本循環器学会ほか．循環器病の診断と治療に関するガイドライン〈2011年度合同研究班報告〉．非ST上昇型急性冠症候群の診療に関するガイドライン〈2012年改訂版〉. p6, 28　http://www.j-circ.or.jp/guideline/pdf/JCS2012_kimura_h.pdf〈2017年10月閲覧〉[1]より）
CCS（Canadian Cardiovascular Society；カナダ循環器学会）．

たときはCK-MBを測定し，経時変化（発作後4～6時間で上昇し，3～5日で正常化）や最高値（梗塞量に比例）を確認する．CK-MBの測定法として，あらかじめ抗CK-M抗体によってCK-M活性を免疫阻害した後に残存するCK-B活性値を2倍してCK-MB活性を求める方法と，CK-MB抗体を用いたELISA（enzyme-linked immunosorbent assay）法によりCK-MBタンパク量を測定する方法がある．

乳酸デヒドロゲナーゼ（LD〈LDH〉）

LDはNADH（NADの還元型）またはNAD（nicotinamide adenine dinucleotide；ニコチンアミドアデニンジヌクレオチド）を補酵素として，乳酸とピルビン酸との相互変換を触媒する酵素である．LDは心筋型（H型）サブユニットと筋型（M型）サブユニットから成る四量体であり，5種類のアイソザイムが存在する．LD1・2は心筋や赤血球，LD2・3は白血球や血小板，LD4・5は肝臓や骨格筋，多くの組織に存在する．LDアイソザイム測定には電気泳動法やプロテアーゼ法がある．溶血時は赤血球由来，心筋梗塞では心筋由来の酵素遊離によってLD1・2が高値を示す．肝疾患ではLD5が上昇する．白血病，悪性リンパ腫などの悪性腫瘍ではLD2・3上昇のパターンを示す．心筋梗塞の発症時には，分子量の小さい物質が心筋細胞から血中に遊出するので，ミオグロビン（myoglobin：Mb）・心筋由来遊離脂肪酸（heart type fatty acid-binding protein：h-FABP），CK-MB，AST，LDの順に上昇し，ピークを認める（図4）．

心筋トロポニンT・I（cTnT，cTnI）

トロポニンは横紋筋の筋原線維タンパクであり，トロポミオシンと横紋筋のアクチンフィラメント上で複合体を形成して筋収縮を調整している．トロポニンは，TnT（トロポミオシン結合タンパク），TnI（収縮反応の抑制タンパク），TnC（Ca結合タンパク）の，3つのサブユニットから構成されている．心筋のcTnTとcTnIは，骨格筋のTnT，TnIとアミノ酸構造が異なり心筋特異的に存在するため，これらの血中濃度上昇は心筋の障害を意味する．心筋が虚血に陥ったり壊死したりすると，血中に流出して長期間高値を示すため，心筋梗塞の診断や梗塞量の判定に有用である．

心臓ホルモン（脳性ナトリウム利尿ペプチド〈BNP〉，脳性ナトリウム利尿ペプチド前駆体N端フラグメント〈NT-proBNP〉）

心臓のポンプ機能が低下して必要な心拍出量を維持できない状態を心不全という．心筋細胞に対するストレス増加によって産生されたproBNPはプロテアーゼ（タンパク分解酵素）により，分子量3,470，半減期約20分のBNPと，分子量8,640，半減期約60～120分のNT-proBNPとして，1：1の割合で放出される．BNPおよびNT-proBNPは，循環血液量の増加や心室壁の障害などの心負荷に

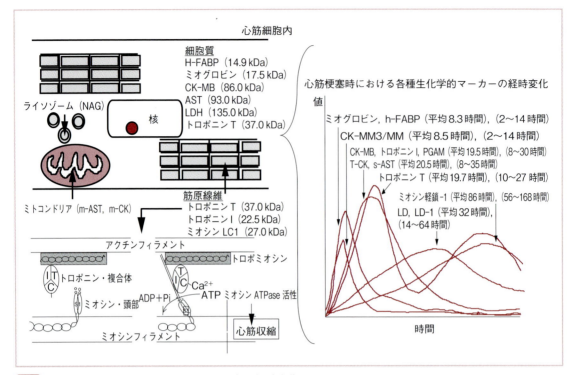

図4 心筋細胞内における心筋マーカーの局在と経時変化
NAG (*N*-acetyl-beta-_D-glucosaminidase；*N*-アセチル-ベータ-_D- グルコサミニダーゼ)，PGAM (phosphoglycerate mutase；ホスホグリセリン酸ムターゼ)．

より高値となり，心室機能や心不全の重症度に反映するので予後評価や治療効果の判断に有用である．急性心筋梗塞では，発症後24時間以内に上昇することから，早期診断の指標となる．NT-proBNPには，BNPと比較して半減期が長く，採血後の安定性が高いという臨床化学検査上の利点がある．

2.4 糖代謝検査

人間ドックや健診でのスクリーニング検査としてだけではなく，口渇，多飲，多尿，視力低下（糖尿病性網膜症の兆し），手足の神経障害などの糖尿病症状が出現した場合に，尿糖，血糖（GLU），ヘモグロビンA1c（HbA1c）を測定する．必要に応じて，ブドウ糖負荷試験（OGTT），グリコアルブミン（GA），1,5アンヒドログルシトール（1,5-AG），インスリン（IRI），Cペプチド（CPR），ケトン体などの検査を行う．

血糖（GLU）

血液中のD-グルコースであるGLUは，腸からの吸収や肝臓での合成により細胞のエネルギー源として脳・筋肉・赤血球で利用される．筋肉や脂肪細胞へのGLU取り込みはインスリンによって制御される．GLUの排泄は腎臓より行われ

るが，90％以上は近位尿細管から再吸収される．

　糖尿病の診療には血糖測定が不可欠であるが，食事の影響によって血糖は高値となるため，採血のタイミングによって結果の解釈が異なる．糖尿病の診断基準では，空腹時血糖 126 mg/dL 以上，随時血糖 200 mg/dL 以上を糖尿病型としている．低血糖も糖尿病診療における重要な指標であるが，採血後，測定までの血液放置により血糖が低下する（赤血球で消費される）ため，解糖阻害剤としてフッ化ナトリウムの入った試験管を用いる．

ヘモグロビン（HbA1c），グリコアルブミン（GA），1,5 アンヒドログルシトール（1,5-AG）

　HbA1c は Hb と GLU が非酵素的結合をしたものである．Hb の半減期が 90 日であることから，HbA1c は過去 1〜2 か月における平均の血糖値を反映する．

　GA は Alb と GLU が非酵素的結合をしたものである．Alb の半減期が 17 日であることから，過去 2〜3 週間の平均の血糖値を反映し，HbA1c より短期間の血糖管理を知ることが可能である．

　1,5-AG はポリオール（GLU 誘導体）であり，食物から摂取された後，体内に蓄積され，残りは腎から排泄されるが，正常では経口摂取量と尿中排泄量はほぼ同量である．高血糖で尿に GLU が排泄される状況では，腎での 1,5-AG 再吸収が GLU により競合阻害を受け，血中 1,5-AG は低下する．血中 1,5-AG は血糖の増減に対する応答が約 24 時間と早く，短期間の血糖変動を知る指標となる．

インスリン（IRI），C ペプチド（CPR），ブドウ糖負荷試験（OGTT）

　インスリンは膵 β 細胞から分泌され，肝でのグリコーゲン合成・蓄積や細胞における糖の取り込み促進により血糖を低下させる．75 g 経口 OGTT 時や食前食後の血糖と同時に IRI を測定することで，インスリン分泌の程度やインスリン抵抗性の有無を調べることができる．

　インスリン治療中や抗インスリン抗体が存在する場合は，IRI の測定による内因性のインスリン測定が困難である．そのような場合，インスリンの前駆体であるプロインスリンが分解される際に，インスリンと同じ量生成される CPR を測定することが有用であり，24 時間尿中 CPR は 1 日のインスリン分泌の指標となる．尿中 CPR は細菌の増殖によって分解され低値を示すため，蓄尿の際は安定剤を使用する．

2.5 脂質検査

　狭心症，心筋梗塞，脳梗塞，脳出血，大動脈瘤，閉塞性動脈硬化症などの動脈硬化性疾患を有する場合や，高血圧，糖尿病，肥満，喫煙，痛風などの危険因子を有する場合に総コレステロール（T-C），LDL コレステロール（LDL-C），HDL コレステロール（HDL-C），トリグリセリド（TG）測定を行う．

総コレステロール（T-C），低比重リポタンパクコレステロール（LDL-C），高比重リポタンパクコレステロール（HDL-C）

　T-C は脂質（lipid）代謝異常の代表的な指標であり，動脈硬化の重要な危険因子であるが，肝臓の胆汁酸合成や，副腎，精巣，卵巣でのステロイドホルモン合成に必要な脂質である．血中のコレステロールは，エステル型 70％，遊離型 30％ として存在し，両者の和が T-C である．血中で脂質はアポタンパクと結合したリポタンパクとして存在し，カイロミクロン（chylomicron：CM），超低比重リポタンパク（very low density lipoprotein：VLDL），低比重リポタンパク（LDL），高比重リポタンパク（HDL）などに分類される．

　LDL は悪玉コレステロール，HDL は善玉コレステロールとよばれ，T-C の 60％ が LDL に含まれている．多くの検査室で T-C は酵素法によって測定され，基準値は 220 mg/dL 未満であるが，加齢に伴い増加する傾向にあり，女性では閉経後に増加する．HDL-C は直接法により，LDL-C は Friedewald（フリードワルド）式 ［LDL-C = T-C − HDL-C − 1/5（TG）］による計算，または直接法によって測定される．脂質異常症の診断基準は，高 LDL-C 血症が LDL-C

症例　脂質と肝機能検査に関係する疑義照会

患者情報

- 年齢：52 歳，性別：女性，病歴：脂質異常症．
- 前回の検査値：T-C 280 mg/dL，LDL-C 180 mg/dL，TG 400 mg/dL，AST 38 U/L，ALT 40 U/L，CK 150 U/L，sCr 0.8 mg/dL．
- 今回の検査値：T-C 250 mg/dL，LDL-C 140 mg/dL，TG 100 mg/dL，AST 50 U/L，ALT 60 U/L，CK 135 U/L，sCr 0.9 mg/dL．

医師とのやり取りの実際 [1]

薬剤師：前回，T-C や TG が高く，とくに TG が高いということでフィブラート系薬剤（ベザトール®SR 錠）を処方されたと思うのですが，先ほど患者さんと話した際に，先生に説明するのを忘れたとのことで，実は，前回は食後 3 時間の採血だったらしいです．今回は T-C も TG も下がっているので，このまま薬を継続することになったと患者さんから聞きました．肝臓への影響の少ないスタチン系薬剤にしてはどうでしょうか．軽度ですが前回と比較して肝機能検査の結果が悪化しているので，薬による影響が心配です．

医師：食後だったのですか．肝酵素の上昇は軽微ですが，薬剤性の肝機能障害も心配ね．本日の脂質検査結果が改善していたので，現状の薬を継続する予定としていましたが，治療の必要性を再確認する必要がありますね．いったん，ベザトール®SR を中止することにします．次回以降の検査結果をみながら，あらためて薬物療法の適応について検討させてください．

[1] やり取り中に出てくる薬：ベザフィブラート（ベザトール®）.

140 mg/dL 以上，低 HDL-C 血症が HDL-C 40 mg/dL 未満，高 TG 血症が TG 150 mg/dL 以上とされており，それぞれ遺伝性などの原発性脂質異常（一次性）と基礎疾患のある続発性（二次性）とに分けて診断・治療される．また，低 HDL-C 血症と高 TG 血症はメタボリックシンドロームの診断基準にも採用されている．

　高 LDL-C 血症の場合，原発性として LDL 受容体異常やアポタンパク B・E 異常による家族性高脂血症があり，続発性として肝臓でのコレステロール合成亢進によるネフローゼ症候群，コレステロール異化障害による閉塞性黄疸，ホルモン異常によるコレステロール合成や異化障害を及ぼすものがある．LDL-C 低値の場合，原発性としてアポタンパク B 欠損の β リポタンパク欠損症（無ベータリポタンパク血症）や先天性コレステロール輸送体異常の Tangier（タンジール）病があり，続発性として肝臓でのコレステロール合成低下による肝実質障害や異化の亢進による甲状腺機能亢進症がある．低 HDL-C 血症の場合，原発性としてタンジール病，アポタンパク A-I 欠損症，レシチンコレステロールアシルトランスフェラーゼ（lecithin-cholesterol acyltransferase：LCAT）欠損症があり，続発性の原因としては，喫煙，肥満，糖尿病，運動不足などの生活習慣が主である．HDL-C 高値の場合，原発性としてコレステリルエステル転送タンパク（cholesteryl ester transfer protein：CETP）欠損症や肝性リパーゼ欠損症などがあり，続発性として原発性胆汁性肝硬変（primary biliary cirrhosis：PBC），長期アルコール多飲などがある．

　脂質異常症治療薬に関しては，HMG-CoA（hydroxymethylglutaryl-CoA；ヒドロキシメチルグルタリルコエンザイム A）還元酵素阻害薬，小腸コレステロールトランスポーター阻害薬，フィブラート系薬，ニコチン酸誘導体，プロブコール，イコサペント酸エチル（ethyl icosapentate：EPA）など多数の薬剤があり，製剤によって脂質やリポタンパク増減の程度が大きく異なる．スタチンなどの HMG-CoA 還元酵素阻害薬は LDL-C を大きく減少させる効果をもつが，副作用として横紋筋融解に注意する．副作用の出現時には，CK，ミオグロビン（血中，尿中），アルドラーゼなどを検査して確認する．また，腎機能悪化を早期に知るために sCr，CysC などの検査を行う．

トリグリセリド（中性脂肪）（TG）

　TG は動脈硬化症の危険因子として重要であるが，体内の脂肪組織の主成分でもあり，生体のエネルギー貯蔵の役割を担っている．TG は CM や VLDL のリポタンパク中に多く含まれ，食後に高値となるため，12 時間以上の絶食後に採血する．実際の検査では，内因性のグリセロールを消去した後に，酵素法で TG を測定する．高 TG 血症の場合，原発性として LDL 受容体異常，アポタンパク C2・E3 欠損，リポタンパクリパーゼ（lipoprotein lipase：LPL）欠損による家族性高脂血症があり，続発性として糖尿病，急性膵炎，脂肪肝などがある．TG 低

値の場合，原発性のβリポタンパク欠損症や続発性の甲状腺機能亢進症などがある．

2.6 膵機能検査

急性膵炎では上腹部の急性腹痛発作と圧痛を認め，慢性膵炎では心窩部から左側腹部にかけて持続痛が出現する．これらの症状を示すときには，腹痛をきたす，ほかの急性腹症を鑑別するために尿中および血中アミラーゼ（AMY）がスクリーニング検査として実施されることが多い．リパーゼ，トリプシン，エラスターゼIなども膵疾患の指標として測定される．

アミラーゼ（AMY）

AMYはデンプンなどのα1,4-グリコシド結合を加水分解する酵素であり，膵臓と唾液腺に多く存在し，これらの組織障害により上昇する．膵炎や膵管内圧の上昇により膵臓から逸脱し，血中および尿中AMYが増加するため，膵炎の診断指標として使われている．しかし，膵炎の重症度と血中AMYは必ずしも比例しない．

リパーゼ（LIP）

リパーゼは，トリグリセリドのエステル結合を加水分解する酵素である．膵臓の組織破壊，膵液のうっ滞によって膵臓から血中に逸脱する．これまでアミラーゼの測定が急性膵炎の診断に有効として頻用されてきたが，近年では，急性膵炎の診断において，血中リパーゼ測定が，感度，特異度ともに血中アミラーゼ測定よりも優れているとされている．

（米田孝司，北中　明）

● 引用文献
1) 日本循環器学会ほか．循環器病の診断と治療に関するガイドライン（2011年度合同研究班報告）．非ST上昇型急性冠症候群の診療に関するガイドライン（2012年改訂版）．http://www.j-circ.or.jp/guideline/pdf/JCS2012_kimura_h.pdf〈2017年10月閲覧〉

● 参考資料
1. 櫻林郁之介，熊坂一成監．伊藤機一ほか編．最新　臨床検査項目辞典．医歯薬出版；2008.
2. 前田昌子，高木　康編著．薬剤師のための臨床検査ハンドブック．第2版．丸善；2011.
3. 原　景子．看護師・薬剤師がこれだけは知っておきたい臨床検査値×処方薬チェックポイント．メディカ出版；2016.
4. 金井正光監．臨床検査法提要．改訂第34版．金原出版；2015.

B 病態・臨床検査

4 免疫学的検査

Point
- 免疫血清検査は，血清試料を用いて抗原抗体反応を原理とするイムノクロマト法，ELISA 法，凝集法などにより分析する．
- 感染症に関する検査では，疾患の種類，病態，病期に応じて複数の検査項目を適切に組み合わせて実施する．
- 腫瘍マーカーの上昇は悪性疾患だけでなく良性疾患でも認められ，喫煙や妊娠などによる影響を受ける場合もある．
- 薬物アレルギー症状が発症した場合は，推定起因薬剤による DLST を実施する．
- 細胞性免疫検査は，フローサイトメトリー法により CD4，CD8 などのリンパ球サブセットを測定する．

Keywords▶ 感染，アレルギー，自己免疫，腫瘍，ホルモン

1 はじめに

　免疫血清検査では，感染（infection）や疾患に伴う炎症によって生成された抗体の有無やタンパクの量を調べる．細胞性免疫検査では，リンパ球サブセットや薬剤誘発性リンパ球刺激試験（DLST）などを解析する．これらの検査によって感染や免疫応答の有無と，その程度を明らかにしていく．対象となる疾患・病態は幅広く，感染症，自己免疫疾患，がん，アレルギー（allergy）などがあげられる．なお，抗原抗体反応を利用した免疫学的な手法により検査することから，ホルモン（hormone），腫瘍（tumor）マーカーなども本項で取り扱うこととした．

2 各種検査法（表1）

2.1 炎症関連検査

　炎症や感染症の際には免疫グロブリン（Ig）の多寡だけでなく，炎症または組織破壊時に短時間で血中に増加する急性期タンパク*の評価が重要となる．体内に侵入あるいは体内で生じた異物はマクロファージに貪食され，活性化されたマクロファージが炎症性サイトカイン*を放出し，肝細胞での急性期タンパクの合成を促進させる．

> **語句　急性期タンパク***
> 急性期タンパクに属する血漿タンパクには，CRP，ハプトグロビン，補体（C3，C4），セルロプラスミン，フィブリノゲン，α1-アンチトリプシン，α1-アンチキモトリプシン，α1-アシドグリコプロテインがある．トランスサイレチン，レチノール結合タンパクも急性期タンパクであるが，炎症時に減少するため，負の急性期タンパクとよばれている．

> **一口メモ　炎症性サイトカイン***
> インターロイキン1（interleukin：IL-1），インターロイキン6（IL-6），腫瘍壊死因子（tumor necrosis factor：TNF）-α などがある．

表1 免疫血清検査の項目解説

	略語	正式名	基準値	単位	概要
炎症	CRP	C反応性タンパク	0.14以下	mg/dL	感染症，悪性腫瘍，自己免疫疾患，組織損傷時の炎症マーカーとして検査される
	ESR，赤沈，血沈	赤血球沈降速度	2〜15	mm/1hr	血液中の赤血球が沈んでいく速さをみる検査で，感染症・炎症性疾患で増加する
免疫	IgG	免疫グロブリンG	861〜1,747	mg/dL	免疫グロブリン中で最も多量に存在し，慢性炎症性疾患などで上昇する
	IgA	免疫グロブリンA	93〜393	mg/dL	免疫グロブリン中で2番目に多く，分泌型IgAは局所免疫の作用がある
	IgM	免疫グロブリンM	33〜269	mg/dL	免疫グロブリン中で最大の分子量をもち，感染症で最も早期に増加する
	IgD	免疫グロブリンD	9.0以下	mg/dL	IgEに次ぐ少量のIg．生理的意義には不明な点が多い
	非特異IgE	免疫グロブリンE	295以下	IU/mL	免疫グロブリンで最も少量に存在し，アレルギー疾患や寄生虫疾患で高値を示す
	アレルゲン特異IgE	アレルゲン特異的抗体IgE	0.35未満	IU/mL	I型アレルギーの原因アレルゲンを調べ，スコアが高いほど対応抗原への感作が強い
感染症	STS (RPR)	梅毒血清反応	(−)		STS法とTP法は検査法が異なり，感染の期間や治療により陽性になる項目が異なる．梅毒感染ではないのに生物学的偽陽性 (BFP) などにより偽陽性となることがある
	TPPA	梅毒トレポネーマ抗体	(−)	S/CO	
	HBs-Ag	B型肝炎ウイルス（HBs抗原）	(−)	IU/mL	HBV感染状態にあることを示す
	HBs-Ab	B型肝炎ウイルス（HBs抗体）	(−)	mIU/mL	HBV感染の既往，ワクチンによる能動免疫を示す
	HBc-Ab	B型肝炎ウイルス（HBc抗体）	(−)	S/CO	HBV感染状態やHBV感染の既往を示す
	HBe-Ag	B型肝炎ウイルス（HBe抗原）	(−)	S/CO	HBVのさかんな増殖と強い感染性を示す
	HBe-Ab	B型肝炎ウイルス（HBe抗体）	(−)	%Inh	HBVの増殖力が低下していることと弱い感染性を示す
	HBV-DNA	B型肝炎ウイルス（HBV-DNA）	検出せず		HBVのウイルス量を示し，抗ウイルス作用の治療効果判定に用いる
	HCV-Ab	C型肝炎ウイルス抗体	(−)	S/CO	C型肝炎に過去または現在感染していることを示す
	HTLV-1-Ab	成人T細胞白血病ウイルス抗体	(−)	COI	HTLVに対する抗体で感染の有無を調べる
	HIV-Ab	ヒト免疫不全ウイルス抗体	(−)	S/CO	AIDSの原因ウイルスであるHIV感染の有無を調べる
	HSV-IgM	単純ヘルペスウイルス抗体 (IgM)	42未満	倍	口唇ヘルペス，ヘルペス性歯肉口内炎，カポジ水痘様発疹症，角膜ヘルペス，性器ヘルペス感染の有無を調べる
	VZV-IgM	水痘・帯状疱疹ウイルス抗体 (IgM)	42未満	倍	水痘（水ぼうそう），帯状疱疹感染の有無を調べる

表1 免疫血清検査の項目解説（つづき1）

	略語	正式名	基準値	単位	概要
感染症	EBV-IgM	エプスタイン・バーウイルス抗体（IgM）	(−)	MI値	EBウイルス感染（伝染性単核症など）の有無を調べる
	CMV-IgM	サイトメガロウイルス抗体（IgM）	42未満	倍	CMVウイルス感染（肺炎，網膜炎など）の有無を調べる
	インフルエンザ（Flu）	インフルエンザウイルス抗原	(−)		乳幼児，高齢者，基礎疾患を有する患者の死亡原因となるので，早期に感染の有無を調べる
腫瘍マーカー	AFP	α-フェトプロテイン	7以下	ng/mL	肝細胞癌，肝芽腫，転移性肝癌，卵黄嚢腫瘍で高値を示す．肝細胞癌ではAFPレクチン親和性が異なる
	PIVKA-II	ビタミンK欠乏性タンパク-II	40未満	mAU/mL	肝細胞癌で上昇し，疾患感度は50％，特異度は94％となるので，肝硬変でも高値を示す
	CEA	癌胎児性抗原	5.0以下	ng/mL	消化器系や肺など腫瘍全般の診断や治療の経過観察として検査する
	CA19-9	糖鎖抗原19-9	37以下	U/mL	主に膵臓や胆道系の腫瘍を示唆する腫瘍マーカーとして検査する
	CYFRA	サイトケラチン19フラグメント	3.5以下	ng/mL	肺非小細胞癌，とくに肺扁平上皮癌の診断，治療効果のモニタリングの場合に検査する
	SCC	扁平上皮癌関連抗原	1.5以下	ng/mL	子宮頸部，肺，頭頸部，食道などの扁平上皮癌を疑うときに検査する
	CA125	糖鎖抗原125	35以下	U/mL	主に卵巣や肺の腫瘍を示唆する腫瘍マーカーとして検査する
	CA15-3	糖鎖抗原15-3	25以下	U/mL	乳癌を疑うときに検査し，治療の判定でも測定する
	PSA	前立腺特異抗原	4.0以下	ng/mL	前立腺癌や前立腺肥大を示唆する腫瘍マーカーとして検査する
自己抗体	ANA	抗核抗体	40未満	倍	細胞核の構成成分に対する自己抗体の総称であり，自己免疫疾患のスクリーニング検査に用いる
	RF	リウマトイド因子	15以下	U/mL	ヒトIgGに反応する自己抗体であり，関節リウマチの指標であるが，疾患特異性は高くない
	抗CCP抗体	抗環状シトルリン化ペプチド抗体	5以下	U/mL	関節リウマチの指標であり，疾患特異性が70〜85％の陽性率となり高い
	抗GAD抗体	抗グルタミン酸脱炭酸酵素	5.0未満	U/mL	1型糖尿病で高頻度に出現する
	抗IA-2抗体	膵内分泌腫瘍関連タンパク2抗体	0.4未満	U/mL	1型糖尿病で高頻度に出現する
内分泌	TSH	甲状腺刺激ホルモン	0.35〜4.94	μU/mL	下垂体前葉より分泌され，甲状腺ホルモンの分泌を調節する．甲状腺疾患の診断で測定する
	T3	トリヨードチロニン（トリヨードサイロニン）	0.58〜1.59	ng/mL	甲状腺ホルモンの一種で，甲状腺機能障害の程度や治療効果を知る目安である．それぞれ遊離型があり基準値はFT3：1.71〜3.71（npg/mL），FT4：0.70〜1.48（ng/dL）である
	T4	チロキシン（サイロキシン）	4.87〜11.72	μg/dL	
	LH	黄体形成ホルモン	男性，女性では周期が異なる	mIU/mL	男女性機能の中心である精巣および卵巣を調節する下垂体ホルモンである．男性では精巣機能障害，女性では排卵障害の診断に用いられる
	FSH	卵胞刺激ホルモン		mIU/mL	

表1 免疫血清検査の項目解説（つづき2）

	略語	正式名	基準値	単位	概要
内分泌	hCG	ヒト絨毛性ゴナドトロピン，ヒト絨毛性性腺刺激ホルモン	非妊娠女性3.0以下	mIU/mL	妊娠の診断とその経過観察，流産や子宮外妊娠の補助診断，絨毛性疾患の診断として検査する
	GH	成長ホルモン	3.68以下	ng/mL	先端巨大症や巨人症などのGH産生腫瘍で高値となる
	PRL	プロラクチン	測定法により異なる	ng/mL	脳下垂体の前葉から分泌される刺激ホルモンで，乳腺の発育や前立腺・精嚢腺の発育に関与する
	ACTH	副腎皮質刺激ホルモン	7～56	pg/mL	視床下部-下垂体-副腎皮質系の疾患の診断と病態の解明に不可欠な検査である
	CORT	コルチゾール	5.0～17.9	μg/dL	ACTHにより分泌が調節される．糖代謝や骨代謝，電解質のバランスに関与する

CRP (C-reactive protein), ESR (erythrocyte sedimentation rate), Ig (immunoglobulin；免疫グロブリン), STS (serologic test for syphilis), RPR (rapid plasma reagin；急速血漿レアギン), TPPA (*Treponema pallidum* particle agglutination), S/CO (signal /cut off), BFP (biological false positive), HBs (hepatitis B surface), Ag (antigen), Ab (antibody), HBc (hepatitis B core), HBe (hepatitis B envelope), HBV (hepatitis B virus), %Inh (percentage of inhibition), DNA (deoxyribonucleic acid；デオキシリボ核酸), HCV (hepatitis C virus), HTLV-1 (human T-cell leukemia virus type 1), COI (cut off index), HIV (human immunodeficiency virus), HSV (herpes simplex virus), AIDS (acquired immune deficiency syndrome), VZV (varicella-zoster virus), EBV (Epstein-Barr virus), MI (M index), CMV (cytomegalo virus), Flu (influenza), AFP (α-fetoprotein), PIVKA-II (protein induced by vitamin K absence or antagonist-II), AU (arbitrary unit), CEA (carcinoembryonic antigen), CA (carbohydrate antigen), CYFRA (cytokeratin 19 fragments), SCC (squamous cell carcinoma associated antigen), PSA (prostate specific antigen), ANA (antinuclear antibody), RF (rheumatoid factor), CCP (cyclic citrullinated peptide), TSH (thyroid stimulating hormone), T3 (triiodothyronine), T4 (thyroxin), LH (luteinizing hormone), FSH (follicle-stimulating hormone), GH (growth factor), PRL (prolactin), hCG (human chorionic gonadotropin), ACTH (adrenocorticotropic hormone, corticotrophin), CORT (cortisol).

C反応性タンパク（CRP）

急性期タンパクの一つであるCRPは肺炎球菌細胞壁のC多糖体と反応するタンパクとして発見された．心筋梗塞や循環障害などによる細胞損傷・壊死，手術や外傷，炎症が生じた際に，マクロファージから産生されたIL-6の刺激によって肝臓で産生される．CRPは細菌感染症で増加するが，ウイルス感染症では変化が少ない．同様の意義をもつ検査として赤沈や血清アミロイドA（serum amyloid A：SAA）があり，白血球数などと併用して活動性・重症度の診断および治療効果を判断する．CRPには疾患特異性がないため，対象となる疾患に特異的な検査項目を同時に実施するとよい．抗CRP抗体を用いた免疫比濁法*により測定され，通常は0.14 mg/dL以下を基準値とするが，高感度測定による微量CRP測定（0.02 mg/dLまで測定可能）を用いることによって，冠動脈疾患の危険因子になるCRPの微増が検出可能である．

語句 免疫比濁法*

標的物質（抗原）と特異的に結合する抗体を用いて行う免疫学的検査の一つ．抗原と抗体が反応して形成された免疫複合体に光を照射し，濁度を測定することによって検体中に存在する標的物質の濃度を定量する．

赤血球沈降速度（ESR，赤沈，血沈）

クエン酸採血した採血管に細長いガラス管を垂直に入れ，重力によって血球成分が沈降する速度（mm/時）を測る検査であり，特殊な機器を要さないため外来

や病棟での検査も可能である．ESR の亢進と CRP 陽性はさまざまな原因による炎症でみられるが，CRP の変化が早期に現れ，消失も早いことから，ESR は主として慢性炎症の観察に用いられる．ESR を亢進させる要因としてフィブリノゲン（fibrinogen：Fbg）や Ig の増加，アルブミンの減少，循環血漿量の増加，貧血などがあり，ESR の遅延は多血症，DIC（disseminated intravascular coagulation；播種性血管内凝固症候群）を含めた Fbg の減少，Ig の欠損でみられる．貧血，高 Ig 血症，DIC などが存在する場合，ESR は炎症の状態を正確に反映しないため CRP のほうが有用である．

免疫グロブリン（Ig）

　Ig は B 細胞由来の抗体産生細胞より産生される抗体の総称であり，IgG（1～4），IgA（1，2），IgM，IgD，IgE の，5 種類のクラスに分類される．Ig の構造は 2 本の H 鎖と 2 本の L 鎖から成り，IgM は五量体，分泌型 IgA は二量体である．Ig の多寡は，感染症，腫瘍，自己免疫疾患，免疫不全症などの免疫システム異常を反映する．感染の初期には IgM がすみやかに産生され，遅れて IgG が多量に産生される．自然免疫である ABO 血液型の抗体は IgM，輸血などで得た獲得免疫の不規則抗体は IgG である．IgG は胎盤通過性があり，新生児溶血性疾患の原因になる．通常ではほとんど存在しない IgE は I 型（即時型）アレルギー疾患や寄生虫疾患で増加し，アレルギーの原因追求には各種アレルゲン特異的 IgE 検査を実施する．

　Ig の増加には，単クローン性（B 細胞・形質細胞の質的な増殖異常）と多クローン性（感染症や自己免疫疾患などによる反応性の増加）があり，タンパク分画の泳動パターンによって判別可能である．単クローン性の場合は，免疫電気泳動法または免疫固定電気泳動法によって単クローン性 Ig（M タンパク）の同定を行う．M タンパク増加を認める疾患には，多発性骨髄腫（IgG，IgA，IgD，IgE，κ 鎖，λ 鎖），原発性マクログロブリン血症（IgM），MGUS（monoclonal gammopathy of undetermined significance；意義不明の単クローン性 γ グロブリン血症），H 鎖病（heavy chain 病〈重鎖病〉）などがある．多クローン性の増加を示す疾患には，肝疾患（ウイルス性肝炎，慢性肝炎，自己免疫性肝炎，原発性胆汁性肝硬変），感染症，悪性腫瘍などがある．Ig が減少する疾患には原発性免疫不全症（XLA〈X-linked agammaglobulinemia；X 連鎖無ガンマグロブリン血症〉，X-SCID〈X-linked severe combined immunodeficiency；X 連鎖重症複合免疫不全症〉など）やネフローゼ症候群などがある．

2.2 梅毒感染症・ウイルス感染症検査

　ウイルスおよびウイルス以外の感染症は数多く存在する．本項では日常診療で実施される感染症検査を中心に記述する．

　院内感染は，ヒトからヒトへ直接または医療器具などを媒介して発生すること

表2 院内感染症におけるウイルスの特徴と対応

	水痘	麻疹	風疹	ムンプス
潜伏期間	10〜21日	10〜18日	14〜21日	16〜25日
感染源となる期間	発生前2日〜痂皮形成完了	接触日〜発疹出現後5日	潜伏期間7日〜発症後5日	発生前7日〜発症後9日
72時間以内の緊急ワクチン接種	効果あり	効果あり	効果なし	効果なし
ワクチン接種効果	90〜95%	95〜98%	95%	90%
職員発症時対応	感染期間就業停止	感染期間就業停止	感染期間就業停止	感染期間就業停止

表3 院内感染防止のための検査対象者と検査項目

検査項目 / 検査対象者	麻疹抗体	ムンプス抗体	水痘抗体	風疹抗体	HIV抗体抗原	HBs抗体	HBc抗体	CMV抗体	TOX抗体
病院職員	○	○	○	○		○			
針さし事故					○	○			
臓器移植患者	○	○	○	○	○	○	○	○	○
母子間感染 妊婦 新生児			△	○	○			○	○
輸血患者					○		○		

から，易感染患者を防護する環境を整備することが重要である．表2に空気・飛沫・接触感染のおそれがある院内感染症におけるウイルスの特徴と対応について，表3に院内感染を防止するための検査対象者と検査項目について記載する．

梅毒血清反応（STS〈RPR〉），梅毒トレポネーマ抗体（TPPA）

　性感染・母児感染などによる梅毒トレポネーマ感染を知るための抗体検査には，カルジオリピン-レシチンなどのリン脂質に対する抗体を検出する脂質抗原検査（STS法；カードテストのRPR法）と，梅毒トレポネーマ抗体を検出するトレポネーマ抗原検査（TP法；ゼラチン粒子凝集のTPPA法）がある．スクリーニング検査はRPR法とTPPA法で行うが，STS法は全身性エリトマトーデス（systemic lupus erythematosus：SLE），妊娠時，麻薬常習者などで生物学的偽陽性（BFP）反応を示す場合がある．その際は梅毒トレポネーマ蛍光抗体吸収試験（fluorescent treponemal antibody absorption test：FTA-ABS）で確認する．RPR法とTPPA法の組み合わせ（表4）で，梅毒の感染状態を知ることができる．

B型肝炎ウイルス（HBV）抗原・抗体

　DNAウイルスであるHBVの既往や感染状態を知るために，HBs抗原・抗体，HBe抗原・抗体，HBc抗体を検査する必要がある．検査は，それぞれの抗原ま

表4 梅毒の血清学的検査の結果と解釈

STS (RPR)	TPPA	FTA-ABS	解釈
−	−	実施の必要なし	非梅毒
−	−	＋ (IgM)	潜伏梅毒, 梅毒感染初期 (初めの2～3週)
＋	−	−	生物学的偽陽性 (BFP)
＋	−	＋	第1期梅毒の早期, 梅毒治療中・後
＋	＋	実施の必要なし	梅毒 (第1～3期), 梅毒治療中, 先天性梅毒
＋	＋	実施の必要なし	梅毒治癒後 (STS 低値)
−	＋	必要に応じて実施	梅毒治癒後, 早期梅毒 (第1・2期)
−	＋	＋	TP抗原の偽陽性

※梅毒感染初期を疑う患者でSTSとTPPAが陰性のときは, 必ず2～3週後に再検査を行う.

たは抗体によるELISA (enzyme-linked immunosorbent assay) 法で実施される. HBs抗体はHBs抗原の中和抗体であり, 表1のようにHBs・HBc・HBe検査の結果によってHBV感染の状況を知ることができる. 必要に応じてPCR法によるHBV-DNA検査を実施する.

B型急性肝炎の場合, 症状の発現時にはHBs抗原陽性である. 終息後数か月でHBs抗原は消失し, HBs抗体が出現する. HBe抗原はHBV増殖がさかんな初期に陽性であるが, 肝炎症状の発現時には低下し, 鎮静化とともにHBe抗体が出現する (セロコンバージョンとよぶ). 大部分は1～2か月の経過でHBs抗原, HBe抗原が消失し治癒するが, 一部に慢性肝炎へ移行する症例がある.

キャリアや既往感染者 (HBs抗原陰性, かつHBc抗体またはHBs抗体陽性) は, 免疫抑制作用のある薬剤の投与を受けた後にHBVの再活性化をきたすことがある. HBV再活性化による肝炎 (*de novo* B型肝炎) は劇症化しやすく, 免疫抑制療法や化学療法を実施する前にHBV感染の有無を確認することが重要である.

C型肝炎ウイルス (HCV) 抗原・抗体

日本における慢性肝炎の原因の約70％がHCV感染であり, スクリーニングとしてHCV抗体検査が行われる. C型急性肝炎では, HCV感染後の急性期から数週間程度遅れてHCV抗体が陽性化し, AST (aspartate aminotransferase；アスパラギン酸アミノトランスフェラーゼ), ALT (alanine aminotransferase；アラニンアミノトランスフェラーゼ) が正常化してからも長期間陽性となる.

感染早期にHCVの有無を知るためにはHCV-RNA (ribonucleic acid；リボ核酸) を検査する必要がある. C型肝炎に対する抗ウイルス療法の発展は目覚しく, インターフェロンを用いない直接作用型抗ウイルス薬 (direct-acting antiviral agents：DAAs) の高い有効性から, 現在では非代償性肝硬変を除くすべてのC型肝炎症例が抗ウイルス療法の対象とされている. よって, HCV抗体陽性者に

対しては肝臓内科と連携して適切な肝炎診療を行うことが必要である．DAAsによる治療でも重症の肝機能障害出現が報告されており，治療中は，AST，ALT，総ビリルビンの上昇，プロトロンビン時間の延長，アルブミンの減少などにも注意する．

ヒトT細胞白血病ウイルス（HTLV-1）抗体

　成人T細胞白血病（adult T-cell leukemia：ATL）の原因ウイルスであるHTLV-1は，Tリンパ球にウイルスDNAを組み込み（プロウイルスDNA）持続感染する．キャリアは2.5～5％程度の生涯発症率でATLを発病する．母乳を介した母子感染が主な感染経路であるが，性行為，輸血などでも感染しうる．母子感染予防のため，2011年（平成23年）度からHTLV-1抗体検査は妊婦健康診査の標準的検査項目とされた．スクリーニング法としてEIA法（enzyme immunoassay；酵素免疫測定法）やゼラチン粒子凝集（particle agglutination：PA）法が，確認試験としてウエスタンブロット法やPCR法が用いられる．

ヒト免疫不全ウイルス（HIV）抗体

　後天性免疫不全症候群（acquired immunodeficiency syndrome：AIDS）の原因ウイルスであるHIVは，Tリンパ球にウイルスDNAを組み込み増殖する．HIVは性交渉，輸血・血液製剤，母乳を介して感染する．有効な抗ウイルス療法が存在することから，HIV感染を早期に発見することが重要である．スクリーニング法としてELISA法やPA法が，確認試験としてウエスタンブロット法やPCR法が用いられる．自己免疫疾患や頻回輸血，妊娠などで偽陽性を示すことがある．HIV感染の初期に検査が陰性となり，感染の有無が判定できない時期をウインドウピリオドという．通常はHIV感染の約4週間後にHIV抗体が陽性となるので，それまでは疑陰性になる．HIV-1・2抗体およびHIV p24抗原を同時に検出するELISA法を実施することで，ウインドウピリオドを1週間程度短縮することが可能である．

ヘルペスウイルス（HSV）

　ヒトを宿主とするヘルペスウイルスには，単純ヘルペスウイルス1・2（HSV-1・2），水痘・帯状疱疹ウイルス（HHV-3，VZV），EBウイルス（HHV-4，EBV），サイトメガロウイルス（HHV-5，CMV），ヒトヘルペスウイルス6・7型（HHV-6・7），カポジ肉腫関連ヘルペスウイルス（HHV-8，KSHV〈kaposi sarcoma-associated herpesvirus〉）がある．一般的にウイルス抗体測定はELISA法で実施されるが，CF（complement fixation test；補体結合反応），HI（hemagglutination inhibition test；赤血球凝集抑制試験），NT（neutralization test；中和試験），PA，IFA（immunofluorescence assay；免疫蛍光抗体法）などさまざまな方法があり，意義が異なるため目的にあった検査法を選択する．ウ

イルス抗体測定以外の検査として，CMV については，末梢血中の CMV 抗原陽性細胞を検出する CMV 抗原血症検査（CMV アンチゲネミア法）が，造血幹細胞移植後などの免疫抑制症例を対象に実施される．また，各種ウイルスを標的とした PCR 法による定量検査が実施可能である．

　ウイルス検査が診断に重要な薬剤の副作用として薬剤性過敏症症候群がある．高熱と臓器障害を伴う重症型の薬疹であり，ほとんどの症例で HHV-6 が再活性化する．HHV-6 の再活性化は，ペア血清による HHV-6 抗体価の上昇，または HHV-6 DNA の測定により判断する．アレルギー反応に免疫異常が加わって HHV-6 の再活性化が誘導されると考えられているが，HHV-6 に加えて EBV，CMV などの再活性化も認められる．

インフルエンザウイルス

　インフルエンザウイルスはインフルエンザの原因となるオルトミクソウイルス科に属する RNA ウイルスであり，抗原性の違いから A 型，B 型，C 型に分類されている．感染すると 1～4 日の潜伏期の後，急激に発熱・関節痛・頭痛・悪寒を伴い，咽頭痛・咳・鼻汁などの呼吸器症状が現れる．4～7 日後には軽快するが，肺炎などの二次感染に注意が必要である．白血球数は正常であるが，相対的にリンパ球増加を伴う．

　鼻腔および咽頭ぬぐい液を用いたイムノクロマト法（抗体を含む標識粒子を結合させたセルロース膜上に検体を滴下して判定する）による迅速診断（約 15 分）が頻用されるが，不適切な検体採取や，ウイルス量が少ない感染初期では疑陰性となる．発症後 12～24 時間以上経過してから検査をする必要がある．インフルエンザウイルスは発症 24 時間前から急速に増加し，発症後 48 時間以内にピークに達すると考えられており，抗インフルエンザウイルス薬（ノイラミニダーゼ阻害薬）の投与は症状の出現から 2 日以内に開始することが原則である．

2.3 腫瘍マーカー検査

　悪性腫瘍の検査として，画像診断，生検以外に，血清を用いた腫瘍マーカー検査がある．がん細胞から分泌され，部位や悪性度・進行度を知ることのできる検査が理想であるが，現状の腫瘍マーカーは良性腫瘍患者の血清中にも存在し，喫煙・妊娠などでも異常値を示すなど，グレゾーンが広い．一般に腫瘍マーカーの感度・特異度は低く，早期癌の発見に有効ではない．検査はモノクローナル抗体を用いた免疫学的測定法で行う．検査結果は，画像診断やほかの検体検査の結果などと組み合わせ，個々の感度・特異度を考慮して判断する．図 1 に各臓器で発生する悪性腫瘍に対応する腫瘍マーカーについて記載する．

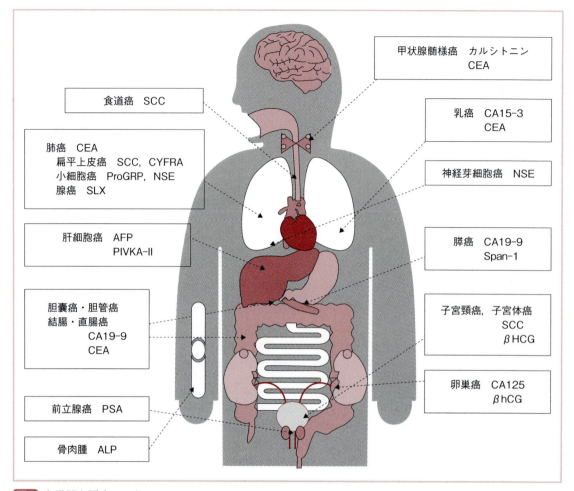

図1 各臓器と腫瘍マーカー

ProGRP (pro-gastrin-releasing peptide；ガストリン放出ペプチド前駆体)，NSE (neuron-specific enolase；神経特異性エノラーゼ)，SLX (sialyl Lewis X-i antigen；シアリルルイス x-i 抗原)，ALP (alkaline phosphatase；アルカリホスファターゼ)，Span-1 (s-pancreas-1 antigen)，βhCG (human chorionic gonadotropin β subunit；ヒト絨毛性ゴナドトロピンβサブユニット).
上記以外の略語については表1を参照.

α-フェトプロテイン (AFP)，ビタミン K 欠乏性タンパク-II (PIVKA-II)

　AFP は代表的な肝細胞癌の腫瘍マーカーであるが，早期の肝細胞癌では特異性が低い．レクチンとの結合性を利用した AFP-L3 分画比 (AFP-L 3%) 検査は，肝細胞癌の特異性を高め，慢性肝炎や肝硬変からの肝細胞癌発生を，より早期に診断可能とされている．

　PIVKA-II は異常プロトロンビンであり，肝細胞癌の腫瘍マーカーとして AFP と相補的に利用される．ビタミン K 欠乏をきたすワルファリン，セフェム系薬，抗結核薬 (リファンピシン) の投与時に上昇するため注意を要する．

癌胎児性抗原（CEA），糖鎖抗原（CA）19-9，サイトケラチン19フラグメント（CYFRA），扁平上皮癌関連抗原（SCC）

　CEAは大腸癌，膵癌，肺癌，乳癌など幅広い領域のがんで陽性になる．CA19-9は膵癌，胆道癌，大腸癌，胃癌などで陽性を示す．CEAは加齢や喫煙の影響を受け，CA19-9は妊婦などでも高値を示す．また，粘膜保護薬スクラルファートの内服がCA19-9の異常高値をきたすことがある．
　CYFRA（シフラ）は肺癌（扁平上皮癌，腺癌）の診断や治療効果判定に有用であるが，間質性肺炎や気管支拡張症でも異常値を示す．SCCは肺癌（扁平上皮癌）の診断・治療・再発判定に有用であるが，喫煙・肺炎・腎不全でも異常値を示す．

糖鎖抗原（CA125，CA15-3），前立腺特異抗原（PSA）

　CA125は卵巣癌（漿液性腺癌）や子宮内膜症の診断に有用であるが，膵癌や肝癌でも陽性を示す．CA15-3は進行性乳癌の診断や再発乳癌の予測に有用である．両者ともに月経期や妊娠時にも陽性を示す．
　PSAは前立腺癌の診断に不可欠であるが，組織特異抗原であることから，前立腺肥大症や，直腸診で前立腺を刺激するだけでも上昇する．

2.4 自己抗体検査

　抗体は通常，外界からの非自己成分に対して産生されるが，なんらかの機序により自己の構成成分に対して産生されることがあり，これを自己抗体という．自己抗体により生体が攻撃を受け障害される病態を自己免疫疾患という．自己抗体には，臓器あるいは疾患ときわめて密接な関係にあるものと，多臓器および全身に出現するものとがある．全身性自己免疫疾患や臓器特異的な自己免疫疾患と対応する自己抗体について**表5**に示す．

抗核抗体（ANA）

　ANAはSLE，全身性硬化症（強皮症）（systemic sclerosis：SSc），シェーグレン症候群（Sjögren syndrome：SjS），皮膚筋炎（dermatomyositis：DM），多発（性）筋炎（polymyositis：PMS），混合性結合組織病（mixed connective tissue disease：MCTD）など多くの自己免疫疾患で陽性となる．間接蛍光抗体法での蛍光パターン（均等型，辺縁型，斑紋型，核小体型，散在斑紋型）から自己抗体をある程度推測できる．対応抗原は，辺縁型がDNA，核小体型がRNA，散在斑紋型がセントロメアとされている．IFAによるANA検査はスクリーニングと位置づけられており，蛍光パターンを参考にして疾患特異的抗核抗体を同定する．主な抗核抗体の染色パターンと関連疾患および自己抗体を**表6**に示す．
　薬剤の投与が誘因となるループス様疾患として薬剤起因性ループス（DIL）がある．プロカインアミドやヒドララジンで誘発されるものが有名だが，両剤の使用頻度が下がったことにより遭遇する機会は少なくなった．これらの古典的DIL

表5 主な自己抗体と関連疾患

自己抗体	標的臓器など	疾患
CCP抗体，リウマトイド因子	全身（関節）	関節リウマチ
dsDNA抗体，ヒストン抗体	全身（多臓器）	全身性エリテマトーデス
SS-A抗体，SS-B抗体	全身（涙腺，多臓器）	シェーグレン症候群
Jo-1抗体	全身（皮膚，筋）	多発筋炎
トポイソメラーゼI抗体，セントロメア抗体	全身（皮膚）	全身性硬化症（強皮症）
好中球細胞質抗体	全身（血管）	血管炎症候群
U1-RNP抗体	全身（多臓器）	混合性結合組織病
リン脂質抗体	全身（血管）	抗リン脂質抗体症候群
甲状腺刺激ホルモンレセプター抗体	甲状腺	バセドウ病
甲状腺ペルオキシダーゼ抗体，抗サイログロブリン抗体	甲状腺	橋本病
グルタミン脱炭酸酵素抗体，膵内分泌腫瘍関連タンパク2抗体	膵臓	1型糖尿病
アセチルコリンレセプター抗体	筋肉	重症筋無力症
ガングリオシド抗体	神経	ギラン・バレー症候群
平滑筋抗体	肝臓	自己免疫性肝炎
ミトコンドリア抗体	肝臓，胆管	原発性胆汁性肝硬変
基底膜抗体	肺，腎臓	グッドパスチャー症候群
胃壁細胞抗体	胃	慢性萎縮性胃炎
内因子抗体	胃（内因子）	悪性貧血
赤血球抗体	赤血球	自己免疫性溶血性貧血
好中球抗体	好中球	自己免疫性好中球減少症
血小板抗体	血小板	特発性血小板減少性紫斑病

標的臓器に全身と記載したものは全身性自己免疫疾患．各疾患の代表的な自己抗体を記載．
dsDNA (double stranded DNA；二本鎖DNA), Jo-1 (histidyl tRNA synthetase), U1-RNP (U1-ribonucleoprotein；U1-リボヌクレオタンパク)．

はANA陽性であるが，抗dsDNA抗体陽性の頻度は低く，抗ヒストン抗体陽性の割合が多いとされている．近年，関節リウマチなどの治療に用いられる抗TNF-α製剤の投与によってDILを発症する症例の存在が明らかとなっている．

関節リウマチ検査（リウマトイド因子〈RF〉，抗環状シトルリン化ペプチド〈CCP〉抗体）

　RFはヒトIgGのFc領域に対する自己抗体であり，古くから用いられている関節リウマチ（rheumatoid arthritis：RA）の血清マーカーである．RAでの特異性は高くなく，その他の自己免疫疾患，慢性感染症，肝疾患，高齢者でも陽性になることがある．

　抗CCP抗体はRA患者の約80％が陽性となり，RAでの特異性が高く，関節破壊予測因子の一つとされている．早期診断・治療にも有用であり，典型的RAと診断困難な関節炎患者が抗CCP抗体陽性であればRAに進展する可能性がい

表6 抗核抗体の染色パターンと関連疾患

染色パターン	pattern	背景	代表的抗体	関連疾患
均等型	homogeneous	核全体に均一な蛍光を認めるもの	抗ssDNA抗体，抗dsDNA抗体，抗ヒストン抗体	SLE（全身性エリテマトーデス），DIL（薬剤起因性ループス）
斑紋型	speckled	核全体に斑紋状の蛍光が観察されるもの	抗RNP抗体，抗Sm抗体，抗SS-A抗体，抗SS-B抗体，抗Ki抗体，抗Ku抗体，抗Scl-70抗体（抗トポイソメラーゼI抗体）	MCTD（混合性結合組織病），SLE，SjS（シェーグレン症候群），SSc（全身性硬化症）
核小体型	nucleolar	核小体のみが特異的に染色されるもの	抗PM-Scl抗体，抗RNAポリメラーゼ抗体，抗U3-RNP抗体	SSc
セントロメア型（散在斑紋型）	centromere (discrete speckled)	核内にまばらな50個前後の顆粒状の蛍光を認めるもの	抗セントロメア抗体	SSc，CREST症候群

均質型	斑紋型	核小体型	セントロメア型	陰性

ssDNA（single stranded DNA；一本鎖DNA），DIL（drug-induced lupus erythematosus），CREST（calcinosis；石灰沈着，Raynaud〈レイノー〉現象，esophageal dysmotility；食道蠕動低下，sclerodactylia；強指症，telangiectasis；毛細血管拡張症）．

と考えられ，早期の診断，治療開始につながる．

1型糖尿病検査（抗GAD抗体，抗IA-2抗体）

　1型糖尿病におけるβ細胞破壊の原因は十分に解明されていないが，自己抗体の検出が診断に有用である．膵島関連自己抗体は，発症・進行様式の違いによる1型糖尿病の分類に重要であり，診断基準の項目となっている．膵臓に存在するGAD（glutamate decarboxylase；グルタミン酸脱炭酸酵素〈グルタミン酸デカルボキシラーゼ〉）はインスリン合成や膵臓のホルモン分泌に関与しているGABA（γ-aminobutyric acid；γ-アミノ酪酸）を合成する酵素であるが，免疫異常により抗GAD抗体が1型糖尿病で産生される．発症初期には抗GAD抗体が高頻度に陽性となる．抗IA-2抗体も膵臓に存在するチロシンホスファターゼであるIA-2（insulinoma-associated protein-2；膵内分泌腫瘍関連タンパク2）に対して産生される抗体であり，若年者の自己免疫性1型糖尿病の発症時に高頻度で陽性となる．

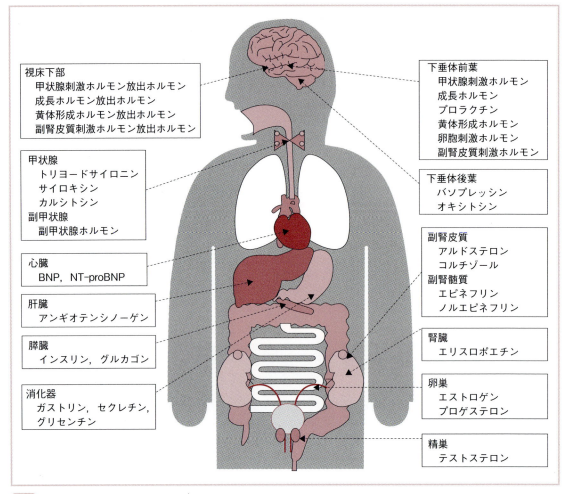

図2 各臓器とホルモン

2.5 内分泌学的検査

　内分泌疾患では内分泌臓器の障害によってホルモン分泌に異常をきたし，標的となる臓器への作用を介して多彩な症状，所見を呈する．診断に際しては，ホルモンの測定や負荷試験が必要となる．本項では代表的な検査項目のみを取りあげる．主なホルモンについて概説（**表1**）と分泌臓器（**図2**）を記載する．

甲状腺ホルモン

　甲状腺ホルモンにはチロキシン（サイロキシン）（T4）とトリヨードチロニン（トリヨードサイロニン）（T3）があり，甲状腺の濾胞細胞でチロシンから合成される．甲状腺から分泌されるのは主としてT4であるが，強い活性をもつのはT3であり，末梢でT4が脱ヨウ素化され，T3が産生される．これらの合成・分泌は視床下部の甲状腺刺激ホルモン放出ホルモン（thyrotropin-releasing hor-

内分泌検査に関係する疑義照会

患者情報

- 年齢：38 歳，性別：女性，身長：160 cm，体重：45 kg，病歴：十二指腸潰瘍の疑い．
- 検査値：TSH 1.0 μU/mL（基準値 0.34～3.5 μU/mL），FT4 0.2 ng/dL（基準値 0.7～1.7 ng/dL），LH 4.0 mIU/mL（基準値 1～50 mIU/mL），FSH 10.5 mIU/mL（基準値 4～23 mIU/mL），PRL 85.5 ng/mL（基準値 1.5～15 ng/mL）．尿妊娠反応は陰性．

医師とのやり取り

薬剤師：食欲不振を訴え，8 か月前から消化性潰瘍治療薬が投与され，3 か月前から乳汁漏出がみられるようになったと，患者さんからお聞きしました．スルピリドによる薬剤性の副作用が疑われますので，確認させてください．乳汁が急に出たことにびっくりされています．消化性潰瘍治療については，食欲が増えたことは喜んでおられるのですが，副作用として PRL 上昇や性的障害もあるでしょうから，中止，減量または他剤への変更は可能でしょうか？

医師：そうですね．薬剤性の症状が出ている可能性がありますね．食欲も出ましたので，投与をいったん中止しましょう．

（第 94 回薬剤師国家試験　問 186．平成 21 年 3 月を参考に作成）

mone, thyrotropic hormone-releasing hormone：TRH）と下垂体の甲状腺刺激ホルモン（TSH）によって調整される．血中では T4，T3 の大部分が特異的なサイロキシン結合タンパクと結合しているが，遊離型の T4（FT4）が 0.03%，T3（FT3）が 0.3% 存在し，これらが作用を発揮する．

　甲状腺機能異常の多くは自己免疫性甲状腺疾患であり，甲状腺機能亢進症の Basedow（バセドウ）病と甲状腺機能低下症の橋本病が代表的である．バセドウ病では TSH のレセプターに対する自己抗体の TSH レセプター抗体（TSH receptor antibody；TRAb）が TSH 様の甲状腺刺激作用を有し，甲状腺の機能が亢進するため FT4，FT3 の一方または両方が高値を示す．同時にネガティブフィードバック機構により TSH が低値を示す．TRAb のうち TSH 受容体を活性化する抗体のみを測定したものが甲状腺刺激抗体（thyroid stimulating antibody：TSAb）である．TRAb のほうが高感度であるが，甲状腺を刺激する抗体と阻害する抗体の両方を含んでおり，刺激型の抗体のみを測定する TSAb が，より生物学的作用を反映する．橋本病ではチログロブリン（サイログロブリン）（thyroglobulin：TG）や甲状腺ペルオキシダーゼ（thyroid peroxidase：TPO）に対する自己抗体（TG 抗体，TPO 抗体）の出現により甲状腺が破壊され，甲状腺機能が低下するので，FT4，FT3 が低値を示し，TSH が高値を示す．

妊娠関連検査（黄体形成ホルモン〈LH〉，卵胞刺激ホルモン〈FSH〉，ヒト絨毛性ゴナドトロピン〈性腺刺激ホルモン〉〈hCG〉）

視床下部からゴナドトロピン放出ホルモンが神経分泌され，下垂体前葉からゴナドトロピンである卵巣刺激ホルモン（FSH）と黄体形成ホルモン（LH）が分泌される．排卵の10〜40時間前に一過性のLHの大量分泌（LHサージ）を認めるが，尿検体を用いてLHサージを検出する検査試薬が排卵日予測の補助として使用されている．hCGは受精後およそ10日で血中および尿中に出現するため，妊娠反応として測定されるが，絨毛性疾患（胞状奇胎，絨毛癌）や異所性hCG産生腫瘍でも高値を示す．測定はイムノクロマト法などで実施され，薬局でもOTC（over the counter；一般用医薬品，大衆薬）試薬として購入可能である．

成長ホルモン（GH），ソマトメジンC（Sm-C）

GHは脳下垂体前葉から分泌されるホルモンで，視床下部から分泌される促進因子の成長ホルモン放出ホルモンと，抑制因子のソマトスタチンによって調節されている．GH分泌過剰の疾患（巨人症や先端巨大症）で高値を示し，GH分泌不足の疾患（GH分泌不全性低身長症や下垂体機能低下症）で低値を示す．

ソマトメジンC（somatomedin C：Sm-C*）はGH依存性に種々の組織で分泌され，成長促進作用を仲介する．Sm-CはGHに比べて日内変動が少なく血中半減期も長いため，1回の測定でGH総分泌量を評価可能である．

その他（レニン・アンジオテンシン〈アンギオテンシン〉・アルドステロン〈RAA〉系検査）

アンジオテンシンIIは腎臓における塩分の調節だけでなく，細動脈の収縮とアルドステロンの分泌を促進することにより血圧を上昇させている．

アンジオテンシンIIは直接，または副腎皮質からのアルドステロン分泌を介して間接的に腎臓からのナトリウム再吸収を促進する．さらに血管を収縮させ，血圧を上昇させる．アンジオテンシンIIは，前駆体であるアンギオテンシノーゲンが切断されて生成されるが，その過程にレニンやアンジオテンシン変換酵素（angiotensin-converting enzyme：ACE）が関与しており，これらのホルモン系を総称してレニン・アンジオテンシン・アルドステロン（renin-angiotensin-aldosterone：RAA）系とよぶ．RAA系亢進が高血圧の原因となることから，ACE阻害薬やアンジオテンシンII受容体拮抗薬（angiotensin II receptor blocker：ARB）などが降圧薬として使用される．

RAA系に異常をきたす疾患は，レニン活性（定量）やアルドステロンの測定によって分類できる．これらの測定は食塩摂取，体位，薬剤などの影響を受けるため，早朝，空腹で，30分のベッド上安静を保った後に採血を行う．高レニン・高アルドステロンでは腎血管性高血圧，悪性高血圧，レニン産生腫瘍，Bartter（バーター）症候群，低レニン・高アルドステロンでは原発性および特発性アル

語句 Sm-C*

IGF-I（insulin like growth factors）の別名をもち，GHと同様の目的で用いられるが，主に肝臓などの末梢組織でGHに応答して産生されるので，肝硬変や慢性肝炎では低値となる．また，GHは律動的な分泌で半減期が約10分であるのに対して，Sm-Cは日内変動も少なく半減期も3〜4時間なので評価しやすい．

ドステロン症，デキサメサゾン感受性高アルドステロン症，高レニン・低アルドステロンでは Addison（アジソン）病，低レニン・低アルドステロンでは偽性アルドステロン症，Liddle（リドル）症候群，18 水酸化デオキシコルチコステロン（deoxycorticosterone：DOC）産生腫瘍などの疾患が考えられる．

2.6 細胞性免疫検査

リンパ球サブセット検査

末梢血リンパ球の数と割合は宿主の状態や薬剤の影響で増減するため，その変化を観察することで疾患の状態や治療効果の判定が可能になる．T 細胞*と B 細胞はそれぞれ細胞性免疫と液性免疫を担うが，フローサイトメトリー法による細胞表面抗原解析を行うことで，その割合を知ることができる．T 細胞に関する CD4 陽性細胞数や CD4/CD8 比の測定は HIV 感染者のモニタリング検査として重要である．

薬剤誘発性リンパ球刺激試験（DLST）

DLST*（drug-induced lymphocyte stimulation test）とは，薬物アレルギー*，とくに IV 型アレルギーの機序に，ある特定の薬剤が関与しているか否かを *in vitro* で解析する検査である．DLST では，薬物アレルギー患者のリンパ球を推定される起因薬剤とともに培養し，刺激を受けたリンパ球の幼若化・分裂を ^{3}H-チミジン取り込み能の測定によって検出する．

2.7 血液型検査

ABO 式血液型

赤血球膜上には，A 型には A 抗原，B 型には B 抗原，AB 型には A・B 両方の抗原が存在し，O 型にはいずれの抗原も存在しない．また，A 型の血清中には抗 B 抗体が，B 型の血清中には抗 A 抗体が存在する．AB 型はいずれの抗体ももたず，O 型は抗 A 抗体，抗 B 抗体の両方を有する（図3）．これらをオモテ検査*（血球側検査）とウラ検査*（血清側検査），2 種類の検査を行って判定する．オモテ試験とウラ試験の結果が一致しない場合は血液型判定を保留し，原因を究明する．

Rh（D）式血液型

赤血球の血球膜上にある Rh 血液型の D 抗原の有無を調べる検査である．患者血球と抗 D 血清試薬を混ぜ，凝集の有無で D 抗原の有無を判定する．抗 D 抗体（不規則抗体）を有する D 抗原陰性患者に陽性血液を輸血すると，輸血した赤血球が破壊され溶血性副作用が発生し，重症例では死に至る場合もある．

（米田孝司，北中 明）

T 細胞*

細胞性免疫の中心的役割を果たす．T 細胞は胸腺由来のリンパ球で，遅延型過敏反応や移植片対宿主反応に重要である．とくに，臨床検査で測定される項目は CD3（成熟 T リンパ球総数），CD4（helper T cell；Th〈ヘルパーT〉細胞），CD8（cytotoxic T cell；細胞傷害性 T 細胞〈cytotoxic T lymphocyte；細胞傷害性 T リンパ球〉）などの表面マーカーで，モノクローナル抗体を用いたフローサイトメトリー法により測定する．

DLST*

分裂しない成熟リンパ球が DNA 合成を行わないのに対し，特異的な抗原（薬剤など）刺激を受けたリンパ球は芽球様の形態をとりながら DNA 合成を開始し分裂する．この現象をリンパ球幼若化とよび，DNA 合成の程度を指標として *in vitro* で抗原（薬剤）に対するリンパ球の反応（分裂）を評価する検査が DLST である．

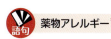

薬物アレルギー*

⇒ 1 章 B-1 の語句（p. 11）参照．

オモテ検査*

型判定用抗 A・抗 B 血清試薬を用いて，患者赤血球中に A・B 抗原が存在するかを調べる．

ウラ検査*

血清中に抗 A・抗 B 抗体が存在するかを型判定用 A 型・B 型赤血球で調べる．

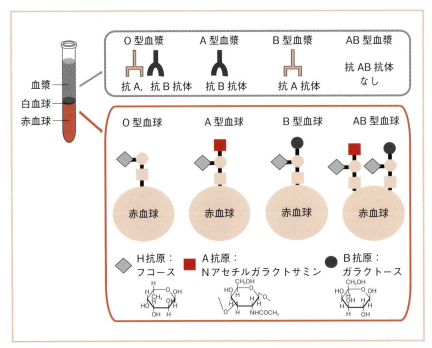

図3 血液型別における赤血球上抗原および血漿中抗体

● 参考資料
1. 櫻林郁之介, 熊坂一成監. 伊藤機一ほか編. 最新 臨床検査項目辞典. 医歯薬出版；2008.
2. 前田昌子, 高木 康編著. 薬剤師のための臨床検査ハンドブック. 第2版. 丸善；2011.
3. 原 景子. 看護師・薬剤師がこれだけは知っておきたい臨床検査値×処方薬チェックポイント. メディカ出版；2016.
4. 金井正光監. 臨床検査法提要. 改訂第34版. 金原出版；2015.

B 病態・臨床検査

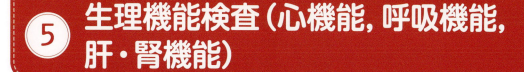

5 生理機能検査（心機能，呼吸機能，肝・腎機能）

- 心電図は心臓の活動電位の変化を経時的に記録するもので，12誘導心電図，3分間心電図，24時間の心電図を測定できるホルター心電図，運動負荷心電図がある．
- 心臓超音波検査では，心臓の大きさ・形・壁の厚さの異常を発見する形態的診断と心臓の働きをみる機能的診断を行う．さらに，血液の流れる速度や方向を評価することにより，弁逆流や弁狭窄などの弁膜症の診断も行う．
- スパイロメトリーで得られた％肺活量と1秒率から換気機能障害を診断することができ，肺活量が低下した拘束性障害，1秒率が低下した閉塞性障害，両方が低下した混合性障害に分類される．
- 患者が行うピークフローメーターを用いた気管支喘息の自己管理や吸入剤の適切な服用には薬剤師の指導が重要になる．

Keywords ▶ 心電図検査，心エコー（心臓超音波）検査，スパイロメトリー，ピークフロー，腹部エコー（腹部超音波）検査

1 生理機能検査とは

　生理機能検査は検体検査とは異なり，患者から直接生理的情報を得てグラフ化，画像化して診断する検査である．生理機能検査には心電図や心エコー（心臓超音波）検査などの心機能検査，スパイロメトリーやピークフローメーターなどから判断する呼吸機能検査，超音波による腎臓や肝臓の形態検査，脳波検査，筋電図検査など，さまざまな種類がある．

　薬剤師にとって，生理機能検査は実施される病院に勤務していれば目にする機会は多く，薬局においても病院や診療所との電子カルテを共有する取り組みが全国的に広がりをみせており，今後いっそう，これらの検査に関する知識は不可欠となる．また，患者が検査結果を持参し薬剤師に相談するケースも少なくなく，薬剤の影響も考慮した適切な薬物療法の提案，処方薬の疑義照会，患者への適切な服薬指導につなげるためにも，本項で述べる生理機能検査に関する基本的な知識を身につけてほしい．

表1 心機能検査

評価法		特徴
心電図	12誘導心電図	通常の心電図検査．左右の手足，胸部（6個）に電極を用いて，12個の組み合わせにより心電図を記録する
	3分間心電図	通常（約10秒）よりも長い3分間を測定することで，見落とされる可能性のある不整脈を効率よく発見する．薬物治療の効果判定などにも用いられる
	Holter（ホルター）心電図	不整脈発作や狭心症などの心電図は発作時以外，正常であることが多いため，発作時の所見の検出を目的に，携帯型の心電計を用いて24時間，記録する．発作性・間欠性・無症候性の所見の検出に適する
	運動負荷心電図* Master（マスター）2段階法	2段の階段の昇降を繰り返す．事前に負荷の時間・量を決めて行う単一負荷試験．装置が安価で場所をとらず簡便であるが，運動前後でしか測定できない
	トレッドミル法	動くベルトコンベア上を歩行する．ベルトの速さ・傾斜を漸増する．運動中の心電図・血圧記録が可能であり，負荷の定量性に優れる
	エルゴメーター法	設置自転車をこぐ．ペダルの重さを漸増する．運動中の心電図・血圧記録が可能．呼気ガス分析を同時に行う心肺運動負荷試験でも用いられる
心エコー検査		心臓の形態・運動を観察し，心機能を評価する．心臓の表示方法にはBモード，Mモード，ドプラ法がある

2 心機能検査（表1）

2.1 心電図

　心臓は血液を全身に送るポンプの役割を果たしており，洞房結節から発生する電気的刺激が心室に伝わることで一定のリズムで拍動を繰り返している．心電図検査（electrocardiography：ECG）は心機能を評価する代表的な生理機能検査であり，活動電位の変化を経時的に記録することで不整脈や狭心症，心不全などの診断に用いられる．

　通常，健康診断などで行われる心電図は12誘導法とよばれ，電極を左右の手足に4個（肢誘導），胸部に6個（胸部誘導）を装着し，計12方向の電気の流れ（12誘導）を測定する．肢誘導は，前額面の6方向の起電力に対応し，I・II・IIIの標準肢誘導（二肢間の電位差を記録），aV_R，aV_L，aV_Fの単極肢誘導（不関電極*を陰極とし，左右の手，左足の電位を記録）の計6波形を測定する．一方，胸部誘導は水平面上の6方向に対応し，6個の電極から1種ずつV_1〜V_6の計6波形を三次元的に評価できる．I・aV_Lは左室前側壁，II・III・aV_Fは左心室後壁，横隔膜面，aV_Rは心室内腔，V_1・V_2は右室，V_3・V_4は心室中隔，V_5・V_6は左心室の起電力をそれぞれ反映する．心筋梗塞では，どの誘導で異常波形がみられるかにより，おおよその梗塞部位を特定することができる．

 運動負荷心電図*

労作で誘発される狭心症の診断を目的として，運動を負荷することで心電図変化を評価する．

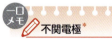 不関電極*

右手，左手，左足電極を組み合わせるI・II・IIIの誘導は心臓を中心にもつ正三角形（Eintoben〈アイントーベン〉の三角形）になると仮定され，その中心を不関電極といい，電位がほぼ0になる．12誘導法では右足の電極が不関電極であり，基準として用いる．

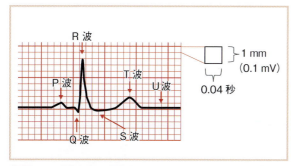

図1 心電図の基本波形
縦軸が電圧（1 mm=0.1 mV），横軸が時間（1 mm=0.04 秒）である．

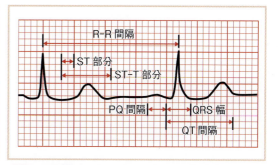

図2 正常波形
各波形の正常範囲は次のとおり．P 波幅：0.06～0.10 秒，PQ 間隔：0.12～0.20 秒，QRS 幅：0.10 秒以下，QT 間隔*：0.35～0.44．

異常心電図

心電図は心房の興奮を表す P 波から心室の興奮を表す QRS 波，心室の興奮（脱分極）からの回復（再分極）時を表す T 波，再分極の終了を表す U 波へと続く（図1）．

心拍数（回/分）は 60（秒/分）/R-R 間隔*（秒）（R 波の最高点から次の R 波の最高点まで）で求められ，成人の安静時では 60～100 回/分が正常値である．ST 部分（S 波の終わりから T 波の始めまで）や，ST 部分から T 波の終わりにかけての部分（ST-T）は狭心症などの虚血性心疾患では異常波形となって現れるため，重要な観察項目である（図2）．

運動負荷心電図では，0.1 mV（1 mm）以上の ST 下降（または ST 上昇）を陽性基準とし，陰性 U 波の出現も虚血性変化が示唆される．運動中止基準には，胸痛・呼吸困難などの自覚症状，ふらつき，チアノーゼなどの他覚症状，心室頻拍などの不整脈の出現，過度の血圧上昇などがある．いずれかの所見を認めた場合，虚血性心疾患の存在を考える（図3）．

●虚血性心疾患

狭心症や心筋梗塞により心臓に酸素を送る冠動脈が狭くなり，心筋への血液供給が低下した心筋虚血の病態では心室の再分極に与える影響が大きく，ST の異常がみられる．心筋梗塞では以下の心電図の経時的変化をたどる．

①梗塞直後：T 波の増高

②6～12 時間後：ST 上昇，異常 Q 波

③2～3 日後：ST 下降，T 波逆転，異常 Q 波

④1～4 週以降：冠性 T 波*，異常 Q 波（異常 Q 波は 1 年以降も残る）

運動や興奮に伴う酸素需要の増大によって起こる労作性狭心症では ST 下降がみられる（図4）．反対に，安静時に冠動脈攣縮による酸素供給の低下によって起こる異型（安静時）狭心症においても，発作時には ST 上昇がみられる．ジギタリスやキニジンなどの薬物服用時，低カリウム血症，左室肥大，心筋症におい

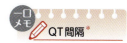

QT 間隔により値が変動するため，心拍数で補正した補正 QT 間隔（QTc 間隔）が用いられる．QTc 間隔の算出には一般的に〔QT 間隔（秒）/√R-R 間隔（秒）〕の式が用いられる．

⇒本章B-8の語句(p.195)参照．

冠性T波*

左右対称の陰性（下向き）T 波のことで，心筋梗塞後にみられる特徴的な心電図所見である．

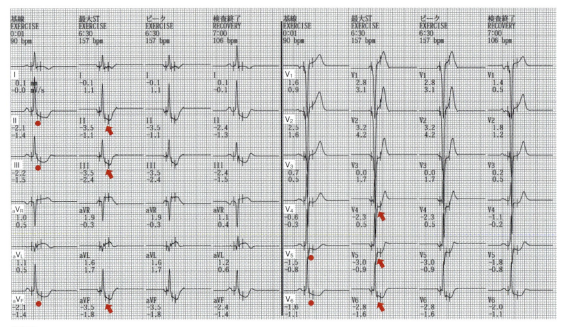

図3 トレッドミルによる運動負荷検査

安静時よりⅡ, Ⅲ, aV_F, V_5〜V_6誘導でST-T低下（●）を認めるが，運動負荷により，さらにⅡ, Ⅲ, aV_F, V_4〜V_6誘導において有意なST-T低下（➡）を認める（Ⅱ誘導にて最大1.4 mmの低下）．下壁〜側壁の虚血を疑う．

てもSTは下降するため，心筋虚血によるST下降との鑑別が難しいことがある．

●電解質異常（図5）

心臓はカルシウムやカリウムなどの電解質が細胞に出入りすることで活動電位を生じ，収縮するため，種々の電解質異常は異常心電図となって現れる．

●不整脈

不整脈は心拍数により表2のように分類される．心房細動には徐脈性のものもある．緊急処置を要する不整脈として，心室細動および拍動を触れない心室頻拍は直ちに除細動を行う必要がある

洞性頻脈と洞性徐脈

洞性頻脈（sinus tachycardia）は洞結節の興奮リズムが100/分を超えるもので，50/分を下回るものは洞性徐脈（sinus bradycardia）である．洞性頻脈は緊張時や運動時などの生理状態でも起こりうるが，貧血，甲状腺機能低下症，発熱などで認められることもあり，これら疾患のチェックが必要になる．洞性徐脈は，Adams-Stokes（アダムス・ストークス）発作*や心不全を起こすことがあるため，専門医の受診が必要である．

洞不全症候群（sick sinus syndrome：SSS）

洞結節自体やその周辺の心房筋の障害により洞徐脈，洞停止，洞房ブロックなどを伴って心不全やAdams-Stokes発作などの脳虚血症状を呈する状態である．洞不全症候群はRubenstein（ルーベンシュタイン）分類によってⅠ〜Ⅲ群に分類

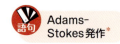

語句 Adams-Stokes発作*

心拍出量が急激に減少することで脳虚血に陥り，引き起こされるめまいや失神発作．前駆症状として動悸や胸痛などを自覚する場合がある．

A. 非発作時

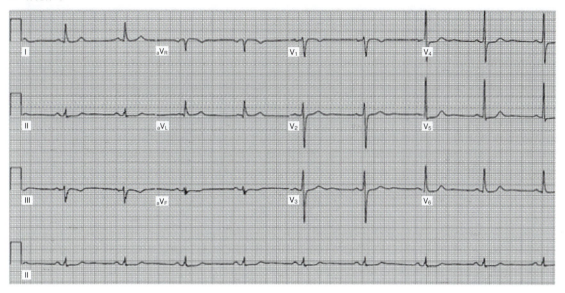

B. 発作時（ST変化時）

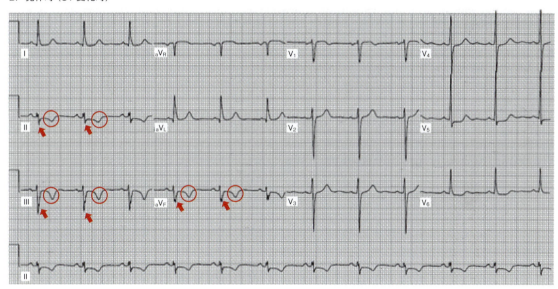

図4 狭心症非発作時（A）と発作時（B）の心電図
発作時のⅡ・Ⅲ・aV_F誘導においてSTの低下（➡）とT波が陰転化（◯）しており，右冠動脈狭窄，下壁の虚血が疑われる．

される．Ⅰ群は脈拍数が50以下/分となる「洞性徐脈」で，Ⅱ群は洞結節からの電気信号が一過性に停止または心房に伝わらないことによって起こる「洞停止」または「洞房ブロック」である．Ⅲ群は「徐脈頻脈症候群」とよばれ，心房細動や心房粗動，発作性上室頻拍などの頻脈性不整脈が出現し，自然に治まった直後に起こる心房停止である．

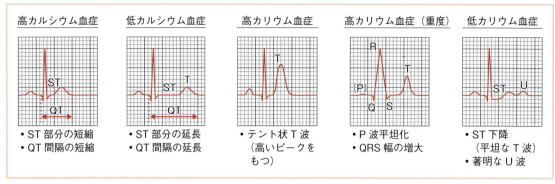

図5 電解質異常でみられる異常心電図
(医療情報科学研究所編. 病気がみえる vol.2 循環器. 第2版. メディックメディア；2008. p.38 より)
電解質の異常は心筋細胞の再分極に影響を与えることにより波形が変化する.
カリウム濃度は心筋の興奮に大きく影響する. カリウム製剤の誤投与による死亡例も多数あるため, 正常値 (3.5〜5.0 mEq/mL) を逸脱している場合は注意が必要である.

表2 心拍数による不整脈の分類

	心房性	心室性
頻脈性不整脈 （心拍数100/分以上）	洞性頻脈 心房期外収縮 心房細動 心房粗動 発作性上室頻拍	心室期外収縮 心室細動 心室頻拍
徐脈性不整脈 （心拍数50/分以下）	房室ブロック 洞不全症候群	
その他	脚ブロック 早期興奮症候群（WPW症候群）	

WPW（ウォルフ・パーキンソン・ホワイト）.

期外収縮

通常の律動よりも早期に起こる心筋の異常興奮であり，臨床で最も多くみられる不整脈である．心房期外収縮（premature atrial contraction：PAC）では異所性P波が早期に出現することを特徴とし，QRS波の幅は通常正常である．心室期外収縮（premature ventricular contraction：PVC）では先行するP波はなく，幅広い異常QRS波が早期に出現するとともに，T波はQRS波と逆の方向を向く心電図となる（図6）．

心房細動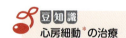（atrial fibrillation：Af）

心房が無秩序に興奮し，心室のリズムも不規則になる状態である．心房内の血栓形成を経て塞栓症の重篤な合併症を呈する危険がある．P波はみられず，R-R間隔も不規則となり，基線の細かい細動波（形・振幅が不定の300〜600/分の連続波形）がみられる（図7）．

豆知識 心房細動*の治療

レートコントロール（速くなりすぎている心拍数を正常に維持する方法）またはリズムコントロール（心房細動を停止し, 洞調律を維持する方法）が用いられる. レートコントロールにはカルシウム拮抗薬やβ遮断薬, 心不全患者には, ジゴキシンが用いられ, リズムコントロールには抗不整脈薬（Vaughan Williams〈ボーン・ウィリアムズ〉分類におけるⅠ・Ⅲ群）が用いられる.

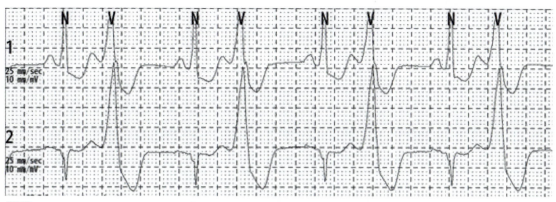

図6 ホルター心電図でみられた心室期外収縮の二段脈
期外収縮が1つおきに出現している場合を二段脈、2つおきに出現する場合を三段脈とよぶ。Nは正常、Vは異常。

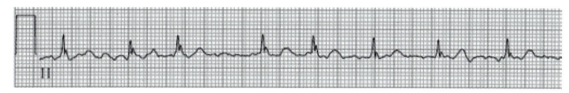

図7 心房細動（Af）

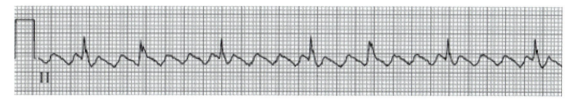

図8 心房粗動（AFL）

心房粗動*（atrial flutter：AFL）

心房細動と同様に心房が異常興奮することで発生する。P波は消失し、のこぎり状波が規則的に約300/分で出現する（図8）。心房の興奮に対して心室に応答する割合はさまざまであり症状も多様である。

発作性上室頻拍（paroxysmal supraventricular tachycardia：PSVT）

突然発生し、突然治まる頻拍発作である。多くはリエントリ（異常な電気回路）を原因とするものであり、後述するWPW（Wolff-Parkinson-White；ウォルフ・パーキンソン・ホワイト）症候群に伴う場合が多い。心電図では規則正しいR-R間隔とともに、連続した狭い幅のQRS波（140～220/分）がみられる。

心室頻拍（ventricular tachycardia：VT）

心室から異所性刺激が連続して発生し、頻脈を呈するものである。致死性の心室細動へと移行することがあるため電気的除細動やβ遮断薬などを用いた薬物療法など緊急処置を要する場合がある。心電図ではP波は消失し、幅広く変形し

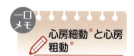

一口メモ

心房細動*と心房粗動*

心房の興奮回数の違いで区別され、ともに加齢に伴い罹患率が上昇する。

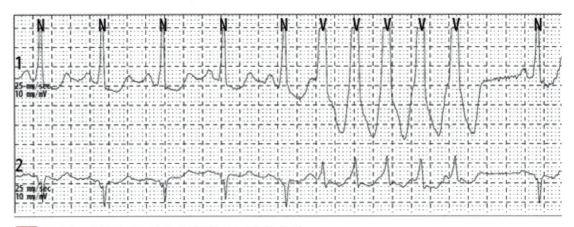

図9 ホルター心電図でみられた非持続性の心室頻拍（VT）
30秒以上継続する場合は持続性の心室頻拍となる．

た心室波形（QRS幅は0.12秒以上）が連続して出現する（図9）．

心室細動（ventricular fibrillation：VF）

心室筋が無秩序に収縮し，血液を拍出できない状態である．致死的であり，心筋梗塞発症時の主要な死因となるため，すみやかに電気的除細動を行う．心電図では振幅も周波数もまったく不規則な波が連続してみられる．

房室ブロック（atrio-ventricular block：AVB）

心房と心室とのあいだの伝導障害である．障害の程度によりⅠ〜Ⅲ度に分類される．Ⅰ度は房室伝導時間が延長したものであり，PR時間が0.21秒以上に延長する．Ⅱ度はP波に続くQRS波が時々欠落するものである．Ⅱ度はさらに房室結節でブロックが生じるためにPR時間が漸増後にQRS波の欠落を繰り返すWenckbach〈ウェンケバッハ〉型（Mobitz〈モービッツ〉Ⅰ型）と，His（ヒス）束以下でブロックが生じ，PR時間が一定のままで突然QRS波が脱落するMobitzⅡ型に分類される．Wenckbach型の多くは機能的で健常者にみられる．MobitzⅡ型は器質的障害により生じ，高度房室ブロックに移行する危険性が高い．Ⅲ度はP波に続くQRS波が完全に欠落したものである．MobitzⅡ型の房室ブロックとⅢ度房室ブロックは高度房室ブロックとよばれ，心室細動などの致死的不整脈に移行しやすいため，人工心臓ペースメーカーの適応*となる．

●その他の不整脈

脚ブロック

ヒス束は右脚と左脚に分岐するが，それらが伝導障害された病態である．右脚ブロックでは左室を介する右室への興奮が，左脚ブロックでは右室を介する左室への興奮が遅れるため，特徴的パターンの幅広いQRS波がみられる．右脚ブロックは臨床上問題となることは少ないが，左脚ブロックは冠動脈疾患，拡張型・肥大型心筋症などの心筋症，高血圧性心疾患を伴うことが多い．

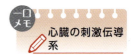

心臓の刺激伝導系

洞房結節，房室結節，ヒス束，脚，Purkinje（プルキンエ）線維，心筋細胞から成る．

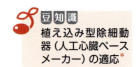

植え込み型除細動器（人工心臓ペースメーカー）の適応*

洞不全症候群，高度房室ブロック（MobitzⅡ型およびⅢ度房室ブロック），徐脈性心房細動などである．

早期興奮症候群（WPW症候群）

心房と心室を直接連結する副伝導路（Kent〈ケント〉束）が存在し，心室の早期興奮が生じる病態である．心房と心室をつなぐ2つの伝導路で興奮の旋回路（リエントリ）が形成されるため，発作性上室性頻拍の原因となる．また心房細動が起こりやすく，副伝導路を介する幅広いQRS波が高頻度になると，心室細動に移行する危険性がある．心電図上ではQRS波の立ち上がりがなだらかになる特有のδ波を形成し，PQ波が短縮，QRS延長がみられる．

心電図検査に影響を与える薬剤

抗不整脈薬の分類*では活動電位に及ぼす影響で分類したVaughan Williams分類においてII群のβ遮断薬やIV群のカルシウム拮抗薬には徐脈の副作用があり，キニジンやジソピラミドなどのIa群，アミオダロンやソタロールなどのIII群およびIV群のベプリジルにはQT延長による催不整脈作用がある．QT延長を誘発する代表的薬剤を表3に示した．QT延長はトルサードドポアント*（torsades de pointes）とよばれる特殊な心室頻拍を誘発し，時に致死的となることから注意が必要である．

また，とくに注意が必要なのはジギタリスである．ジギタリスは心筋収縮力を高める作用（陽性変力作用）と房室伝導を抑制し徐脈を引き起こす作用（陰性変時作用）を併せもつ抗不整脈薬であり治療によく用いられるが，治療域と中毒域の範囲が狭いため，連用による蓄積により中毒*をきたしやすい．

2.2 心エコー検査（心臓超音波検査）

超音波検査（echography）とは，ヒトの可聴域（20〜20,000 Hz）を超えた1〜20 MHzの高周波数の超音波を発信して，反射波を受信し，臓器の形態を画像化する検査である．心臓超音波検査では心機能の評価や心血管疾患の診断を行うことができる．

心臓の形態と運動を明らかにするBモード（断層法），距離や運動速度を計測するMモード（図10，11），血流の観察，血流速度の計測などを行うドプラ法

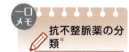

抗不整脈薬の分類*

Vaughan Williams分類は抗不整脈薬を活動電位に及ぼす影響で分類したものである．抗不整脈薬をイオンチャネルや受容体，ポンプなどに対する作用で分類したSicilian Gambit（シシリアン・ギャンビット）分類もある．

トルサードドポアント*

QRS波が刻々と変化する多形性心室頻拍のなかでもQRS波が時間とともにねじれるように変化するもの．自然に停止または心室細動に移行する．

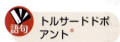

ジギタリス中毒*

中毒症状としては，さまざまな不整脈に加え，悪心・嘔吐，下痢などの消化器症状が主体である．低カリウム時にはジギタリス中毒を引き起こしやすい．治療としてはジギタリス投与の中止，カリウムの投与などで対処する．しかし，ジギタリス使用時の特徴的な心電図所見（ST下降，PQ延長，R-R間隔延長，QT短縮）はジギタリス効果とよばれ，薬理効果であり副作用ではないため，ジギタリス投与を中止する必要はない．

表3　QT延長をきたす薬剤・病態と電解質異常

- 抗不整脈薬（キニジン，ジソピラミド，アミオダロン，ソタロール，ベプリジル）
- 抗菌薬（エリスロマイシン，クラリスロマイシン，レボフロキサシン）
- 向精神薬（ハロペリドール，クロルプロマジン，リスペリドン，オランザピン）
- 抗うつ薬（イミプラミン，アミトリプチリン，マプロチリン）
- 消化性潰瘍治療薬（シメチジン，ラニチジン，ファモチジン）
- 脂質異常症治療薬（プロブコール）
- 低カルシウム血症，低マグネシウム血症，低カリウム血症

上記以外にも徐脈，心疾患，脳血管障害，糖尿病，甲状腺異常，腎・肝機能障害，高齢者などの条件を満たす場合はQT延長をきたしやすい．

がある．ドプラ法はさらに異常血流の有無を判断するカラードプラ法，局所の血流・壁運動速度を計測するパルスドプラ法，異常血流速度を計測する連続波ドプラ法がある．カラードプラ法での正常血流は赤または青の単色で表示されるが，異常血流は黄色，青緑など多彩な色を示すモザイクパターンで表示される．

収縮能

ポンプ機能の大部分を担う左室の収縮能は，左室駆出率（left ventricular ejection fraction：LVEF）や左室内径短縮率（% fractional shortening：%FS）で評価される．いずれもMモードエコー図を用い，左室拡張終期径（left ventricular end-diastolic diameter：LVDd）と左室収縮終期径（left ventricular end-systolic diameter：LVDs）を計測して求める．

%FSはLVDdとLVPsの差をLVDdで除し，百分率で表した値．以下の式

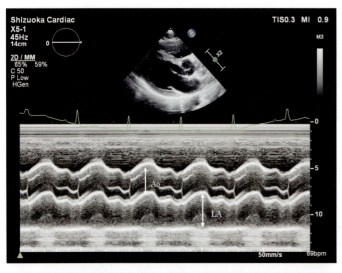

図10 大動脈弁エコーグラム（Mモード）
縦軸が距離（cm），横軸が時間（秒）．
Ao（aorta diameter；大動脈径），LA（left atrial diameter；左房径）．

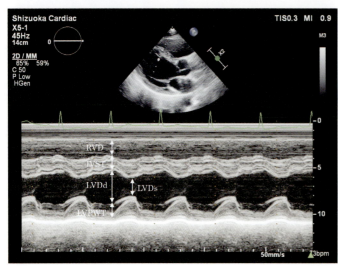

図11 心室中隔，左室後壁エコーグラム（Mモード）

正常値は以下のとおり．
RVD（右室径）：21〜32 mm，IVST（心室中隔厚）：7〜11 mm，LVDd（左室拡張終期径）：38〜54 mm，LVPWT（left ventricular posterior wall thickness；左室後壁厚）：7〜11 mm，LVDs（左室収縮終期径）：22〜38 mm．

で計算する．正常値は 30〜50% である．

$$\%FS = (LVDd - LVDs)/LVDd \times 100$$

また LVEF も左室拡張終期容積（left ventricular end-diastolic volume：LVEDV）と左室収縮終期容積（left ventricular end-systolic volume：LVESV）を算出することで求めることができる．LVEF の基準範囲は 55% 以上である．

$$LVEF = (LVEDV - LVESV)/LVEDV \times 100\,(\%)$$

拡張能

拡張能はパルスドプラ法を用いた左室流入血流速波形による評価が行われる．急速流入波（E 波）と心房収縮波（A 波）の 2 つの波が描かれるが，左室弛緩障害では両者の高さの比（E/A）は小さく，E 波の減速時間が長くなる．E/A には年齢依存性もあり注意を要する．

E/A の正常値は 1〜2 で，弛緩障害では<1.0，拘束性障害では>1.5 である．また E 波の減速時間（DcT）でも評価することができ，DcT（ミリ〈m〉秒）の正常は 160〜240，弛緩障害では>240，拘束性障害は<160（図12）である．

さらに僧帽弁輪運動速度（E'波）によっても拡張能は評価できる．E'波は通常 8 cm/秒以上であり，拡張障害により低値となる．E 波と E'波の比 E/E'は左室拡張終期圧と相関することから臨床でも広く用いられている．E/E'は<8 が正常で，>15 では左室拡張期圧の上昇（拡張機能障害）が示唆される（図13）．

心疾患における超音波像

虚血性心疾患では壁運動異常（運動低下，無運動，異方向運動）が狭心症では一過性に，心筋梗塞では持続性にみられる．梗塞部位では，心筋細胞が脱落し，

> **一口メモ　E/A の年齢による変化**
> 若年者では E/A>1 であるが，加齢によっても拡張能は低下するため，50 歳台を境に E/A≒1 となり，E/A<1 となる．

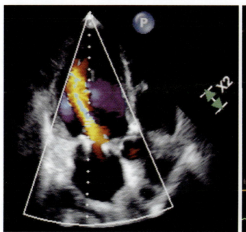
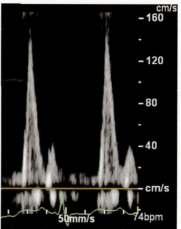

図12　拡張機能障害のドプラエコーと血流速波形
Peak E 144 cm/秒，Peak A 40 cm/秒，E/A 3.6，DcT 169 ミリ秒であり，拡張機能障害であることがわかる．

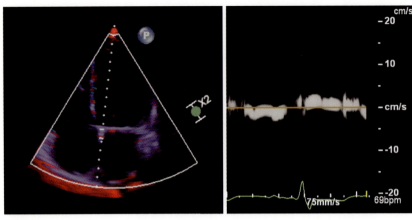

図13 組織ドプラエコー（図12と同症例）
E/E' 40.0であり，こちらからも拡張機能障害（左室拡張期圧上昇）であるとわかる．

線維化により置き換わり，壁厚は薄くなりエコー輝度は増強する．

● **僧帽弁狭窄症**[1]

弁膜症疾患のうち僧帽弁狭窄症では断層像において弁の開放制限が認められる．僧帽弁の逆流はカラードプラ法において逆流シグナルを検出することで診断される．僧帽弁疾患は二次性肺高血圧を合併しやすいため，三尖弁の逆流血流速度から肺高血圧の有無や程度を評価することは大切である．左房は拡大しており，心房細動合併例では左房内に血栓が認められる．

● **大動脈弁狭窄症**[1]

大動脈弁狭窄症においても弁の開放制限が認められ，左室壁は対称性の肥厚を呈する．大動脈弁狭窄の重症度は連続波ドプラ法により弁通過血流速度から算出される左室・大動脈圧較差や大動脈弁口面積により評価される．左室機能不全を伴った大動脈弁狭窄では1回拍出量低下のために左室・大動脈圧較差は低値を示し，過小評価するおそれがある．このような場合は弁口面積による評価またはドブタミン負荷心エコー*による評価を行う．大動脈弁閉鎖不全症では，カラード

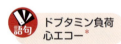

語句　ドブタミン負荷心エコー*

ドブタミンにより心収縮と心拍数を増強させ，心筋酸素消費量を増大させることで心筋虚血を誘発し，心エコーにより壁異常運動を検出する方法．ドブタミンのみでは目標心拍数に達しない場合はアトロピンを追加することもある．

Topics

拡張不全

拡張不全はLVEFが保たれているにもかかわらず，左室拡張能の低下により左室拡張終期圧が上昇する心不全病態である．以前は，収縮不全が心不全の大部分を占めると考えられてきたが，最近の研究では拡張不全は心不全の約半分を占めることが明らかとなってきた．収縮不全による心不全は男性に多いのに対し，拡張不全は女性，高齢者に多い．基礎疾患としては高血圧，糖尿病，肥満が多い．拡張不全による心不全の生命予後は収縮不全と変わりがないが，拡張不全の治療方針は十分なエビデンスはなく，生命予後を改善する有効な治療法は確立されていない．

プラ法において血流を確認して評価する（図14）．

●肥大型心筋症

肥大型心筋症では心筋の不均等な左室肥大（ASH〈asymmetric septal hypertrophy；非対称性中隔肥大〉）が認められ，心内腔の拡大は伴わないのが一般的である（図15）．非対称性の心室中隔肥大が顕著であるが LVPWT は正常範囲である．閉塞性肥大型心筋症の場合は僧帽弁の収縮期前方運動（systolic anterior motion：SAM）がみられ，狭窄した流出路を通る高速血流はカラードプラ法でモザイクシグナルとして出現する．左心室流出路が狭窄し，左心室と大動脈に圧較差がみられると心不全や致死的不整脈を発生するため，圧較差の評価が重要である．

●拡張型心筋症

拡張型心筋症では左室の球状拡大化がみられ，びまん性の左室収縮能低下が認められる（図16）．左室拡張能の低下を反映して初期には E/A＜1 の弛緩障害が認められるが，重症例や心不全増悪時には左房圧の上昇のために E/A＞1 の偽正常化が認められることがある．

2.3 シェロングテスト

Schellong（シェロング）テストとは，起立性低血圧*を診断する方法で，起立3分以内に収縮期血圧が 20mmHg 以上低下するか，または収縮期血圧の絶対値が 90mmHg 未満に低下，あるいは拡張期血圧の 10mmHg 以上の低下が認められた際に診断される[2]．起立性低血圧は自律神経失調などの一次性，加齢や内科疾患による二次性，降圧薬（β遮断薬，ACE〈angiotensin converting enzyme；

> **心肥大**
> 心臓内腔が肥大し容積は大きくならない求心性肥大と，壁の肥大とともに心臓が拡張する遠心性肥大がある．高血圧性心疾患や大動脈弁狭窄症では求心性肥大がみられ，大動脈弁閉鎖不全症などでは遠心性肥大となる．

> **起立性低血圧***
> パーキンソン病や糖尿病によって自律神経障害が起こると，血圧調節機能が低下し，起立性低血圧が起こりやすくなる．

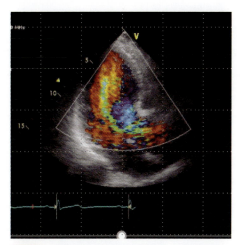

図14 大動脈弁閉鎖不全症のカラードプラ所見
右冠尖の逸脱に起因する重症大動脈弁閉鎖不全症．

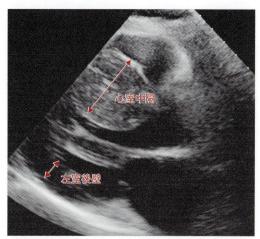

図15 閉塞性肥大型心筋症
本症例は右心室と左心室のあいだにある心室中隔が顕著に肥大し（39mm），左室後壁（15mm）の 2.6 倍である．心室中隔が左心後壁の 1.3 倍以上に肥大する ASH に該当する．

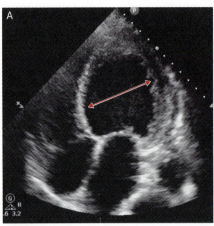
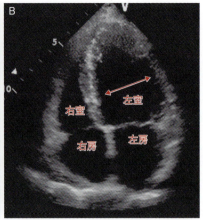

図16 拡張型心筋症の治療前（A）と治療後（B）の心エコー
A：治療前：LVDd 75 mm, LVDs 66 mm, IVS（心室中隔）7 mm, LVPWT 8 mm, EF（駆出率）19%.
B：治療後：LVDd 55 mm, LVDs 37 mm, IVS 9 mm, LVPWT 9 mm, EF57%.
LVDd（両矢印）から，治療によって左室内腔が小さくなったことがわかる．

アンジオテンシン〈アンギオテンシン〉変換酵素〉阻害薬，利尿薬)，抗うつ薬，向精神薬，睡眠薬などを用いた際に起こる薬剤性に分けられる．

3 呼吸機能検査

呼吸器の中心的役割を担う肺では酸素を取り入れ，二酸化炭素を放出する外呼吸を行い，組織においては細胞が酸素を取り入れエネルギー源とし，二酸化炭素と水に分解する内呼吸が行われる．呼吸機能検査では肺の機能である外呼吸についての検査を実施し，病態把握を行う．また呼吸機能検査は慢性閉塞性肺疾患（chronic obstructive pulmonary disease：COPD）の診断には不可欠の検査であり，呼吸器疾患の重症度判定に用いられる．

3.1 スパイロメトリーとフローボリューム

スパイロメトリー（肺活量検査）

スパイロメトリー（spirometry）では呼吸の換気量を経時的に測定することでスパイログラム（呼吸曲線）を得ることができ，ここから全肺気量（total lung capacity：TLC），肺活量（vital capacity：VC），1秒量（forced expiratory volume in one second：$FEV_{1.0}$），1秒率（forced expiratory volume in one second%：FEV_1%），努力肺活量（forced vital capacity：FVC）などを算出することができる．

- 肺活量（VC）：最大吸気位から最大呼気を行い呼出させた量
- 努力肺活量（FVC）：最大吸気位から一気にできるだけ早く最大呼気位まで

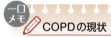

COPDの現状

COPDは，世界では2015年の死亡者数は約320万人で死亡原因第4位であり[3]，日本では2016年の死亡者数は1万5,686人で，男性でとくに多く死亡原因の第8位に位置する[4]．COPDは長年（20年以上）の喫煙習慣が原因で発症するとされる．今後，喫煙率の高い世代の高齢化により，患者数はさらに増加すると考えられる．

に呼出した量
- 1秒量（$FEV_{1.0}$）：努力肺活量のうち最初の1秒間に呼出された量
- 1秒率（$FEV_1\%$）：努力肺活量のうち1秒量の割合
- ％肺活量（％VC）：身長・年齢から求められる予測肺活量に対する実測肺活量の割合

● 拘束性障害と閉塞性障害

　スパイロメトリーで得られた％VCと$FEV_{1.0}$より肺機能異常を診断することができる（図17）．％VCが80％未満に低下した拘束性障害では肺の弾力性の変化により十分な膨張ができない状態であり，①肺が硬くなる間質性肺炎，肺うっ血，②横隔膜の運動制限となる腹水，妊娠，胸水貯留，③重症筋無力症などの神経筋疾患，でみられる．一方，$FEV_{1.0}$が70％未満に低下した閉塞性障害では気道の閉塞の狭窄が原因となり，気管支喘息・肺気腫や慢性気管支炎を含むCOPDでみられる．

フローボリューム

　フローボリューム曲線は縦軸に努力呼出時の気速（L/秒）を，横軸に気量（L）を示したもので，患者が努力呼出を十分行えているかが判断できるとともに，曲線のパターンにより疾患やその程度を認識できる．健常者はピークフロー（後述）後の下降脚は直線的に低下するが，COPD・喘息などの閉塞性疾患の場合，軽度では気量は低下しないが，ピークフロー後は下に凸の形をとる．中等度以上の障害で気量が低下するとともに，下に凸の形をとる特徴的な曲線となる．また拘束性障害では曲線の形は健常者と変わらないが，障害の進行とともに肺活量が低下

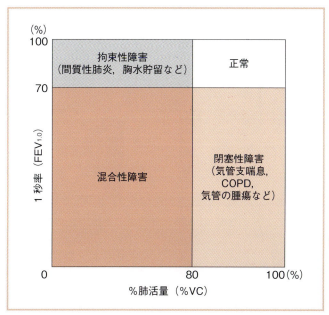

図17　スパイロメトリーによる換気機能障害の分類

拘束性障害は肺の容量が少なくなることによる肺活量の減少であり，閉塞性障害は気道狭窄による呼吸障害である．

するため気量が低下する．上気道閉塞では台形のような形状の曲線となる（図18）．

3.2 ピークフロー

ピークフロー（peak flow）とは最大呼気流量（最大呼出努力時の最大気流速度）のことであり，ピークフローメーター（図19）により測定することができる．気管支喘息患者における自己管理・病態評価に用いられ，患者自らが毎日計測しその値と日内変動を評価する．

ピークフロー値は自己の最良値に対する割合を求め，80％以上をグリーンゾーン（安全），50〜80％未満をイエローゾーン（注意），50％未満をレッドゾーン（要警戒，直ちにβ_2刺激薬やステロイドを使用し症状の改善がみられなければ医師の診察が必要となる）に分けられる．また日内変動（20％以内が目標）を知ることも大切である．

3.3 パルスオキシメータ*

パルスオキシメータは非侵襲的に動脈血酸素飽和度（arterial blood oxygen

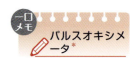

パルスオキシメータ*

低酸素症である高山病や，急性肺血栓塞栓症（エコノミークラス症候群）の予防，程度の把握のためにパルスオキシメーターが用いられることもある．

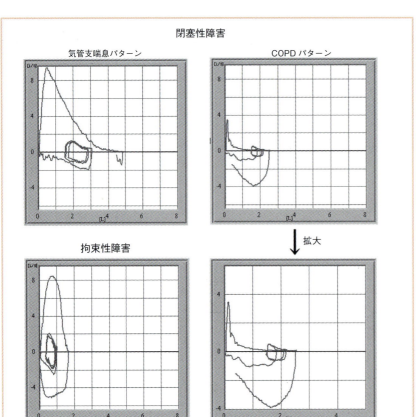

図18 閉塞性障害および拘束性障害のフローボリューム曲線パターン

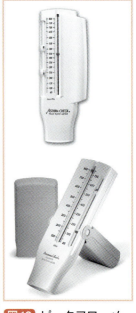

図19 ピークフローメーターの一例

（写真提供：フィリップス・レスピロニクス）

saturation：SpO_2）を測定できる装置であり，指先または耳たぶに装着する（図20）．還元ヘモグロビンと酸化ヘモグロビンの吸光度の差を利用して測定し，拍動に伴い変化する部分を解析することで，脈拍とともに動脈血の値を決定することができる．正常値は90〜100%であり，90%未満では呼吸不全を疑い，また普段より3〜4%の値の低下がみられた場合は呼吸循環の悪化が疑われる．

3.4 影響を与える薬剤

気管支喘息などの閉塞性障害の薬物治療にはステロイド，$β_2$刺激薬，抗アレルギー薬，テオフィリン，抗コリン薬などが用いられる．抗コリン薬は緑内障，前立腺肥大症，重症筋無力症の患者には禁忌である．喘息の有無や重症度を診断するために行う，気道可逆性試験*や気道過敏性試験*では薬を用いて試験を行う．

反対に抗不整脈薬，降圧薬，緑内障治療薬として用いられる$β$遮断薬は気管支収縮作用により喘息症状を悪化させる危険性が高いため，気管支喘息やCOPDの患者には禁忌となる．

4 肝機能・腎機能検査*

肝機能・腎機能は主に血液検査により評価されるが，腹部エコー（腹部超音波）検査による形態観察，炎症や腫瘍などの診断も頻繁に行われる．他検査よりも検査料が安く，X線やCTと比べ被曝もないため人間ドックでは実施されることが多い．胃や腸内に残渣やガスがあると臓器が見えにくくなることから，検査前から基本絶食となる．

4.1 肝臓病変

肝臓病変のうち，脂肪肝の場合は脂肪滴の存在により肝腎コントラストの増強がみられ，さらに病態が進行すると肝深部エコーの減衰や肝内脈管の不明瞭化が認められるようになる．急性肝炎では，肝腫大や胆嚢壁の肥厚が認められ，さらに重症化して劇症肝炎になると肝臓は萎縮し，肝内エコーは不均一化する．慢性肝炎では肝腫大や肝辺縁の鈍化，表面の不整，などがみられる．肝硬変では慢性肝炎でみられた所見がさらに進み，右葉の萎縮や左葉の腫大を認めるようになる．さらに腹水や脾腫などがみられる．

4.2 腎臓病変

腎臓病変のうち，急性腎不全では腎が腫大することがあるが，正常である場合もあり，超音波像だけでは診断が困難であることが多い．しかし結石や前立腺肥大などによる尿路の閉塞によって起こる腎後性腎不全は，腎盂や腎杯が拡大し，腎中心部に無エコー領域が出現するため，超音波検査で診断可能である．慢性腎

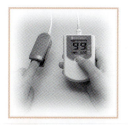

図20 パルスオキシメータ
（写真提供：日本光電）
一酸化炭素中毒や，末梢循環障害，不整脈，などは誤差を生じる要因となる．

語句 気道可逆性試験*
気道を拡張する短時間作用型の$β_2$刺激薬の使用前後で肺機能検査を行い，薬の効果を判定する．

気道過敏性試験*
気管支収縮作用のある薬（アセチルコリン，メサコリンなど）を薄い濃度から漸増して使用し，$FEV_{1.0}$が80%を下回る濃度を測定する．一般的に健常者に比べて，気管支喘息患者では気道過敏性が高い．

肝機能・腎機能検査*
⇒本章「B-3 臨床化学検査」(p.114)も参照．

不全では腎の萎縮，腎皮質の菲薄化，腎表面の不整などが認められるが，糖尿病などによる続発性（二次性）腎不全では腎は萎縮しにくいのが特徴である．腎細胞癌では高～低エコーが混在した不均一な腫瘍が描出され，自覚症状が少ないため検診時に偶然発見されることも少なくない．

超音波検査はほかに，膵臓や脾臓・甲状腺・血管などの異常，慢性疾患の診断・評価にも用いられる．

5 薬剤師に期待される役割

呼吸器疾患をもつ患者は吸入薬やピークフローメーターなど，普段手にしない器具を用いて治療を実施することが多い．その際に患者のコンプライアンス向上に努めるために適切な服薬指導・使用方法の説明を行い，患者の不安を取り除く必要がある．あやまった理解は服用方法の間違いや治療期間の延長につながるおそれがあり，小児や高齢者，認知症を有する患者に対しては，とくに定期的な吸入指導が望まれる．

ほとんどの生理機能検査は人体に影響のない非侵襲の検査であり，治療効果などの判定にも用いられることから，薬の服用に関しても制限は少ない．しかし，たとえば腹部超音波検査は絶食が求められることから，糖尿病治療薬は低血糖のおそれがあるため，内服の可否については主治医に確認をとる必要がある．これらの点を情報提供し，患者の理解を得るのも薬剤師に期待される役割である．

（稗田蛍火舞，竹内泰代，森本達也）

● 引用文献

1) 日本循環器学会，循環器超音波検査の適応と判読ガイドライン（2010年改訂版）．http://www.j-circ.or.jp/guideline/pdf/JCS2010yoshida.h.pdf
2) 日本循環器学会ほか．循環器病の診断と治療に関するガイドライン（2011年度合同研究班報告）：失神の診断・治療ガイドライン（2012年改訂版）．p.9. http://www.j-circ.or.jp/guideline/pdf/JCS2012_inoue_h.pdf
3) 日本WHO協会，WHOファクトシート　死亡原因トップ10. 2018年5月24日．https://www.japan-who.or.jp/act/factsheet/310.pdf
4) 厚生労働省，平成28年（2016）人口動態統計（確定数）の概況．https://www.mhlw.go.jp/toukei/saikin/hw/jinkou/kakutei16/index.html

● 参考資料

1. 日本臨床検査医学会．心電図検査．臨床検査のガイドライン JSLM 2015—検査値アプローチ／症侯／疾患. p.84-89.
2. 東條尚子, 川良徳弘編. 最新臨床検査学講座　生理機能検査学. 医歯薬出版；2017.
3. 日本循環器学会，循環器超音波検査の適応と判読ガイドライン（2010年改訂版）．http://www.j-circ.or.jp/guideline/pdf/JCS2010yoshida.h.pdf

症例　ジギタリス中毒に対処するケース

患者情報

- 年齢：80歳，性別：男性，身長：160 cm，体重：58 kg，喫煙歴：なし，飲酒歴：缶ビール（350 mL）1本/日，服薬：高血圧によりアダラート®Lを3年ほど前から服用中．
- 動悸と労作時の息切れが出現し，当院（静岡県立総合病院）を紹介され受診．精密検査の結果，心房細動および心不全が指摘された．
- $CHADS_2$スコア[1]：3点（心不全，高血圧，年齢）．
- 血圧：148/82，心拍数：128/分，AST：52，ALT：38，sCr[2]：0.89 mg/dL，BUN：12 mg/dL，その他：両下肢に浮腫を認め，両肺野から水泡音（coarse crackle）を聴取．
- 1週間の入院加療で症状が改善し，退院時に薬剤師から服薬指導を受けることになった．

◉処方

- ジゴキシン（ジゴシン®）0.125 mg　1錠　1日1回　朝食後
- エドキサバン（リクシアナ®）30 mg　1錠　1日1回　朝食後
- フロセミド（ラシックス®）10 mg　1錠　1日1回　朝食後
- ニフェジピン徐放錠（アダラート®L）10 mg　1錠　1日2回　朝夕食後

患者・医師とのやり取りの実際

◉薬剤師の思考

患者は80歳と高齢であり，検査値が正常でも潜在的に腎機能が低下してきていると考えられ，リクシアナ®による出血や，ジゴシン®によるジギタリス中毒を発現しやすいおそれがある．しっかりと副作用について服薬指導をしたほうがよい．

患者とのやり取り

患者：今回，心臓が悪いみたいで，新しい薬が増えたんですね．

薬剤師：そうですね，心臓を助けたり，脈を整えたりするジゴシン®というお薬と，体内にたまった水分を出すラシックス®というお薬です．食欲がない，息切れ，めまい，目がぼやけるなどを感じたら，受診してくださいね．

患者：心臓の薬でそんな副作用が出ることがあるんですね．わかりました．

薬剤師：それと血液が固まりにくくなるリクシアナ®というお薬[3]が出ていますので，転ばないように気をつけていただいて，便に血が混じっていたり，鼻血が止まらなかったりする場合は受診してください．

患者：わかりました．自分で判断しないで相談するようにします．

その後の経過

入院により心不全症状が改善し退院となり，しばらく順調に経過していたが，下痢・嘔吐を伴う急性胃腸炎を発症し，脱水による急性腎前性の腎不全となった．血圧：152/88，脈拍：124/分（不整），心電図検査の結果，心室性不整脈が認められ，採血検査ではsCr：1.41 mg/dL，BUN：42 mg/dL，血中カリウム濃度2.7 mEq/L（正常値3.5〜5.0 mEq/mL），ジギタリス濃度2.9 ng/mL[4]であり，利尿薬と下痢・嘔吐による低カリウム血症と腎機能低下によるジギタリス中毒[5]が疑われ入院となった．

医師とのやり取り

医師：ジギタリス濃度の上昇に加えて低カリウム血症でジギタリス中毒症状が出たようで

す▶6．どう対応したらよいか意見をください．当然ジゴシン®は服用中止にします．カリウム濃度の是正については，ラシックス®は中止，さらにカリウム製剤の経口および経静脈での投与を考えているのですけど．

薬剤師：そうですね，低カリウム血症の治療では，静脈内投与より経口療法のほうが安全に多量のカリウム補充を行えます．末梢からのカリウム投与の最大濃度は 40 mEq/L 以下▶7 で，これ以上は静脈炎を起こすリスクが高くなります．そのため，末梢静脈からの補正だとカリウムを大量に補充するには，水分量負荷が多くなり心不全の増悪が危惧されますので，やはり経口カリウム製剤をお勧めします．

医師：なるほど，ほかに注意すべき点はありますか？

薬剤師：心不全がベースにありますので，水分コントロールにはカリウム保持性の利尿薬である抗アルドステロン薬を用いてはどうでしょうか？ ただし，エプレレノンは中等度以上の腎機能障害（クレアチニンクリアランス50 mL/分未満）では禁忌ですので，スピロノラクトンを選択してください．

医師：脱水の補正も必要なので，利尿薬の使用は in-out のバランスと，中心静脈圧をチェックしながら慎重に行います．頻脈が出たときはジギタリスの代わりに少量のβ遮断薬を使う予定ですが，何か注意点はありますか？

薬剤師：β遮断薬も腎排泄なので腎機能が低下していると効果が強く現れることがあり注意が必要です．心不全の増悪や徐脈に気をつけてください．

....

▶1 **CHADS₂スコア**：心房細動患者における脳卒中発症リスクの評価指標．5 つの項目（C：心不全，H：高血圧，A：年齢〈75 歳以上〉，D：糖尿病，以上各 1 点，S：脳卒中の既往，2 点）をチェックして算出する．点数が高いほど，脳卒中の発症リスクが高くなる．

▶2 **sCr**：筋肉量に比例するため，筋肉量が減少する高齢者では単純に計算すると腎機能を過大評価するおそれがある．

▶3 **抗凝固療法**：不整脈（とくに心房細動）時には，心房内の血液の流れがよどむため，血栓が形成しやすい．血栓は動脈に沿って脳血管へ移行すると脳梗塞（心原性脳塞栓症）を発症する．これを予防するために抗凝固療法が用いられる．CHADS₂スコア 2 点以上ではワルファリンおよび NOAC（novel oral anticoagulants；新規経口抗凝固薬）（ダビガトラン，リバーロキサバン，アピキサバン，エドキサバン）の投与が強く推奨されている．

▶4 **ジギタリス濃度（ジゴシン®の血中濃度）**：一般的に 0.8〜2.0 ng/mL であるが，効果が得られれば，低濃度であることが望ましい．安全性を加味した治療域は〜1.5 ng/mL である．

▶5 **ジギタリス中毒**：⇒本章 B-5 の語句（p.159）参照．

▶6 **低カリウム血症でジギタリス中毒が出やすい理由**：ジギタリスの作用は Na^+，K^+-ATPase の阻害作用であるが，低カリウム血症時はカリウムの細胞内への取り込みが弱くなり，ジギタリスの作用が増強されるため，ジギタリス中毒となりやすい．高齢者では浮腫改善のための利尿薬の服用，下痢，食事摂取不良などにより血清カリウム値が低いことが多いため注意が必要である．

▶7 **末梢からのカリウム投与**：濃度：40 mEq/L 以下，投与速度：20 mEq/時以下，1 日 100 mEq を超えないことが原則である．

AST（aspartate aminotransferase；アスパラギン酸アミノトランスフェラーゼ），ALT（alanine aminotransferase；アラニンアミノトランスフェラーゼ），sCr（serum creatinine；血清クレアチニン），BUN（blood urea nitrogen；尿素窒素）．

B 病態・臨床検査

6 病理組織検査

Point
- 病理組織検査とは，患者の組織および細胞を採取してその性状を評価するものである．組織検査，細胞診検査，病理解剖の3つが業務の中心となる．
- 病理組織検査では，患者から得られた組織・細胞検体からプレパラートを作製し，これを顕微鏡的に評価する．詳細な検索のため，さまざまな特殊染色，免疫染色，*in situ* ハイブリダイゼーション法，電子顕微鏡検索，遺伝子検索なども採用されている．
- 病理組織検査は，病変の種類，重症度，根治度，治療の影響，発現分子や沈着物などの情報を提供する．
- 病理組織検査結果に基づいて，治療方針や治療薬の選択も行われる．
- 薬物治療の効果判定や副作用診断に病理組織検査が用いられることもある．

Keywords ▶ 病理組織検査，免疫染色，*in situ* ハイブリダイゼーション法，TNM 分類，治療効果判定，副作用診断

1 病理組織検査とは

　病理組織検査とは，患者の組織および細胞を採取してその性状を評価するものである．臨床にあっては，生検および手術検体から組織（プレパラート）を作製して検鏡・評価する組織検査，採取された細胞のスライドを検鏡する細胞診検査，病死者を解剖し，肉眼所見，顕微鏡的所見の双方を組み合わせて総合的に評価する病理解剖，の3つが業務の中心となる．そのなかでも組織検査はとくに中心的な役割をなし，薬剤の使用とも強いかかわりをもつ．

2 病理組織標本作製，診断の過程

2.1 病理組織標本の作製（図1）

　生検や手術によって患者から採取された組織は，防腐と組織形態の維持を目的とした固定液に浸漬・固定される．固定には10％ホルマリン液および中性緩衝ホルマリン液が最も汎用されており，ほかにBouin（ブアン）固定液，カルノア固定液，アルコールなどが用いられる．特殊な診断のため生の検体を凍結保存したり（新鮮凍結標本），電子顕微鏡検索のためグルタルアルデヒド，四酸化オスミウムなどで固定したりする場合もある．
　十分に固定された組織は小さなものはそのまま，手術による摘出臓器などの大

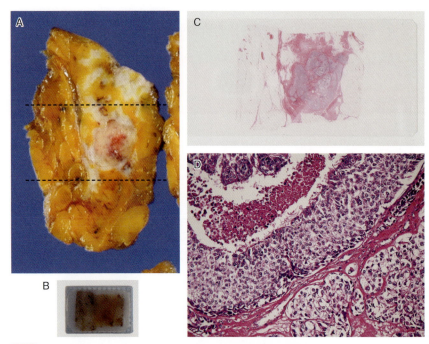

図1 手術検体からの病理組織標本作製と評価（乳癌手術症例）
A：手術で摘出された乳腺（部分切除）の割面．
B：Aの点線で囲まれた部分から作製したパラフィンブロック．
C：組織プレパラート（HE染色）．
D：プレパラート中に認められたがん組織（がん細胞〈濃い赤紫の大型核と淡明な胞体を有する細胞〉が全体に広がっている）．

きなものはスライドグラスに乗せられる大きさに切り分けて（切り出し），パラフィンブロックにする．これは組織をアルコールで脱水し，さらにキシレンに置換した後，溶解したパラフィンに浸漬して固定したものである．パラフィンブロックは室温での長期保存が可能である．

パラフィンブロックは，厚さ2〜4 μmで薄切されて，スライドグラス上に貼り付けられる．これに各種染色を施し，カバーグラスをマウントしてグラススライド標本ができ上がる．こうしてできたグラススライド標本を顕微鏡で観察（検鏡）することにより，病理組織学的評価が行われる．

2.2 病理組織の染色法の選択，免疫染色，*in situ* ハイブリダイゼーション法

病理組織検査では，ヘマトキシリン・エオジン（hematoxylin eosin：HE）染色が最も高頻度に使用される．これは細胞核を青紫色，結合組織をピンク色，細胞質をその性質に合わせてさまざまな濃さの紅色に染色するものである（図1D，2A）．そのほか，目的に合わせて多様な染色方法が選択されている．表1に使用頻度の高い染色方法の一覧を，図2にその一例を示す．

細胞が，その性格に応じて発現するさまざまな分子や，特定の沈着物を同定するための，抗原抗体反応を利用した免疫組織化学染色法（immunohistochemistry：IHC）も広く行われている．これはまず組織切片上の標的分子に特異抗体を結合させる．結合した抗体には酵素やビオチンを標識した二次抗体をさらに結合させて発色処理を行い，検体中の標的分子の局在を示すものである．抗体を蛍光色素で標識し，蛍光顕微鏡を使用して抗原の存在を検索する蛍光抗体法も行われる（図3）．蛍光抗体法には，多重染色が容易，精度の高い染色ができる，などのメリットがある．しかし，蛍光が短時間で減弱するため標本の長期保存ができないこと，抗原によっては生検体の凍結標本を必要とする，などのデメリットも存在する．

　in situ ハイブリダイゼーション法（*in situ* hybridization：ISH）は，組織内における，特定の配列を有するDNA（deoxyribonucleic acid；デオキシリボ核酸）や，メッセンジャーRNA（ribonucleic acid；リボ核酸）などの核酸分子を検出するものである．標的とする核酸配列に相補的に対応する核酸分子（プローブ）を合成し，その末端を標識する．この標識した核酸を前処理した組織に加えて反応させた後に発色処理を行う．これにより組織内の標的核酸の有無，分布を検出する．ISHにはパラフィン切片，凍結切片，樹脂包埋切片，培養細胞などを用い

表1 病理組織診断に使用される主な染色法

ヘマトキシリン・エオジン（HE）	細胞核：青紫，結合組織：ピンク，細胞質：細胞による
PAS	細胞核：青紫，グリコーゲン，糖タンパク，真菌：赤紫，膠原線維：ピンク
アルシアン青	細胞核：赤，酸性ムチン：青
エラスチカ・ワンギーソン（EVG）	細胞核：黒褐色，弾性線維：黒紫，筋線維：黄，膠原線維：赤
マッソン・トリクローム（Masson）	細胞核：黒紫，膠原線維・細網線維・基底膜：青，筋線維・細胞質・線維素・免疫タンパク：赤
鍍銀	細胞核：黒，えんじ，細胞質：薄紫，細網線維：黒，膠原線維：赤紫
PAM	基底膜・細網線維・老人斑：黒
ボディアン	神経原線維・軸索・樹状突起・神経終末：黒～黒褐色
クリューバー・バレラ	Nissl（ニッスル）小体・細胞核・核膜・核小体：赤紫，髄鞘：青
グリメリウス	細胞核：赤，細胞内神経分泌顆粒：黒褐色，その他：黄褐色
コンゴー赤	アミロイド：橙赤（偏光顕微鏡でアップルグリーン色），細胞核：青藍
ベルリン青	細胞核：赤，背景：淡赤，三価鉄：青
コッサ	細胞核：赤，カルシウム：黒褐色，その他：赤～ピンク
ズダンⅢ	細胞核：青，中性脂肪：橙黄～橙赤
グラム	グラム陽性菌：濃青色，グラム陰性菌：赤，背景：黄
ギムザ	細胞核：紫，核小体：淡青～濃青，細胞質：淡青～青藍，細菌：青
グロコット	真菌：黒～黒褐色，背景：淡緑
チールネルセン	抗酸菌・リポフスチン：赤，背景：青

PAS（periodic acid-Schiff；過ヨウ素酸シッフ），EVG（Elastica van Gieson），PAM（periodic acid-methenamine-silver；過ヨウ素酸メセナミン銀）．

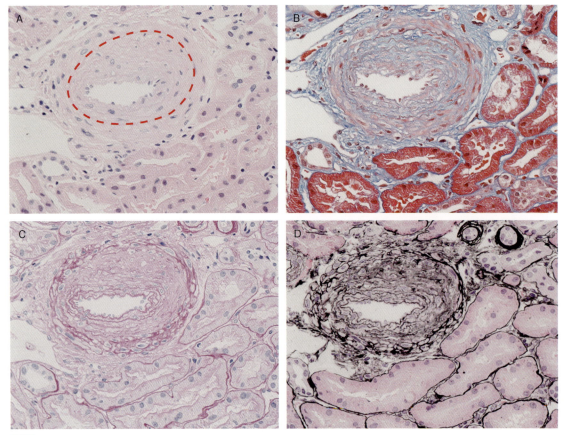

図2 染色方法による組織の見え方の違い
腎臓：尿細管と細動脈．細動脈（Aの点線内）には動脈硬化症を示唆する内膜肥厚あり．
A：HE染色．B：マッソン・トリクローム染色．C：PAS染色．D：PAM染色．

ることができる．本法が開発された当初は放射性物質を標識として用いていたが，現在では非放射性物質による標識が汎用されている．

プローブに蛍光色素を標識して行うISHをfluorescence *in situ* hybridization（FISH）という．色の違う色素を標識した複数種のプローブを同時に使用して，多項目の情報を一度に検出するマルチカラーFISHも行われている．

病理組織検体からは，形態診断のほか，パラフィンブロック検体から得られた組織を用いての遺伝子異常や質量分析検索も，病理部門との情報共有のもとに行われている．

3 病理組織診断が提供する情報

病理組織診断が提供する主な情報の概要を表2に示す．これらはいずれも次の診療方針を決定する重大な指標となる．病理組織検査結果によって，薬剤の選択や追加検査の方針が決定されるケースは非常に多い．

たとえば，糸球体腎炎のなかで症例数が最も多いIgA（immunoglobulin A；免疫グロブリンA）腎症の診療指針は，腎生検による糸球体の観察が唯一の確定

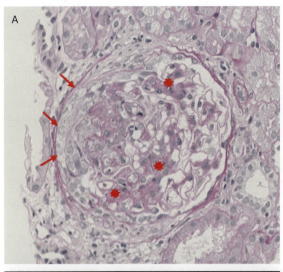
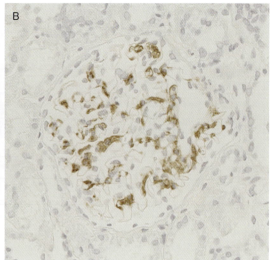
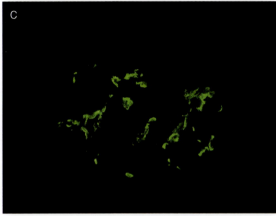

図3 IgA 腎症の糸球体所見

糸球体への IgA 免疫複合体沈着の検出が診断には必須である．
A：PAS 染色．メサンギウム領域の拡大と細胞増加（＊），半月体形成（➡）などの異常所見がみられる．
B：免疫染色．褐色に染色される領域が，IgA 免疫複合体陽性の部分である．
C：蛍光免疫染色．緑色の蛍光部分が，IgA 免疫複合体陽性の部分である．
IgA（immunoglobulin A；免疫グロブリン A）．

診断方法である，と規定している[1]（**図3**）．本診療指針[1] ではまた，腎生検で観察される組織障害の重症度をグレード化し，組織障害度が高いほど腎予後が不良であることが示されている．また，組織学的な炎症の活動性や慢性病変の程度に応じて，ステロイド薬や免疫抑制薬，アンジオテンシン（アンギオテンシン）変換酵素阻害薬，アンジオテンシン（アンギオテンシン）Ⅱ受容体拮抗薬の使用方針が考慮されている．

3.1 悪性腫瘍の病理組織診断

悪性腫瘍の病理組織診断にあたっては，日本の癌取扱い規約や WHO（World Health Organization；世界保健機関）分類に基づいた腫瘍の組織型判定を行う．また，癌取扱い規約や国際対がん連合（Union for International Cancer Control：UICC）は，各臓器別に標準化された病期分類法を発表しており，これらに準じた進行度の評価を行う．これは原発腫瘍（T），リンパ節（N），遠隔転移（M）の有無とその程度によって悪性腫瘍の進行期を判定するものである．例として，

表2 病理組織検査が提供する主な情報

- 検体は診断可能な状態か，正常組織か，病的組織か
- 病的であればどのようなカテゴリーの異常か（腫瘍，炎症，循環障害，変性など）
- 腫瘍であれば良性か，悪性か，その組織型は何か
- 非腫瘍性疾患であればその種類は何か
- 疾患はどの程度進行しているか
- 根治を目的とした病巣切除の場合，病巣は取り切れているか
- 治療の影響（作用，副作用）はあるか，その程度はどうか
- 発現分子，特殊な沈着物の有無とその種類

表3 大腸癌取扱い規約第8版によるTNM評価法

TX	壁深達度の評価ができない
T0	癌を認めない
Tis	癌が粘膜内（M）にとどまり，粘膜下層（SM）に及んでいない
T1	癌が粘膜下層（SM）までにとどまり，固有筋層（MP）に及んでいない
T1a	癌が粘膜下層（SM）までにとどまり，浸潤距離が1,000 μm未満である
T1b	癌が粘膜下層（SM）までにとどまり，浸潤距離が1,000 μm以上であるが固有筋層（MP）に及んでいない
T2	癌が固有筋層（MP）まで浸潤し，これを越えていない
T3	癌が固有筋層を越えて浸潤している
	漿膜を有する部位では，癌が漿膜下層（SS）までにとどまる
	漿膜を有しない部位では，癌が外膜（A）までにとどまる
T4a	癌が漿膜表面に露出している（SE）
T4b	癌が直接他臓器に浸潤している（SI/AI）
NX	リンパ節転移の程度が不明である
N0	リンパ節転移を認めない
N1	腸管傍リンパ節と中間リンパ節の転移総数が3個以下
N2	腸管傍リンパ節と中間リンパ節の転移総数が4個以上
N3	主リンパ節に転移を認める．下部直腸癌では側方リンパ節に転移を認める
M0	遠隔転移を認めない
M1	遠隔転移を認める
M1a	1臓器に遠隔転移を認める
M1b	2臓器以上に遠隔転移を認める

（大腸癌研究会編．大腸癌取扱い規約．第8版．金原出版；2013. p.10, 14[2]より）

大腸癌取扱い規約[2]による病期分類を**表3**に示す．この分類ではTisとT1が早期癌，T2以上が進行癌に分類される（**図4**）．

疾患によっては組織型や，病的な細胞が発現する分子の種類により，最適な治療方針，使用する薬物を選択するものもある．乳癌を例にとると，がん細胞に女性ホルモンであるエストロゲン（卵胞ホルモン）や，プロゲステロン（黄体ホルモン）の受容体（レセプター）を強く発現している症例と，発現していない症例がある．レセプターを強発現している症例では，女性ホルモンを抑制する治療

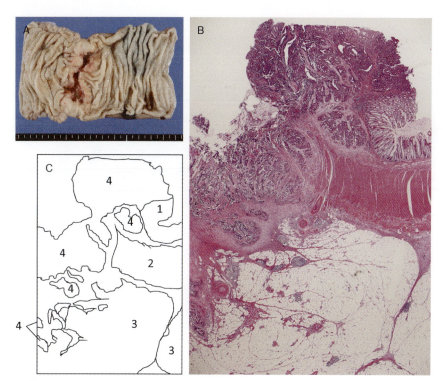

図4 進行大腸癌の例
A：切除された大腸．中央やや右側に全周性の隆起＋潰瘍形成性（2型）病変がみられる．
B：病変部の病理組織所見．
C：Bの病変分布．1：粘膜，2：固有筋層，3：漿膜下層，4：がん．この例ではがん細胞が固有筋層を破壊して漿膜下層まで浸潤している．

（ホルモン療法）が有効である．症例によってはがん遺伝子の一種であるヒト上皮増殖因子受容体2型（human epidermal growth factor receptor type 2：HER2）に由来する分子を細胞表面に発現している場合があり，このような症例では抗HER2*モノクローナル抗体（トラスツズマブ）が有効とされる．個々の症例のがん細胞におけるエストロゲンレセプター（estrogen receptor：ER），プロゲステロンレセプター（progesterone receptor：PR）の有無は，がん組織を抗ER抗体あるいは抗PR抗体で免疫染色して検索されている（図5）．HER2分子発現の検索には免疫染色，あるいは in situ ハイブリダイゼーション法が用いられる．切除不能な進行胃癌症例も，がん組織がHER2陽性であればトラスツズマブの適応となる．

　トラスツズマブに代表される近年の抗体薬，分子標的治療薬の発達・普及は，個々の症例の病理組織検査において，標的分子発現を評価する必要性を増大させつつある（表4）．

HER2*

⇒3章「E　遺伝的要因」の語句（p.274）参照．

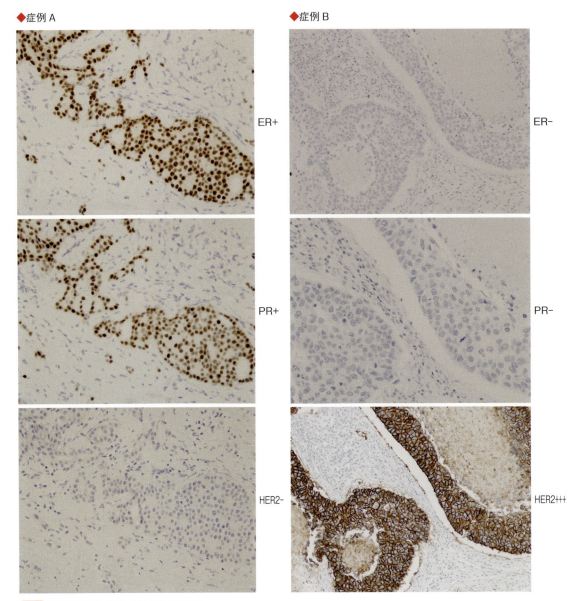

図5 乳癌細胞の女性ホルモン受容体
HER2染色所見．
ER・PR陽性細胞は，それぞれの免疫染色にて細胞核が褐色に染色される．HER2陽性細胞は，細胞膜が褐色に染色される．この図のケースではER，PRを強発現する症例Aにはホルモン療法が，ER，PRが陰性である一方HER2を強発現する症例Bにはトラスツズマブが有効であると判定される．
ER（エストロゲンレセプター），PR（プロゲステロンレセプター）．

4 薬剤の作用，副作用の病理組織診断

4.1 病理組織検索による治療効果判定

　病理組織診断はまた，薬剤の作用・副作用評価の一部を担っている．多くの疾患で治療前後の組織生検により，疾患の活動性や組織障害の変化が追跡されてい

表4 病理組織学的に治療薬使用の適否を判断する例

標的抗原	名称	対象疾患	評価方法	対象となる治療薬	文献
上皮増殖因子受容体	EGFR	肺癌	IHC, ISH,	ゲフィチニブ，エルロチニブ，オシメルチニブ	4
c-kit がん原遺伝子	KIT	消化管間質腫瘍（GIST），慢性骨髄性白血病	IHC	イマチニブ	
EML4-ALK 融合遺伝子	ALK	非小細胞性肺癌，ALK 陽性未分化大細胞型リンパ腫	IHC, ISH, FISH	クリゾチニブ	4, 5
ヒト上皮増殖因子受容体2型	HER2	乳癌，胃癌	IHC, ISH, FISH	トラスツズマブ，ペルツズマブ	6
CD20	CD20	B 細胞性リンパ腫	IHC	リツキシマブ，オファツズマブ	4
エストロゲン受容体	ER	乳癌	IHC	抗エストロゲン薬，黄体ホルモン薬，アロマターゼ阻害薬	
プロゲステロン受容体	PR	乳癌	IHC	抗エストロゲン薬，黄体ホルモン薬，アロマターゼ阻害薬	

EGFR（epidermal growth factor receptor），IHC（免疫染色），ISH（in situ ハイブリダイゼーション法），GIST（gastrointestinal stromal tumor），FISH（蛍光 in situ ハイブリダイゼーション法）．

表5 乳癌取扱い規約第 17 版による，組織学的治療効果の判定基準

Grade 0 無効		癌細胞に治療による変化がほとんど認められない場合
Grade 1 やや有効	1a) 軽度の効果	面積に関係なく，癌細胞に軽度の変化が認められる場合．あるいは，約 1/3 未満の癌細胞に高度の変化が認められる場合
	1b) 中等度の効果	約 1/3 以上 2/3 未満の癌細胞に高度の変化が認められる場合
Grade 2 かなり有効	2a) 高度の効果	約 2/3 以上の癌細胞に高度の変化が認められる場合．ただし，明らかな癌巣を認める
	2b) 極めて高度の効果	完全奏効（Grade 3）に非常に近い効果があるが，ごく少数の癌細胞が残存している
Grade 3 完全奏効		すべての癌細胞が壊死に陥っているか，または，消失した場合 肉芽腫様組織あるいは線維化巣で置き換えられている場合

（日本乳癌学会編．臨床・病理 乳癌取扱い規約．第 17 版．金原出版；2012．p.84 より）

る．悪性腫瘍の化学療法や放射線療法の後に採取された組織では，治療効果判定が行われる．乳癌，肺癌，膵癌，前立腺癌，腎盂・尿管・膀胱癌，悪性骨腫瘍などの取扱い規約では，手術例，剖検例を対象とした治療効果の組織学的判定基準が設定されている（**表5**）．肺癌や前立腺癌取扱い規約のように，生検材料でも手術，剖検例に準じた判定を行うとする立場もある．

4.2 薬剤副作用の病理組織学的検索

あらゆる臓器・組織が薬剤による影響を受けうる．そのなかには病理組織学的に，病的な所見を呈し，副作用と判断されるものも決して少なくない．病理組織検査による薬物の副作用診断として薬疹を疑った皮膚生検，薬剤性腎障害を疑っ

た腎生検，薬剤性肝障害を疑った肝生検などが行われている．

薬剤性の組織障害には大別してアレルギー機序によるものと，非アレルギー性のものに分けられる．非アレルギー性薬疹の機序には，その薬剤が本来もっている（期待されざる）作用，過剰投与，体内への蓄積，特異体質（薬剤への不耐性），二次的副作用によるもの，などがあげられている．

薬疹

薬疹（drug rash, drug eruption）は，体内に摂取された薬剤ないし，薬剤の代謝産物によって，皮膚や粘膜に発疹を生じるものである．蕁麻疹様の紅斑の形をとる例が最多であるが，ほぼあらゆる皮膚病変の形をとりうる（図6）．

薬疹のなかでもとくに重篤な疾患に，中毒性表皮壊死症（toxic epidermal necrolysis：TEN*）がある[3]．推定される原因薬剤には抗菌薬，解熱消炎鎮痛薬，抗てんかん薬，痛風治療薬，サルファ剤，消化性潰瘍薬，催眠鎮静薬・抗不安薬，精神神経用薬，緑内障治療薬，筋弛緩薬，高血圧治療薬などがあげられており，広範，多彩である．TENの多くはStevens-Johnson（スティーブンス・ジョンソン：SJS*）症候群から進展すると考えられている．

皮膚生検は，TENを診断するための重要な副所見を提供する．TEN症例皮膚生検所見は表皮の融解壊死（necrolysis）を特徴とする．すなわち表皮細胞の壊死，表皮下水疱形成があり，水疱辺縁部では個別の表皮細胞壊死も認められる（図7）．表皮，真皮にはCD8陽性Tリンパ球が浸潤する．

広範な表皮壊死，年齢40歳以上，入院時頻脈，高血糖，血中重炭酸低値，悪性腫瘍の既往，腎機能障害を示すTENは生命予後不良と考えられている[4]．

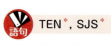

語句 TEN*, SJS*
⇒本章「C-2 副作用疾患と原因医薬品」(p.207) 参照．

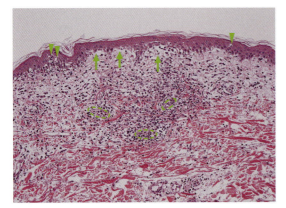

図6 薬疹の皮膚生検所見の例（多形紅斑型）
アロプリノール内服後の皮疹．表皮，真皮への炎症細胞浸潤．炎症細胞浸潤は細血管（点線内）の周囲でとくに高度になる．表皮への炎症細胞浸潤（▶）と表皮基底部の液状変性（➡）がみられる．

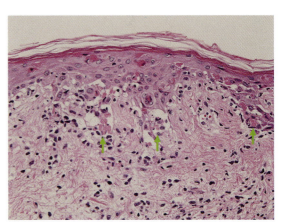

図7 Stevens-Johnson症候群の皮膚生検所見
表皮基底部側で高度となる表皮細胞壊死と，これによる表皮，真皮間の離解（➡）．

薬剤性腎障害

　腎では糸球体，尿細管間質，血管のいずれにも薬剤性障害が起こりうる．

　糸球体傷害として代表的なものに，抗リウマチ薬として用いられる金製剤による膜性腎症がある．腎生検では糸球体基底膜に沿った粒状の免疫複合体沈着を認める（上皮下沈着），時にネフローゼレベルとなるタンパク尿を生じる．D-ペニシラミンやブシラミンも膜性腎症を誘発する場合がある．

　薬剤によっては尿細管毒性を発現して腎機能障害を生じるものがある．アミノグリコシド系薬や，シスプラチン，カルシニューリン阻害薬などが代表的である．アレルギーによる薬剤性尿細管間質性腎炎は非ステロイド性抗炎症薬，各種抗菌薬，H_2ブロッカーなどにより誘発される．腎間質に，時に高度となる炎症細胞浸潤，尿細管傷害が出現する[5]．

　カルシニューリン阻害薬（シクロスポリン，タクロリムス）も，腎障害をきたす．近位尿細管上皮に泡沫化をきたすほか，細動脈の収縮を促進し，腎血流に抑制的に働くことが知られている．早期には血栓性微小血管症を，慢性期には細動脈の硝子変性と間質線維化の進行をきたし，不可逆的な腎機能障害に至ることもある[6]．

薬剤性肝障害

　薬剤およびその代謝産物に対するアレルギー反応として，薬剤性肝炎を発症する例がある．原因薬剤の連用あるいは反復使用に際して出現し，ウイルス性肝炎に類似した検査値，組織学的所見を示す．症例によっては皮疹や好酸球増多を認める場合もある．原因薬剤は非常に多彩で，サルファ剤，各種抗菌薬，ハロセン，非ステロイド性抗炎症薬，アスピリンなどが含まれる．肝内胆汁うっ滞，中毒性の肝細胞壊死，肝細胞脂肪化，胆管障害，特殊な結晶沈着などの異常を示すものもある[7,8]．

　医薬品のほか，過剰な飲酒によってもたらされるアルコール肝疾患も，ある意味で（化学物質）による臓器障害と考えられる．個々の肝細胞に脂肪滴が沈着する肝脂肪化，泡沫変性，硝子変性（アルコール硝子体形成），水腫変性などを生じる．急性，重症のアルコール性傷害の肝組織は多数のアルコール硝子体形成と肝細胞の脱落，好中球主体の炎症細胞浸潤を示し，いわゆるアルコール性肝炎の像を示す．慢性化すると肝組織は線維化し，最終的に肝硬変となる[7]．

その他の薬剤性障害

　そのほか，薬剤による呼吸器障害（肺線維症など），造血器障害（顆粒球減少症など）などもあり，時に病理組織診断の対象となる．

5 薬剤師に期待される役割

　薬剤の作用・副作用に関連して病理組織検索が行われる場合は，使用した薬物

の種類と使用履歴の情報を病理側と共有することが必要である．また，とくにアレルギー性の薬剤副作用の既往がある患者については臨床医および患者への情報提供が求められる．患者別の副作用情報を検索することにより，（うっかり）処方された禁忌薬の投与を未然に防止できた例もある．

（金綱友木子）

● 引用文献
1) 厚生労働省科学研究費補助金難治性疾患克服研究事業 進行性腎障害に関する調査研究班報告 IgA腎症分科会. IgA腎症診療指針―第3版―. 日腎会誌 2011；53（2）：123-125.
2) 大腸癌研究会編. 大腸癌取扱い規約. 第8版. 金原出版；2013. p.10, 14.
3) 厚生労働省，重篤副作用疾患別対応マニュアル　中毒性表皮壊死症（中毒性表皮壊死融解症）（ライエル症候群，ライエル症候群型薬疹）. 平成18年11月. https://www.mhlw.go.jp/topics/2006/11/dl/tp1122-1a05.pdf
4) Martínez-Cabriales SA, et al. News in severe clinical adverse drug reactions：Stevens-Johnson syndrome（SJS）and toxic epidermal necrolysis（TEN）. Gac Med Mex 2015；151（6）：777-787.
5) 上田志朗. 薬剤性腎・泌尿器障害 a) 臨床. 病理と臨床 2009；27（8）：740-747.
6) 金綱友木子, 本田一穂. 腎臓移植 拒絶反応以外の合併症. 病理と臨床 2016；34（2）：158-168.
7) 内田俊和. 薬剤・毒物の肝障害. 最新肝臓病理学. 中外医薬社；1999. p.343-365.
8) 中沼安二ほか. 薬剤性肝障害 b) 病理. 病理と臨床 2009；27（8）：764-769.

● 参考資料
1. 日本乳癌学会編. 臨床・病理 乳癌取扱い規約. 第17版. 金原出版；2012.
2. 中村優香ほか. 腫瘍のコンパニオン診断. 病理と臨床 2014；32（臨時増刊号）：376-394.
3. 日本肺癌学会・日本病理学会合同 ALK-IHC 精度管理ワーキンググループ. 肺癌におけるALK免疫染色プラクティカルガイド. 第1.2版.（2016年12月2日改訂）. https://www.haigan.gr.jp/uploads/files/photos/1341.pdf.
4. 日本病理学会編. 胃癌・乳癌HER2病理診断ガイドライン. 金原出版；2015.

B 病態・臨床検査

7 画像検査

Point
- 画像検査は放射線や超音波などを用いて，病変の存在・部位・大きさ・性状などを描出するものである．
- 画像検査には，X線単純撮影，造影撮影，断層撮影（CT・MRI・超音波検査），内視鏡検査などがある．
- 形態の情報だけでなく，機能に関する情報や，がんを診断するのに有用なPETも行われるようになった．
- 診断だけでなく，検査に引き続いて治療も行われる．血管造影の際にバルーンを膨らませて動脈を拡張させ，ステント留置を行う経皮的インターベンション（血管形成術）や，がんに対する動脈塞栓術や動脈内薬物注入など，高度な技術を要するものであるが普及しつつある．
- 内視鏡も観察するだけでなく，出血性胃潰瘍に対する凝固法・クリップ法や，胃癌や大腸癌に対する内視鏡的切除の治療が行われる．

Keywords ▶ 胸部X線撮影，コンピュータ断層撮影（CT），核磁気共鳴画像法（MRI），ポジトロン断層撮影法（PET），冠動脈インターベンション，上部・下部消化管内視鏡

1 画像検査とは

　画像検査は放射線や超音波などを用いて，病変の存在・部位・大きさ・性状などを描出するものである．形態だけでなく，生理学あるいは生化学的手法を用いて病変の機能を評価することも行われるようになった（**表1**）．

　さらに，診断のみならず，血管造影に引き続いて動脈を拡張させステント留置を行う経皮的インターベンション（血管形成術）や，がんに対する動脈塞栓術や動脈内薬物注入などの手法も進歩が著しい．ステントそのものも，冠動脈疾患に対する薬剤溶出性ステントに至っては，抗がん薬や免疫抑制薬など細胞増殖を抑える薬剤を溶出させるタイプが出現するなど，薬剤と器具のハイブリッドが現れた．がんに対する動脈塞栓術や動脈内薬物注入など，直接的な病変の治療を続けて行う高度な技術も行われている．さらに超音波（エコー）検査を行いながら，生検針を用いて病理組織検査の組織を採取し，中心静脈カテーテルを留置するなど，医療現場にはエコーがなくてはならないツールとなっている．内視鏡検査も観察するだけでなく，出血性胃潰瘍に対する凝固法・クリップ法や，胃癌や大腸癌に対する内視鏡的切除治療が行われている．

表1 主な画像検査の特徴

種類	対象	特徴	特記事項
X線撮影検査	骨，呼吸器，腸など	・X線照射により画像化 ・比較的安全，簡便	・フィルムに代わりデジタル化が進んでいる
X線透視検査	上部消化管や大腸の粘膜	・硫酸バリウム*を用いて，内腔の輪郭を描出	・精査には内視鏡を用いる
血管造影検査	動脈，静脈，心臓内腔	・ヨード造影剤を用いて画像化 ・続けて治療を行うこともある	・造影剤の副作用がしばしば認められる
超音波検査	心臓，肝臓，腎臓などの実質臓器	・超音波の反射信号を用いた非侵襲的な検査で安全，簡便	・骨では強い反射があり，表面までの観察にとどまる
CT検査	脳神経，血管，運動器，消化器など全身	・X線のデータ解析から断面画像を得る	・放射線被曝あり ・多数の輪切り画像から立体画像も描出される（3D画像） ・造影することもある
MRI検査	脳神経，血管，肝臓，腎臓，運動器など全身	・非常に強い磁気を用いて非侵襲的に断層画像を得る	・体内に金属が入っている場合は，材質によって禁忌
核医学検査	脳血流，肺血流，心筋血流，骨，腫瘍など	・放射性医薬品を臓器・組織に取り込んだ状態を画像化	・放射線被曝あり ・高度な医療として，健診にも応用される腫瘍PET-CTがある
内視鏡検査	上部消化管，大腸	・カメラで直接観察を行う ・生検のための組織採取やポリープ切除を同時に行うことが可能	・生検や切除を行う際には，事前に抗血栓薬を中止する

2 各検査法

2.1 X線撮影検査

X線撮影検査（X-ray examination）は，医療現場において比較的に安全で簡便に実施でき，主に骨や肺の病変を描き出すために，頻繁に用いられている．従来はX線照射装置とフィルムのあいだに身体をおき，焼き付けて画像化していた．今日では検出器としてイメージングプレート*を用いて情報をデジタルで入力し，フィルムレスでモニター画面上にて観察する手法が主流になっている．X線撮影室に患者が移動できない場合は，ポータブルの撮影装置を病室などに運んで撮影することもしばしばあり，ポータブル撮影とよばれている．

X線を透過しにくい造影剤を経口，静脈注射，あるいは，その他の注射経路で投与した後にX線撮影することで，消化管や尿路の形態などを観察することができる．これを造影X線撮影とよぶ．

X線撮影の主な対象として，骨折などの骨病変の診断に最も有効である．頭部，脊椎，歯科，胸部，腹部，四肢などの領域に応用される．頭部や四肢では外傷時の基本的な検査であり，脊椎では骨折や椎骨の変形などの病態が疑われる際に行

語句 硫酸バリウム*

分子式 $BaSO_4$．X線を吸収する性質があり，胃液や腸液に融解せず，吸収・代謝されないため，造影剤として使用される．過敏症を有する患者には注意を要する．投与後は，排便困難や便秘を防ぐため検査後に水分の摂取，下剤投与を行う．

イメージングプレート*

X線照射を行いエネルギーを吸収させた後にレーザー光を照射すると蛍光を発する物質を塗布したプレート．通常のX線フィルムの1,000倍近い感度を有し，繰り返し使用が可能．プレートに記録されたX線情報はデジタル化され，画像として出力される．

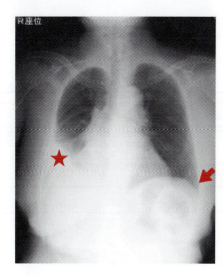

図1 胸部X線写真
右胸腔に胸水が長期間貯留し，その後，癒着に至った（★）．左は肋骨横隔膜角（CPアングル，⬇）が鋭角（シャープ）で，胸水は認めない．空気を含んだX線透過性のよい領域（黒い部分），透過性減弱（白い部分）．

われる．

　胸部のX線撮影は，医療現場の中で最も頻度の多い検査の一つとなっている．呼吸器の疾患や心臓疾患が疑われる場合の基本的な検査である．肺結核は今日でも，注意を怠ってはならない疾患であり，入院患者のスクリーニングでは心電図とともに欠かせない．肺は正常では空気を多く含み，X線の透過性がよいために，肺炎のような炎症や肺癌などの腫瘍の描出がされやすい．肋骨横隔膜角（costo-phrenic angle；CPアングル）は通常とがっているが，鈍化している場合は胸水の存在を疑う（図1）．通常は立位で，フィルムやイメージングプレートの側に胸を向け，背面から照射する．病状で患者が立てない場合は，座位で前面から撮影する．この場合は心臓の拡大割合が大きくなる．

　腹部は，通常は仰臥位で前後方向に撮影する．腸閉塞（イレウス）の際に立位で撮影すると，気体が上に存在し水平に液面を形成して鏡面像（ニボー）とよばれる像を呈する．尿管結石は，成分によって描出されにくいものがあり，その際はCTが有用である．

　特殊な撮影として，乳房に対するマンモグラフィ（乳房X線検査）があり，乳癌健診の際に視触診を組み合わせた検査が行われている．腫瘍の有無・大きさや形・石灰化の有無などを調べる．低い線量でも鮮明に撮影できるように，デジタル化が進んだ検査である．

　骨塩定量（骨密度検査）もX線撮影の応用であるが，そのなかでDEXA法（dual-energy X-ray absorptiometry；二重エネルギーX線吸収法）は低エネルギーX線を利用して，骨の密度・ミネラル（カルシウム）量を測定する．骨密度が低下し骨折が起きやすくなる骨粗鬆症はステロイド投与中の場合や，閉経後の女性に多くみられる．

2.2 X線透視検査

X線透視検査（X-ray fluoroscopy）としては，消化管造影検査が代表で，硫酸バリウムが用いられ，上部消化管造影や大腸造影があり，消化管の内腔側（粘膜面）から情報を得る検査である．

潰瘍やがんなどは粘膜側に存在する病変のため，検診や診療において異常所見を直接的にとらえることができる．ただし，組織の採取（生検）ができないので，さらなる精査では内視鏡を行う．

2.3 血管造影検査

血管造影検査（angiography）は，動脈・静脈・心臓内腔などの，血管壁・内腔の状態を観察する手法である．一般に，鼠径部の大腿動脈や，手首の橈骨動脈などからカテーテルを目的の臓器に進め，ヨード造影剤を注入した後，連続的な画像を観察する．血管や腫瘍などを詳しく検査する方法であるとともに，この手技に引き続いて治療を行うことがしばしばある．血管の狭窄や閉塞，動脈瘤の存在，腫瘍の評価を行う．

造影剤の副作用をしばしば伴うので，事前の説明と同意を要する．軽いものでは悪心，嘔吐，熱感，蕁麻疹などがあり，重篤なものでは血圧低下，呼吸困難，ショックなどがあり，既存の腎機能障害がある患者では腎不全が進行することがある．気管支喘息や造影剤アレルギーの既往がある場合は，リスクが高くなるので，問診時に注意を要する．手技そのものでも，血管損傷や仮性動脈瘤，穿孔などを引き起こすことがある．既存の腎機能障害や糖尿病がある場合は造影剤腎症（contrast-induced nephropathy：CIN）を引き起こしやすいことが知られており，検査の前後で輸液，検査後の水分摂取が勧められる．

代表的な検査は，心臓病や狭心症・心筋梗塞などの虚血性心疾患の際に，心臓や冠状動脈に対して行うカテーテル検査がある．心臓の機能や疾患の種類・重症度の評価，冠状動脈の狭窄や閉塞の程度を検査する．さらに冠動脈インターベンション*とよばれる冠状動脈のカテーテル治療を続けて行うことが多い．カテーテルを挿入する場所としては，手関節近くの橈骨動脈，肘関節近くの上腕動脈，鼠径部の大腿動脈の3か所がある．狭窄部位や閉塞部位を通過させ，ワイヤーに沿ってバルーンを進め，バルーンを膨らませることで，血管を拡張する．さらに通常は，その部分にステントを留置して開存を維持する．この手法は腎動脈の狭窄にも応用が可能である．また下肢の閉塞性動脈硬化症にも行われる．

2.4 超音波（エコー）検査

超音波（エコー）検査（ultrasonography）とは，検査部位にプローブ（探触子）を当てて超音波を発生させ，反響を映像化して，画像データとして評価する検査である．

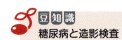

豆知識　糖尿病と造影検査

造影剤腎症を起こすリスクのある患者には，腎機能障害の存在がある．この際，糖尿病性腎症ではリスクが高くなるといわれている．糖尿病そのものは必ずしも造影剤腎症のリスクではなく，糖尿病を合併した慢性腎臓病患者においてリスクが高くなる．

冠動脈インターベンション*

経皮的冠動脈形成術（percutaneous coronary intervention：PCI）や，経皮経管的冠動脈形成術（percutaneous transluminal coronary angioplasty：PTCA）などと，時代や施設によりいろいろな名称でよばれている．

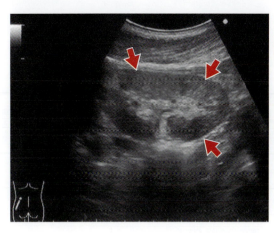

図2 左腎エコー像

高齢の急速進行性糸球体腎炎患者で，腎生検を行った．急性期の腎臓は萎縮せず，逆に腫大を呈した（⬇）．
液体組成で超音波の反射が少ない領域（胆嚢，血管，血流の多い正常な腎臓などの低エコー）は黒く示され，線維化や細胞浸潤の進行した実質臓器・脂肪肝などで超音波の反射が多い領域（高エコー）は白く描出される．

超音波は液体や固体は伝わりやすいが，気体は伝わりにくい．そのため実質臓器の描出能が高く，肺や消化管の描出には向かない．骨や結石は表面での反射が強く，表面までの観察にとどまる．観察のみならず，肝生検や腎生検などの際には，穿刺針の方向や深さを直視下でリアルタイムに誘導し，生検の安全性を高めている．

図2は生検前の腎臓のエコー画像であるが，生検以外にも中心静脈にカテーテルを挿入して中心静脈栄養を行う際の，内頸静脈や大腿静脈への穿刺針のリアルタイムの誘導にも有用で，病院の日常業務に繁用されている．

2.5 CT検査

CT（computed tomography；コンピュータ断層撮影）検査は，X線を身体の周囲から照射して透過したX線の量をコンピュータでデータ解析することによって，身体の断面画像を得る．

初期の段階で1列だったX線検出器は，複数に配列したマルチスライスCT

Column
ヨード造影剤の原則禁忌と造影剤腎症の機序

造影剤アレルギーの既往がある患者，気管支喘息の患者，重篤な腎障害のある患者，マクログロブリン血症や多発性骨髄腫の患者，テタニーのある患者などが禁忌あるいは原則禁忌である．

腎機能低下患者では排泄遅延から急性腎不全など，症状が悪化するおそれがある．その機序として，造影剤による酸化ストレスの増大をもたらされたことによる細胞障害や[1]，血管攣縮から髄質血流低下による虚血障害を引き起こし，さらに糸球体濾過の低下をもたらすことが指摘されている[2]．ただし透析患者においては腎機能が廃絶状態にあることから，必要に応じて造影剤が使用される．

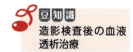

豆知識　造影検査後の血液透析治療

以前は，血液透析患者の造影検査後は造影剤を透析除去するため，造影後の血液透析治療が合わせて行われていた．しかし，除去効果はエビデンスに乏しいと指摘され，むしろ造影後の血圧低下リスクが懸念され，最近は行われなくなった．

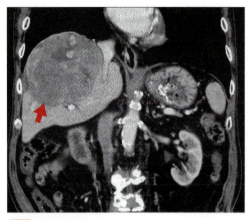

図3 造影CT像
肝臓に巨大な肝細胞癌を認めた（➡）．造影により，正常肝組織との輪郭が明瞭となる．ヨード造影剤の注射後に，透過性のよい領域（黒い部分），骨や石灰化で透過性の低い領域（真っ白の部分），血流で造影剤が早く運ばれる領域（白い部分）と，造影が遅れる領域（中間の部分）の違いが鮮明になる．

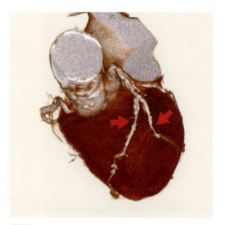

図4 心臓の冠動脈CT像
正面に枝分かれした左冠動脈の内腔を，造影により明瞭に描出している．冠動脈の走行途中であちこちに狭窄が観察される（➡）．

の登場により，従来に比べて撮影速度が格段に速くなり，より鮮明な画質を得ることが可能となった．また輪切り画像を多数積み重ねることで立体的な画像（3D画像）を容易に描出できるようになった．

さらにヨード造影剤を使用することにより，血管や病変を詳細に解析することが可能になる（図3）．造影CT検査のなかで，先端的検査技術の成果ともいえる心臓の冠状動脈CT検査は，心臓カテーテル検査と異なり非侵襲的に冠動脈の所見とともに心臓の全体像を把握することが可能である（図4）．ただし冠動脈の石灰化が強いと，アーチファクト*から冠動脈病変の評価が困難となるなど，直接的な心臓カテーテル検査と比べて劣る場合もある．

ヨード造影剤の使用は，ヨードまたはヨード造影剤に過敏症の既往歴のある患者では禁忌となっている．その他，重篤な甲状腺疾患のある患者ではヨード過剰に対する自己調節が不調になる可能性があり，禁忌とされる．造影検査の4時間前までは，絶食が必要であるが，水分摂取は可能であり，むしろ脱水に注意し，検査後も積極的に水分を補給する．

2.6 MRI検査

MRI（magnetic resonance imaging；核磁気共鳴画像法）は，X線撮影やCTのようにX線を使うことなく，非常に強い磁場を利用して人体の断面の画像を得る検査である．とくに脳や脊髄の検査において，優れた検出能力がある（図5）．磁力の大きさを表す単位としてテスラがあり，値が大きいほど質の高い画像の描出が可能である．臨床で使用されている一般的なMRIは1.5テスラが多く，3

アーチファクト*

被検体自体にはないにもかかわらず，検査データの取得と画像再構成過程で発生する人工的もしくは二次的な虚像．

B 病態・臨床検査／7 画像検査

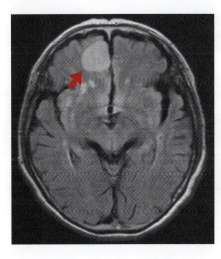

表2 MRI検査の受診患者に対する注意

MRI検査を受けられない場合
①心臓ペースメーカを使用している
②人工内耳を埋め込んでいる
問題がないか検討を要する場合（材質によっては可能）
①脳動脈瘤の手術を受け，金属クリップを入れている
②金属製の心臓人工弁を入れている
③その他の金属を体内に入れている

図5 脳のMRI像
髄膜腫を描出した．髄膜腫（➡）は多くの場合，組織学的には良性であるとされる．患者は高齢にて神経学的異常がなかったため，直ちに手術することはせずに，経過を観察することになった．

テスラのMRIを設置している医療施設もある．

MRI検査では，体内に金属，人工臓器などがある患者は検査が受けられないか，検討を要する（表2）．

疾患や部位によってMRIにおいても造影剤を使用することがある．ガドリニウム製剤が用いられるが，気管支喘息の既往，重篤な肝障害・腎障害がある場合などは原則禁忌となっている．

2.7 核医学検査

核医学検査（radionuclide study）は，アイソトープ（放射性同位体）で標識した放射性医薬品が臓器や体内組織などに取り込まれた状況を画像化するもので，血流や代謝などの機能変化を画像情報として反映することができる．放出された放射線を「ガンマカメラ」や「PET（positoron emission tomography）」とよばれる特殊なカメラで測定し，その分布を画像にする．ガンマカメラでは，骨シンチグラフィ，心筋シンチグラフィ，脳血流シンチグラフィなどの検査項目が繁用される（図6）．

ポジトロン断層撮影法（PET）検査*は，てんかん，肺癌，乳癌，大腸癌，悪性リンパ腫などの評価や検出において応用されている．腫瘍PET-CTでは，腫瘍組織の代謝がさかんで，多くのブドウ糖を取り込む性質を利用して放射性のフッ素で標識したFDG（18F-fluorodeoxy glucose；ブドウ糖類似物質のフルオロデオキシグルコース）を注射すると，腫瘍部位に取り込まれるので腫瘍の有無，浸潤の程度，転移巣の検索にきわめて有用な検査法となっている．CTとの併用によりPET画像とCT像を重ね合わせてPET/CT検査として，精度を向上させた診断が可能である（図7）．

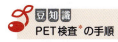

豆知識
PET検査*の手順

腫瘍PET/CTではFDGの注射液を医療機関内に設置したサイクロトロンで合成するか，製薬会社に供給を依頼する．FDGの半減期が約110分と短いので，工場から供給を受ける場合は合成から3時間以内という制約がある．被検者は，PET検査の4時間以上前から食事や糖分を含んだ水分摂取を中止する．FDGを静脈注射後，全身に行きわたるまで約1時間，安静で過ごし，それから全身の断面を撮影する．

189

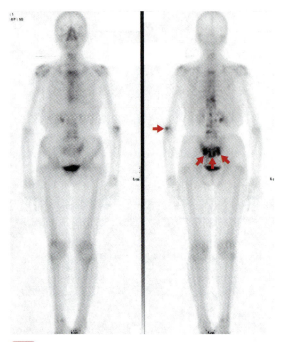

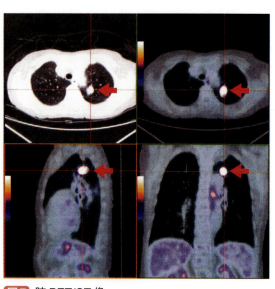

図7 肺 PET/CT 像
PET 検査で左肺尖部に肺癌を認めた（➡）．CT と組み合わせることにより，位置関係が明瞭になっている．

図6 骨シンチグラフィ像
乳癌手術後の経過観察中に骨シンチグラフィを実施し，骨盤と左肘（上腕骨遠位部）に転移を疑う所見を認めた（➡）．

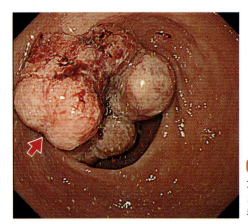

図8 上部消化管内視鏡像
食欲低下の主訴に対して内視鏡を実施した．胃の幽門部に胃癌を認めた（➡）．後日，手術的に切除した．

2.8 内視鏡検査

　内視鏡検査（endoscopy）として一般的なのは，上部消化管内視鏡と大腸内視鏡である．上部消化管は最も頻繁に実施される部位で，食道，胃，十二指腸が対象となる．食道で認められる病変は，がんや逆流性食道炎・食道静脈瘤などであり，胃では図8に示す胃癌や，胃炎・胃潰瘍・ポリープなど，十二指腸では潰瘍などが認められることがある．色素散布を行って，詳細な粘膜面の観察が行われる．

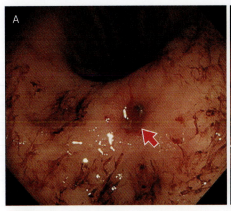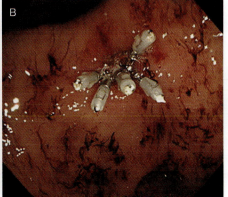

図9 上部消化管内視鏡による止血処置
A：吐血患者に緊急内視鏡を行い，潰瘍底から出血を続ける所見を確認した（➡）．
B：出血部位の露出血管にクリッピングを行い止血した．

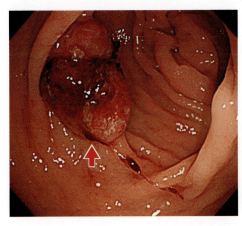

図10 大腸内視鏡像
貧血，便潜血陽性を呈したので大腸内視鏡を行ったところ，大腸癌を認めた（➡）．高齢の血液透析患者だったので，開腹手術に耐えられないと判断し，内視鏡的粘膜切除術によって，がんを切除した．

　また内視鏡で観察しながら，生検として病理診断用の組織を採取し，ポリープを切除することや，出血性潰瘍などはクリップを掛けて止血することも可能である（図9）．一方，下部消化管内視鏡として大腸内視鏡でも同様に肛門から内視鏡を挿入して大腸粘膜を観察し，生検やポリープの切除を行う（図10）．
　小腸は内視鏡検査が行いにくい部位であったが，近年，小型カメラを内蔵したカプセル内視鏡を口から飲み込んで小腸の検査も行われるようになってきた．

3 薬剤師に期待される役割

　画像検査にはしばしば造影剤が使用される．造影剤使用の可否や，副作用予防のための併用薬の注意，輸液療法などの情報提供で，薬剤師の貢献が期待される．
　また，内視鏡実施に伴って，生検やポリペクトミー*などの侵襲が予測される際，術前に抗血栓薬の中止や変更を要することがある．個別の抗血栓薬ごとに，中止日数が異なっていて煩雑な面があるので，薬剤師が情報提供し，患者に説明を行

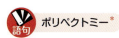

語句 ポリペクトミー*
内視鏡によるポリープの切除術．隆起性病変の茎の部分に金属の輪（スネア）を掛け，高周波電流を流して焼き切る．

う役割が期待される．

　画像検査の際には4時間以上の絶食などが求められることがあるので，一般的には糖尿病治療薬は中止し，高血圧治療薬などは続行することが多い．その際の治療薬の内服やスキップなど，患者に指導・説明を要する．

4 課題と展望

　患者に対してできるだけ侵襲が少なく，得られる検査情報の質や精度をさらに向上させる努力が今後とも必要である．何より重要なのは患者の安全管理であろう．検査手法の実施あるいは修得しやすさなど，ハード面，あるいは運用面からの術者へのサポートも望まれる．そして，検査にとどまらず治療に直結すること，さらに費用と効果のバランスに関しても考慮が必要である．

〈小野孝彦〉

● 引用文献

1) Kitamura O, et al. Serofendic acid protects from iodinated contrast medium and high glucose probably against superoxide production in LLC-PK1 cells. Clin Exp Nephrol 2009；13（1）：15-24．
2) Abuelo JG. Normotensive ischemic acute renal failure. N Eng J Med 2007；357（8）：797-805．

● 参考資料

1. 日本循環器学会ほか．循環器病の診断と治療に関するガイドライン（2010年度合同研究班報告）．循環器診療における放射線被ばくに関するガイドライン（2011年改訂版）．http://www.j-circ.or.jp/guideline/pdf/JCS2011_nagai_rad_h.pdf
2. 日本腎臓学会・日本医学放射線学会・日本循環器学会共同編集．腎障害患者におけるヨード造影剤使用に関するガイドライン2012．http://www.radiology.jp/content/files/iodine_guideline.pdf
3. 日本核医学会．FDG PET，PET/CT診療ガイドライン2012．平成24年9月．http://www.jsnm.org/guideline/20120913
4. 日本消化器内視鏡学会．抗血栓薬服用者に対する消化器内視鏡診療ガイドライン．日本消化器内視鏡学会雑誌 2012；54（7）：2073-2102．http://minds4.jcqhc.or.jp/minds/gee/20130528_Guideline.pdf

B 病態・臨床検査

8 フィジカルアセスメント

- 医師が患者を診断することは，医師法第17条で定められている医業である．
- バイタルサインとは，患者が生きている証であり，生体が生きていれば数値として示される．
- 薬剤師は，フィジカルアセスメントを積極的に取り入れ，処方提案などに反映させていく必要がある．
- バイタルサインチェックは，医師や看護師と同様に薬剤師も行う行為である．

Keywords ▶ 脈拍，血圧，体温，呼吸，意識

1 概要

まず，医師が患者を診断する．このことは，医師法第17条で定められている医業であり，「医師の医学的判断及び技術をもってするのでなければ人体に危害を及ぼし，又は危害を及ぼすおそれのある行為（医行為）」をいう．

すでに2005年（平成17年）7月，厚生労働省医政局長から，医行為か否かについて判断に迷うケースが多いもののうち，医行為でないと考えられるものを明確化した文書が通知されている（医政発第0726005号[1]）．

原則として医行為でないと考えられているものは，水銀・電子体温計による体温測定，血圧測定，切り傷などに対しての専門的な技術を必要としない処置などがあげられている．

さて，バイタルサインとは，患者が生きている証という意味をなし，生体が生きていれば数値として示されるものである．つまり，バイタルサインの指標となるものは，脈拍，血圧，体温，呼吸，意識であり，体温であれば，皮膚からも感じ取ることができ，意識は，脳などの血流状態が正常か否かを示すものであり，触覚刺激による反応性から判断される．脈拍は心臓の拍動により生じる動脈の拍動であり，血圧は血流が血管壁に及ぼす圧力であり，ともに自律神経の影響を受ける心血管系機能の指標となる．呼吸は，酸素を取り込み，二酸化炭素を体外に排出するシステムであり，肺の換気機能を示すもので，聴診器から副作用の可能性をいち早く情報として得ることができる．

このように，バイタルサインを含有したフィジカルアセスメントは，患者応対をするなかで直接身体に触れたり，見たり，聴取したりすることで得た情報から，現在の身体の状態を評価することをいう．

2 チーム医療の推進とフィジカルアセスメント

　2010年（平成22年）4月，厚生労働省医政局長より，医療スタッフの協働・連携によるチーム医療の推進について通知[2]が出された．つまり多職種による医療スタッフチームのメンバーが，各々の高い専門性を前提として目的と情報を共有し，互いに連携・補完し合い，患者の状況に的確に対応することがより必要となったのである．医療スタッフのもつべき情報の一つに患者の訴えがあり，これは「熱がある」「脈がいつもより速い」「息苦しい」といったものである．チーム医療の一員である薬剤師は，フィジカルアセスメントを積極的に取り入れ，処方提案などに反映させていかなければならない．

　フィジカルアセスメントでは，患者がいつもどおりか，今までと体の状態が違うのはどういう点なのかについて，検査値だけではなく身体状況からとらえていくことになる．さらに薬剤師は，医療の多様化，高齢患者の増加などを念頭におきながら，服薬指導，副作用モニタリング，薬物治療の提案，さらには，ハイリスク薬*管理などへの関与が重要な責務となっている．

2.1 初期症状から患者の状態をとらえる

　たとえば，患者が症状を訴えてきた場合，薬剤師に現病歴・既往歴・現在服用中の薬・妊娠の有無などを確認する．

　次いで，①その症状がいつから始まったのか，②日内変動はあるのか，③どれくらい続いているのか，について聴取を行い，必要に応じてフィジカルアセスメントを行う．

例：高熱の場合

●夏場の急な高体温

　高温・高湿度環境下での作業や運動後の発症，もしくは熱中症を発症しやすい薬剤の服用に影響を受ける．

●既往歴や現在服用中の薬剤の影響

　糖尿病や消化器系疾患を有している場合，またはステロイド薬，抗菌薬，抗悪性腫瘍薬，免疫抑制薬などの服用によって発熱することがある．

●個人差

　通常，体温には個人差があり，平熱が35.5℃の人もいれば37.0℃の人もいる．したがって，平熱がおおよそ何℃であるかを聞き取らなければアセスメントが正確にならない．

　そのほかに，脈拍，血圧，呼吸，意識の変化についてもアセスメントする．

　このように，薬剤師は疾患の可能性を見極め，受診勧奨もしくはセルフメディケーション*を推進すべきかの判断能力が求められる．

 ハイリスク薬*

薬剤業務において，副作用や医療事故に対し，とくに注意が必要で，安全管理のため，専門領域ごとに薬学的管理が必要な医薬品をいう．
「抗悪性腫瘍剤，免疫抑制剤，不整脈用剤，抗てんかん剤，血液凝固阻止剤，ジギタリス製剤，テオフィリン製剤，カリウム製剤（注射剤に限る），精神神経用剤，糖尿病用剤，膵臓ホルモン剤，抗HIV薬，催眠鎮静薬」が該当し[3]，用量，用法，薬物相互作用や副作用の確認，治療薬物モニタリングが必要となる場合もある．

セルフメディケーション*

⇒1章Aの語句 (p.6) 参照．

3 バイタルサインの評価法

3.1 脈拍

橈骨動脈*における脈（pluse）拍触知は，支持指（人差し指），中指および薬指の3指を当てて行う．

脈拍の異常
● 左右差
血液の循環不良や血管内になんらかの閉塞が起きている可能性が高い．

● リズム
停滞：心臓から送り出される血液のリズムが乱れ，脈拍のリズムが一定でない．

● 回数
頻脈（1分間に100回以上）：発熱，貧血，過剰な運動や緊張，不整脈，甲状腺機能亢進症など．

徐脈（1分間に50回以下）：低体温，運動選手，心不全，甲状腺機能低下症など．

● 代表的疾患
洞性頻脈では頻脈となり，発作性上室頻拍（paroxysmal supraventricular tachycardia：PSVT）では脈拍が突然速くなる．高齢者に多い心房細動ではR-R間隔*が不規則であることから，脈圧は一拍ごとに変化する．心房粗動では心房から心室への伝わり方の比率が高まるほど頻脈となり，心室頻拍では心室頻拍の連発数が少ない場合の脈の抜ける感じ，脈が飛ぶような感じになる．

次いで，意識レベルの変化がみられることもあり，PSVT，心房細動，心房粗動および心室性頻拍の心拍数が高い例では失神をきたす場合がある．心室頻拍で極端に血圧が低下するとショックの状態に陥ることがあり，心室細動の持続時間が5～15秒間で意識喪失をきたす．

3.2 血圧

血圧（blood presure）は130/80 mmHgのように示されるが，この場合，130のほうが収縮期血圧で，心臓が収縮して心室から血液が駆出された瞬間に動脈にかかる圧力をいう．80のほうが拡張期血圧で，血液を最大にためて拡張した瞬間に動脈にかかる圧力をいう．

高血圧*は，原因が明らかな二次性高血圧症と，原因が明らかでない本態性高血圧症に分けられる．二次性高血圧症は，原因によって腎性高血圧，内分泌性高血圧，心血管性高血圧，神経性高血圧などに分けられ，腎血管性高血圧，原発性アルドステロン症（primary aldosteronism：PA），Cushing（クッシング）症候群，褐色細胞腫などでみられ，緊急性の高いものに，血圧の急激な上昇に伴う，脳卒中，くも膜下出血などがある．

橈骨動脈*
手関節屈側の親指に近い部分を走行している．この部分は皮下脂肪も薄く，血管そのものも浅い部分にあって触知しやすいため，心臓の拍動に連動して全身の動脈に伝わる血流の波動に触れることができる．心臓から比較的近い部位にあり，比較的個人差が少なく，正常で触れないことはほとんどない．また，衣服に覆われることも少ないため，触知しやすい部位である．

R-R間隔*
QRS波から次のQRS波までの間隔で，心室興奮から次の心室興奮までを意味する．たとえば，R-R間隔が1秒で正しい周期で規則的に出現していれば，心室は1秒に1回収縮することになり，心拍数は60回/分ということになる．

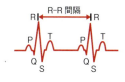

高血圧*
⇒本章「A-2 代表的な症候」（p.59）参照．

症例　心房細動に対するベラパミル塩酸塩（カルシウム拮抗薬）の処方例

▶患者情報

- 年齢：39歳，性別：女性，動悸と倦怠感にて近医を受診．
- 検査：心電図検査を受けたが異常所見はなかった．しかし，その後も軽快しないため精査目的で専門病院の受診となった．Holter（ホルター）心電図にてPSVTが指摘された．
- 処方薬を服用し，経過は良好である．

◉処方

- ベラパミル塩酸塩（ワソラン®）40 mg 6錠　1日3回　毎食後

▶患者への説明

医師：あなたの病気は心房細動というものです．心臓が規則的に拍動せず，震えるように動いていて，脈が速くなってしまうと収縮力が落ちてたくさんの血液を拍出できなくなります．そこで，脈をゆっくりさせて心臓がたっぷり血液を拍出できるようにする薬を使います．1日3回，食後に飲みます．副作用としては血圧が下がったり脈が遅くなりすぎたりすることがあり，気分が悪くなったりする可能性があります．ほかに血管が開くため顔面紅潮や頭痛，めまいなどもあります．また，むくみや歯茎の腫れなどもいわれています．

いずれにしても，軽いものであれば次回の受診時に教えてください．我慢できないようであれば受診を早めていただくか，お電話でご相談ください．

ご自身の判断で内服を中止せずに，ご相談してください．

薬剤師：この黄色の錠剤が今日から服用していただくお薬です．脈拍を安定させるものですが，脈拍が遅くなったり，それに伴うめまいが生じたりするなど，いつもと違う症状が出現したときには，すぐに連絡してください．

　高血圧基準値は，診察室血圧，家庭血圧，24時間自由行動下血圧で異なる．診察室血圧値は140/90 mmHg以上，家庭血圧値は135/85 mmHg以上，24時間自由行動下血圧値は130/80 mmHg以上の場合に高血圧として対処する[4]．

　本態性高血圧の原因としては，塩分の過剰摂取，肥満，運動不足，喫煙，ストレスなどがあり，これらが複合的に影響して発症する．

　一方，低血圧の原因としては，起立性低血圧*，脱水，嘔吐などの循環血液量の減少がある．さらにアナフィラキシーショックなどでは著しい血圧低下がみられる．

　最近では家庭での血圧測定が重要とされており，早朝起床時，排尿後，食事前の血圧を上腕で測定することが推奨されている[4]．

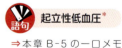

起立性低血圧*
⇒本章B-5の一口メモ（p.163）参照．

3.3 体温

　体温（temperature）とは体の中心部の温度（核心温）のことで，近くに動脈が走行している口腔，腋窩，直腸などで測定する．個人差および日内変動があるため，測定は入浴後，食後，運動後などの上昇しやすい状況では避けるべきである．

症例 高血圧に対するアムロジピンベシル酸塩（カルシウム拮抗薬）の処方例

患者情報

- 年齢：54歳，性別：男性，会社の健康診断で高血圧を指摘され受診．
- 検査など：来院時血圧 167/86 mmHg，心電図 正常，糖尿病や脂質異常症などの生活習慣病の合併はない．
- 塩分制限と運動療法を試みたものの，家庭血圧 150〜170/80〜95 mmHg のため，下記処方薬が開始となった．その後，家庭血圧 130〜140/70〜80 mmHg と良好にコントロールされている．

◎処方

- アムロジピンベシル酸塩（アムロジン®）5 mg 1錠　1日1回　朝食後

患者への説明

医師：病院での血圧だけでなく，家庭血圧をみても高めで，お薬で血圧を下げる治療を始めたほうがよい時期です．血圧の薬は何種類かあって，あなたに合ったものを選んでいきますが，初めはアムロジン®というお薬を使います．血管を広げて血圧を下げるお薬で，1日1回，朝食後に飲みます．効果が十分に現れるまで2週間はかかりますので，そのころ効果判定をします．これまでどおり，朝と夜の血圧を手帳に記載して次回の外来時に持ってきてください．副作用として血圧が下がりすぎると，ふらつき，めまいなどを起こします．そのほか，動悸，顔面紅潮，頭痛，むくみなどもいわれています．

いずれにしても軽いものであれば次回の受診時に教えてください．我慢できないようであれば受診を早めていただくか，お電話でご相談ください．

ご自身の判断で内服を中止せずに，ご相談してください．

薬剤師：初めて血圧を下げる薬を服用するようですね．下がりすぎると倦怠感やめまいを起こすこともあります．あまり血圧の値に神経質になる必要はないですが，薬の効果を評価するために，起床後と夕方くらいに自動血圧計で血圧を測定していただき，結果を医師や薬剤師に報告してください．

また，体温には正常値という定義はなく，おおむね36.0〜36.5℃くらいが多い．35℃台が平熱という人もいれば，37℃台が平熱という人もいる．そのため個人の平熱を聴取して，体温が上昇の過程にあるのか，下降の過程にあるのか見極めることが重要である．

発熱には，感染性と非感染性があるため，それらを見極め，安易な解熱剤使用は注意すべきである．

3.4 呼吸

呼吸（respiration）のパターンでは，回数・リズム・深さなどを観察する．正常のパターンは呼吸数が12〜15回/分，リズムが規則的で，吸気・呼気・休息期の割合が1：1.5：1の割合といわれている．

パルスオキシメータ*は，血液中に含まれている酸素濃度（動脈血酸素飽和度）を患者に負担をかけずに測定できる機器である．動脈血酸素飽和度の基準値は97〜99％であるが，低酸素血症では低下する．

$PaCO_2$（partial pressure of carbon arterial dioxide；動脈血二酸化炭素分圧）が上昇すると，CO_2の血管拡張作用により頭蓋内圧が亢進して頭痛を生じる．さらに$PaCO_2$が上昇すると，中枢神経抑制作用により呼吸抑制となり，意識障害から昏睡に陥る．

> **パルスオキシメータ***
> ⇒本章「B-5 生理機能検査」(p.151)参照．

呼吸の異常
●聴診音
ラ音*は大きく連続性ラ音と断続性ラ音に分類される．連続性ラ音は気管支喘息の際に聞かれるwheeze（喘鳴，ゼーゼーヒューヒュー）やrhonchi（低音の類鼾音（るいかんおん））などが代表的なもので，断続性ラ音は肺炎の際に聞かれる水泡音（coarse crackle）や間質性肺炎などで聞かれる捻髪音（fine crackle）が代表的なものである．

喘鳴は気道，とくに細い気管支の狭窄を，またrhonchiは比較的太い気管支に分泌物が貯留していることを意味し，水泡音は末梢気道や肺胞での分泌物の貯留を意味する．

医薬品の副作用で頻度の高い間質性肺炎では，咳と呼吸困難を呈し，聴診にて吸気終末に捻髪音を聴取する．初期には頻呼吸がみられ，短期間のうちに呼吸困難に陥る．

小児に多い気管支喘息では，喘鳴で「ゼーゼー」「ヒューヒュー」という音を呈する．

肺炎には痰を伴うことの多い定型肺炎と乾性咳嗽を伴いやすい非定型肺炎があるが，痰を伴う場合は水泡音やrhonchiを聴取することが多く，痰の少ない非定型肺炎では捻髪音を聴取することもある．

また，ラ音以外にも胸水貯留時には胸膜摩擦音が聴取される．

●慢性閉塞性肺疾患（COPD）
慢性閉塞性肺疾患（chronic obstructive pulmonary disease：COPD）は，喫煙と関連の深い疾患で，病態は末梢気道閉塞である．慢性に進行し低酸素血症をきたし，在宅酸素療法に至る例もあり，疾患の進行とともに呼吸音は減弱する．急性増悪時には低酸素血症から呼吸回数は増加する．1分間に35回を超えれば気管挿管・人工呼吸器導入が必要となる．

●気管支喘息
COPDと同様に末梢気道閉塞をきたす代表的な疾患である．

小発作では，咳嗽や呼気性の喘鳴を認め，陥没呼吸や呼吸困難は軽微で睡眠障害はほとんどなく日常生活は普通に営める．中発作では，呼気性喘鳴，呼気延長，明らかな呼吸困難が生じ，睡眠障害も認められる．大発作では，肩呼吸があり，

> **ラ音（ラッセル音）***
> ラ音とは気管支から肺にかけて溜まった分泌物が，呼吸により発する異常音のことで，副雑音ともいう．
> また，乾性ラ音は気道狭窄時の痙攣や分泌物の付着によって起こる音であり，湿性ラ音は気道の過剰な分泌物が空気により破れて生じる呼吸音で水泡音ともいう．

表1 ジャパン・コーマ・スケール（3-3-9度方式）（Japan Coma Scale：JCS）

III. 刺激しても覚醒しない	II. 刺激すると覚醒する*	I. 覚醒している
300 まったく動かない	30 痛み刺激でかろうじて開眼する	3 名前，生年月日が言えない
200 手足を少し動かしたり顔をしかめる（除脳硬直を含む）	20 大きな声または揺さぶることにより開眼する	2 見当識障害あり
100 はらいのける動作をする	10 普通の呼びかけで容易に開眼する	1 清明とはいえない

＊：覚醒後の意識内容は考慮しない．
R：不穏，I：糞尿失禁，a：自発性喪失を別に表示する（例：30-R，3-I，3-a）．

表2 グラスゴー・コーマ・スケール（Glasgow Coma Scale：GCS）

III. 開眼 (eye opening：E)		II. 言語反応 (verbal response：V)		I. 運動反応 (best motor response：M)	
自発的に開眼する	4	見当識の保たれた会話	5	命令に従う	6
呼びかけで開眼する	3	会話に混乱がある	4	合目的な運動	5
痛みと刺激を与えると開眼する	2	混乱した発語のみ	3	逃避反応としての運動	4
		理解不能の音声のみ	2	異常な屈曲運動（除皮質硬直）	3
開眼しない	1	なし	1	伸展反応（除脳硬直）	2
				まったく動かない	1

注：開眼，言語，運動の各項の反応の合計をコーマ・スケールとし，深昏睡3点，正常者では15点となる．一般に8点以下を重症例として扱うことが多い．

呼吸困難ではチアノーゼを呈する．

3.5 意識

意識（consciousness）がない，もしくは，ぼーっとしている場合，重篤な疾患である可能性があり，迅速に対応する必要がある．

意識の程度を知る尺度として，ジャパン・コーマ・スケール（表1）とグラスゴー・コーマ・スケール（表2）がある．

4 添付文書とバイタルサイン

多発性硬化症治療薬である「フィンゴリモド塩酸塩」の添付文書（図1）には，重要な基本的注意にバイタルサインの観察を行うことと記載されている．このようにバイタルサインの観察を義務づける薬剤は，今後増えていく可能性が高いと考えられる．

（大井一弥，有岡宏子）

2016年7月改訂（第10版）D11
*2016年2月改訂

日本標準商品分類番号 873999

多発性硬化症治療剤

イムセラ®カプセル0.5mg
IMUSERA® Capsules 0.5mg
（フィンゴリモド塩酸塩カプセル）

劇薬　処方箋医薬品(注)

承認番号	22300AMX01214
薬価収載	2011年11月
販売開始	2011年11月
国際誕生	2010年8月

貯　法：凍結を避け、25℃以下に保存
使用期限：包装に表示の使用期限内に使用すること
注）注意－医師等の処方箋により使用すること

【警告】
（1）本剤の投与は、緊急時に十分対応できる医療施設において、本剤の安全性及び有効性についての十分な知識と多発性硬化症の治療経験をもつ医師のもとで、本療法が適切と判断される症例についてのみ実施すること．また、黄斑浮腫等の重篤な眼疾患が発現することがあるので、十分に対応できる眼科医と連携がとれる場合にのみ使用すること．
（2）本剤の投与開始後、数日間にわたり心拍数の低下作用がみられる．特に投与初期は大きく心拍数が低下することがあるので、循環器を専門とする医師と連携するなど、適切な処置が行える管理下で投与を開始すること．（「重要な基本的注意」、「薬物動態」の項参照）
（3）重篤な感染症があらわれ、死亡に至る例が報告されている．また、本剤との関連性は明らかではないが、Epstein-Barrウイルスに関連した悪性リンパ腫、リンパ増殖性疾患の発現も報告されている．本剤の投与において、重篤な副作用により、致命的な経過をたどることがあるので、治療上の有益性が危険性を上回ると判断される場合にのみ投与すること．（「重要な基本的注意」、「重大な副作用」の項参照）

【禁忌】（次の患者には投与しないこと）
（1）本剤の成分に対し過敏症の既往歴のある患者
（2）重篤な感染症のある患者（「重要な基本的注意」の項参照）
（3）クラスIa（キニジン、プロカインアミド等）又はクラスIII（アミオダロン、ソタロール等）抗不整脈剤を投与中の患者（「相互作用」の項参照）
（4）妊婦又は妊娠している可能性のある婦人（「重要な基本的注意」、「妊婦、産婦、授乳婦等への投与」の項参照）

【組成・性状】

有効成分 (1カプセル中)	フィンゴリモド塩酸塩0.56mg (フィンゴリモドとして0.5mg)
添加物	D-マンニトール、ステアリン酸マグネシウム カプセル本体にゼラチン、酸化チタン、三二酸化鉄含有
性状 外観	キャップが明るい黄色不透明、ボディが白色不透明の3号硬カプセル
内容物	白色の粉末
外形	FTY 0.5mg

規格（約）	長径(mm)	短径(mm)	重量(g)
	15.9	5.8	0.096

識別コード	FTY 0.5mg

【効能・効果】
多発性硬化症の再発予防及び身体的障害の進行抑制

**＜効能・効果に関連する使用上の注意＞
進行型多発性硬化症に対する本剤の有効性及び安全性は確立していない．
一次性進行型多発性硬化症患者を対象とした海外のプラセボ対照臨床試験において、身体的障害の進行抑制効果は示されなかったとの報告がある．（「その他の注意」の項参照）

【用法・用量】
通常、成人にはフィンゴリモドとして1日1回0.5mgを経口投与する．

【使用上の注意】
1．慎重投与（次の患者には慎重に投与すること）
（1）感染症のある患者又は感染症が疑われる患者〔感染症が増悪するおそれがある．（「重要な基本的注意」の項参照）〕
（2）水痘又は帯状疱疹の既往歴がなく、予防接種を受けていない患者（「重要な基本的注意」の項参照）
（3）易感染性の状態にある患者〔感染症を誘発するおそれがある．（「重要な基本的注意」の項参照）〕
（4）第II度以上の房室ブロック、洞不全症候群、虚血性心疾患又はうっ血性心不全のある患者〔投与開始時に重篤な心リズム障害があらわれるおそれがある．（「重要な基本的注意」の項参照）〕
（5）心拍数の低い患者、β遮断薬を投与中の患者、カルシウム拮抗薬を投与中の患者又は失神の既往歴のある患者〔投与開始時に本剤による心拍数低下の影響を受けやすい．（「重要な基本的注意」の項参照）〕
（6）低カリウム血症、先天性QT延長症候群又はQT延長のある患者〔QT間隔を過度に延長させるおそれがある．（「薬物動態」の項参照）〕
（7）高血圧の患者〔症状が増悪するおそれがある．（「重要な基本的注意」の項参照）〕
（8）黄斑浮腫のある患者、糖尿病の患者又はブドウ膜炎の既往歴のある患者〔黄斑浮腫が増悪又は発現するおそれがある．（「重要な基本的注意」の項参照）〕
（9）肝機能障害又はその既往歴のある患者〔血中濃度が上昇又は半減期が延長するおそれがある．また、症状が増悪するおそれがある．（「重要な基本的注意」、「薬物動態」の項参照）〕
（10）重度の呼吸器疾患を有する患者〔症状が増悪するおそれがある．〕
（11）高齢者（「高齢者への投与」の項参照）

2．重要な基本的注意
（1）本剤の投与開始時には心拍数低下、房室伝導の遅延が生じることがあるため、本剤投与開始前及び投与中は以下の点に注意すること．
1）初回投与後少なくとも6時間はバイタルサインの観察を行い、初回投与前及び初回投与6時間後に12誘導心電図を測定すること．また、初回投与後24時間は心拍数及び血圧の測定に加え、連続的に心電図をモニターすることが望ましい．（「慎重投与」、「重大な副作用」の項参照）

図1　バイタルサインの観察を義務づける薬剤の添付文書例

ピンクのマーキングは筆者による．

●引用文献

1) 厚生労働省医政局長．医師法第17条，歯科医師法第17条及び保健師助産師看護師法第31条の解釈について（通知）．平成17年7月26日．医政発第0726005号．http://www.mhlw.go.jp/web/t_doc?dataId=00tb2895&dataType=1&pageNo=1
2) 厚生労働省医政局長．医療スタッフの協働・連携によるチーム医療の推進について．平成22年4月30日．医政発0430第1号．http://www.mhlw.go.jp/shingi/2010/05/dl/s0512-6h.pdf
3) 日本病院薬剤師会，ハイリスク薬に関する業務ガイドライン（Ver.2.2）．平成28年6月4日．http://www.jshp.or.jp/cont/16/0609-1.pdf
4) 日本高血圧学会，高血圧治療ガイドライン2014　電子版．http://www.jpnsh.jp/data/jsh2014/jsh2014v1_1.pdf

C 医薬品の安全性

① 薬物の副作用

Point
- 医薬品の使用目的である主作用に対して，それ以外の作用を副作用と広義にはよび，多くの場合には，そのうちの好ましくない作用をさす．
- 有害反応は副作用の同意語で，使用医薬品との因果関係が否定できない場合をいう．一方，有害事象は使用医薬品との因果関係は問わず，当該医薬品を使用した患者に生じたすべての意図しない症状をさす．
- 加齢に伴う肝・腎機能の低下や薬物相互作用に伴う血中濃度の上昇などが副作用の原因となる．
- 医薬品の使用は常にリスクを伴うことを認識し，適正使用に努めることが副作用の軽減・防止につながる．

Keywords ▶ 有害反応，有害事象，薬物相互作用，医薬品適正使用，副作用モニタリング

1 薬物の副作用とは

多くの医薬品は複数の薬理作用を有するが，そのうち医薬品の使用目的である主作用（薬効）に対して，それ以外の作用を副作用と広義にはよぶ．この場合，使用目的によって副作用は異なり，必ずしも好ましくない作用とは限らない．一方，狭義には好ましくない作用を副作用とよび，その副作用がとくに重篤な場合に毒性とよぶ．

疾病の治療を行うことが医薬品使用のベネフィットであるが，一方で，副作用というリスクがある．リスクを軽減・回避しながら有効性を高めるためには，医薬品を適正に使用すること（医薬品適正使用）が重要である．薬は諸刃の剣といわれる所以である（**図1**）．

2 有害反応と有害事象の違い

好ましくない作用に対して，日本では副作用（side effect）という用語が一般的に使用されるが，世界保健機関（World Health Organization：WHO）では有害反応（adverse drug reaction）という用語を推奨している．WHOの定義によれば，有害反応とは「有害かつ意図されない反応で，疾病の予防，診断，治療または身体的機能の修正のためにヒトに通常用いられる量で発現する作用」[1]となる．

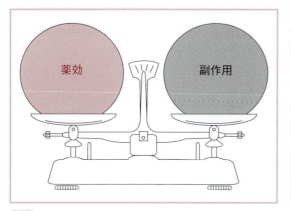

図1 薬効（主作用）と副作用（有害反応）のバランスが大事：薬は諸刃の剣

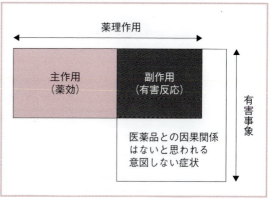

図2 有害反応と有害事象の関係

有害反応に対して，有害事象（adverse drug event）という用語が区別して使用される．有害反応とは使用医薬品との因果関係が否定できない有害事象をさすが，有害事象は使用医薬品との因果関係は問わず，当該医薬品を使用した患者に生じたすべての意図しない症状をいう（図2）．

新薬開発における臨床試験では，試験薬との因果関係にかかわらず，試験中に観察されたすべての有害事象が収集される．これは偶発的と思われる事象もすべて拾い上げることにより症例数が蓄積され，未知の副作用の発見につながるとの考えに立脚している．たとえば，冬季に行われた臨床試験では，感冒様症状の発現率が高くなったり，原疾患の影響や併用薬の影響なども有害事象として報告されたりする．したがって，添付文書の副作用頻度は，その頻度を調査した背景が医薬品によって異なるため，注意が必要である．

3 用量-反応曲線と副作用の原因

一般的な薬理作用の場合には，投与量の増加に伴い薬効は増強し，副作用もまた増強するという用量反応性を示す．安全性の高い薬物では，薬効の用量-反応曲線*と副作用の用量-反応曲線が離れている．一方，安全性の低い薬物の場合には，2つの用量-反応曲線が近いため，慎重な投与量調節が必要である．

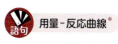

語句 用量-反応曲線*
⇒1章B-2の図1（p.14）参照．

薬物動態の個人差が大きい薬物では，同じ投与量であっても血中濃度が大きく変動するため，血中薬物濃度を測定しながら，個々の患者の投与量を決める治療薬物モニタリング（therapeutic drug monitoring：TDM）が行われる．

また，多くの抗がん薬では，薬効と副作用の用量-反応曲線が非常に近く，通常の投与量を用いても副作用の起こる確率が高い．薬理作用の感受性に個人差もあるため，一般には薬物血中濃度測定は行われず，標準量から治療を開始し，副作用の重症度に応じて減量や休薬，あるいは中止が行われる．

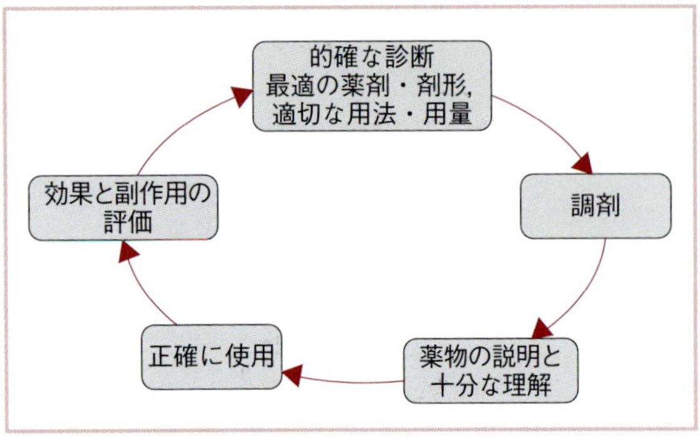

図3 医薬品適正使用のサイクル

　副作用が生じる主な原因として，加齢や肝・腎機能の低下などに伴う血中濃度の上昇，あるいは不適切な用法・用量や薬物相互作用（drug interaction）による血中濃度の上昇などがある．また，薬効発現機序となる受容体や酵素の活性，量的な変化による薬力学的変化もある．さらに，薬物アレルギーなど過敏反応や，薬物代謝酵素や受容体・酵素の遺伝子多型など，適正な用量で使用しても患者の体質や遺伝的要因によって重篤な反応を示す場合がある．

4 医薬品適正使用と薬剤師の役割

　1993年（平成5年）5月に出された『21世紀の医薬品のあり方に関する懇談会』の最終報告書によれば，「医薬品の適正使用とは，まず，的確な診断に基づき患者の状態にかなった最適の薬剤，剤形と適切な用法・用量が決定され，これに基づき調剤されること，次いで，患者に薬剤についての説明が十分理解され，正確に使用された後，その効果や副作用が評価され，処方にフィードバックされるという一連のサイクル」[2]と定義されている（図3）．

　医薬品適正使用が正しくサイクルしている場合には，個々の患者において薬物治療の有効性と安全性が確保できる．一方，用法・用量が不適切であったり，医療者側からの使用法の説明や患者の理解が不十分であったりすると，期待する効果が得られないばかりか，副作用をもたらし患者に健康被害が生じる場合もある．医薬品の使用は常にリスクを伴うことを認識し，薬剤師は医薬品適正使用に責任をもつ職種として行動する必要がある．医薬品情報を正しく収集・評価しながら，個々の患者に合わせた調剤や服薬指導に医薬品情報を生かす必要がある．さらに，医薬品使用後には，薬剤師も効果を確認し，副作用モニタリング（side effects monitoring）を行い，次回処方への提案を行うことが重要である．

5 副作用モニタリング

　副作用には，軽微であるため注意しながら医薬品の継続使用が可能なものと，直ちに減量あるいは中止することが必要な重篤なものがある．重篤な副作用においては，その初期症状を見逃さず適切に対処することがとくに重要である．副作用のグレードを客観的に評価するために，厚生労働省の「医薬品等の副作用の重篤度分類基準」（グレード1が最も軽微で，グレード4が死亡）や，とくにがん領域では，「有害事象共通用語規準 v4.0 日本語訳 JCOG 版（CTCAE v4.0-JCOG）」が用いられる（Grade 1が最も軽微で，Grade 5が死亡）．

　副作用モニタリングに際しては，あらかじめ該当医薬品の副作用発現パターン（起こりやすい副作用や副作用の発現しやすい時期など），危険因子（副作用の発現しやすい患者背景，併用薬など）に関する情報を収集する．また，副作用の初期症状を把握し，患者にもわかりやすい言葉で説明しておくことが重要である．

　副作用が疑われる場合に，医薬品とのあいだに因果関係があることを証明することは必ずしも容易ではない．医薬品との因果関係を評価する種々の副作用アルゴリズムが報告されている．共通する重要なポイントとして，①医薬品の投与時期と有害事象の時間的関連性の評価，②医薬品投与中止による改善の有無，多くの場合，危険を伴うため再投与を行うことは困難であるが，③医薬品の再投与による影響，がある．副作用症状が認められた場合に，被疑薬の減量や中止を行うかどうかは，副作用の経過や重篤度，被疑薬の臨床的有用性などを総合的に判断して決定される．

6 副作用報告制度と副作用救済制度

　医薬品の市販後における安全対策の一つとして，医薬品の使用による副作用・感染症に関する国への報告は，法律により義務化されている．医薬関係者（医師，歯科医師，薬剤師など）に対しては医薬品・医療機器等安全性情報報告制度があり，製薬企業に対しては副作用等報告制度（企業報告制度）がある．また，諸外国などとの安全性情報交換を行う制度としては，WHO 国際医薬品モニタリング制度がある．

　臨床試験は限られた人数の被験者を対象に，また併用薬や臓器機能などが制限された条件下で行われているが，市販後には，さまざまな患者背景をもつ数多くの患者に使用されるようになる．したがって新薬使用時には，重篤な副作用や未知の副作用が発現する可能性にとくに注意する必要があり，販売開始後6か月を対象に市販直後調査が行われている．

　医薬品を適正に使用したとしても，副作用による被害を完全に防止することは不可能である．このような観点から製薬企業の社会的責任に基づく拠出により，医薬品副作用被害救済制度が設けられている．既知の副作用だけでなく，未知の

副作用によって健康被害を受けた患者に対しても，簡易な手続きにより比較的短期間で救済が行われている．一方で，予防接種，抗がん薬，免疫抑制薬の一部，医薬品の不適正な使用によるものは救済対象から除外されている．

〔矢野育子，内藤俊夫，鈴木麻衣〕

● 引用文献
1) WHO, INTERNATIONAL DRUG MONITORING：THE ROLE OF NATIONAL CENTRES. WHO TECHNICAL REPORT SERIES No.498. 1972. http://apps.who.int/iris/bitstream/handle/10665/40968/WHO_TRS_498.pdf?sequence=1&isAllowed=y
2) 厚生省薬務局. 21世紀の医薬品のあり方に関する懇談会報告. 薬事日報社；1994.

C 医薬品の安全性

2 副作用疾患と原因医薬品

- 2009～2013年（平成21～25年）度に医薬品副作用被害救済制度で支給決定された健康被害では，皮膚および皮下組織障害が最も多く，全体の32％を占める．
- 医薬品による副作用は，その機序から「薬理作用」「薬物毒性」「特異体質」に分類される．
- 医薬品の重要な副作用は，添付文書の「警告」や「重大な副作用」に記載されている．
- 重篤な副作用は一般に発生頻度が低く，臨床現場で遭遇する機会は少ないため，患者自身が自身の体調の変化に気づけるように薬剤師が服薬説明することが重要である．
- いずれの副作用においても，可能な場合は，原因医薬品の減量・中止を行うことが望ましい．
- 薬剤師は副作用の発現防止に努めるととともに，副作用が発現した場合には，原因医薬品の特定や代替薬を医師に提案することが求められている．

Keywords▶ 血液異常，薬物性肝障害，薬剤性腎障害，CTCAE

1 はじめに

医薬品による副作用は多岐にわたるが，その機序から「薬理作用」「薬物毒性」「特異体質」に分類される．「薬理作用」には薬理作用の過剰発現・副次的な薬理作用の発現，作用欠如があり，発現頻度が高いのが特徴である（たとえば，血糖降下薬による低血糖など）．臓器毒性や催奇形性などの「薬物毒性」は，薬物の消失器官である肝臓や腎臓で発現することが多く，原因医薬品の投与量や投与期間に依存する（たとえば，アセトアミノフェンによる肝障害など）．一方，「特異体質」には代謝酵素の遺伝的な個人差に起因する代謝障害やアレルギーがあり，特定の個人に常用量以下の用量でも副作用が発現すると報告されている（たとえば，アロプリノールによる薬剤性過敏症症候群など）．

本書や添付文書には多数の副作用が列挙されているが，このように分類して考えると，投与量や時期によって注意すべき副作用が理解しやすくなる．また，医薬品副作用被害救済制度で支給決定された健康被害（2011～2015年〈平成23～27年〉度）[1]のうち，皮膚および皮下組織障害（32％），神経系障害（13％），肝胆道系障害（11％）が56％を占めており，頻度が高く常に注意すべき副作用といえる．一方，医薬品ごとのとくに重要な副作用は添付文書の「警告」や「重大な副作用」に記載されている．薬剤師はこれらの情報を考慮し，医薬品の種類や服用時期などからどのような副作用が起こる可能性が高いかを常に考えることが重

207

要となる．

2 電解質異常

身体の約60%は水分で構成されている．水分である体液にはナトリウム（Na）やカリウム（K）などといった電解質*が溶解しており，神経や筋肉の機能の調整，酸塩基バランスの維持，水バランスの維持にかかわっている．Naは細胞外液の主な電解質であり，細胞外液の浸透圧を保持し，血圧や神経の伝導速度の調節に重要な役割を果たしている．Kは主に細胞内液に分布し，膜電位の安定化を担っているため，血清カリウム値の異常は不整脈など致死的な副作用が生じる原因となる．

日本の臨床検査値の基準範囲は，医療施設によって異なった値が採用されているのが現状である．本項で示した基準範囲は，がん領域で世界的な基準として用いられている有害事象共通用語規準（Common Terminology Criteria for Adverse Events：CTCAE）を日本語訳した，有害事象共通用語規準 v4.0 日本語訳 JCOG版（CTCAE v4.0-JCOG）[2]を参考にした．

> **語句** 電解質*
> ⇒2章「B-2 血液学的検査」(p.98) 参照．

2.1 高ナトリウム血症*（≧145 mEg/L）

●推定される原因医薬品
　炭酸リチウム，バソプレシン受容体拮抗薬（トルバプタン）．
●身体・検査所見
　口喝，錯乱，痙攣，昏睡．
●対処方法
　Naの投与・摂取を制限する．自由水を補充する．

2.2 低ナトリウム血症*（≦135 mEg/L）

●推定される原因医薬品
　バソプレシン受容体拮抗薬を除く利尿薬，定型・非定型抗精神病薬，抗うつ薬，抗てんかん薬（カルバマゼピン，バルプロ酸ナトリウム），ポリエン系抗菌薬（アムホテリシンB），抗サイトメガロウイルス薬（ホスカビル）．
●身体・検査所見
　程度にもよるが，錯乱や昏迷，痙攣，昏睡など死に至る場合もある．
●対処方法
　Naの補給を行う．

> **高ナトリウム血症*，低ナトリウム血症***
> 血清ナトリウム濃度はおおむね135～145 mEg/Lの範囲に調節される．145 mEg/L以上を高ナトリウム血症，135 mEg/L以下を低ナトリウム血症と定義する．臨床的には150 mEg/L以上，あるいは130 mEg/L以下が問題となる．

2.3 高カリウム血症*（≧4.8 mEg/L）

●推定される原因医薬品
　抗アルドステロン薬，β遮断薬，アンジオテンシン（アンギオテンシン）変換

> **高カリウム血症*，低カリウム血症***
> 血清カリウム値はおおむね3.7～4.8 mEg/Lに保たれている．4.8 mEg/Lを超えると高カリウム血症，3.7 mEg/L未満を低カリウム血症という．臨床的には5.0 mEg/L以上，3.5 mEg/L以下が問題となる．

酵素（angiotensin converting enzyme inhibitor：ACE）阻害薬，アンジオテンシン（アンギオテンシン）II受容体拮抗薬（angiotensin II receptor blocker：ARB）．

● 身体・検査所見

四肢のしびれや筋力低下，嘔気，頻脈，不整脈．

● 対処方法

Kの投与・摂取を制限する．陽イオン交換樹脂製剤（ポリスチレンスルホン酸カルシウム）を内服する．

2.4 低カリウム血症*（≦3.7 mEq/L）

● 推定される原因医薬品

甘草あるいは，その主成分であるグリチルリチンを含む医薬品，インスリン，β刺激薬，ポリエン系抗菌薬（アムホテリシンB），抗サイトメガロウイルス薬（ホスカビル）．

● 身体・検査所見

悪心・嘔吐，便秘，四肢麻痺，呼吸不全，筋力低下．

● 対処方法

Kの補給を行う．

3 血液異常

血球減少は，造血幹細胞から成熟血球に至る分化*・増殖過程が障害される場合と，成熟血球が破壊される場合があり，低下する血球の種類によって疾患が分類される．重篤な経過をたどる症例も多いため，予防や早期発見が重要となる．

語句 血球分化*
⇒2章B-2の図1 (p.101)参照．

3.1 薬剤性貧血

赤血球数の減少は貧血とよばれ，体内の酸素が少なくなる病態であり，発生機序の違いによって分類される．代表的な薬剤性貧血の分類と原因医薬品を表1にあげる．

3.2 無顆粒球症（顆粒球減少症，好中球減少症）

無顆粒球症（agranulocytosis）とは，血液中の白血球のうち，殺菌作用を有する顆粒球（さらに細分化すると好中球）が減少し，免疫力が低下する病態である．

● 推定される原因医薬品

抗がん薬，抗てんかん薬（カルバマゼピン，フェニトイン），抗甲状腺薬（チアマゾール），抗血小板薬（チクロピジン），抗不整脈薬（アミオダロン）．

● 身体・検査所見

突然の高熱，咽頭痛，悪寒などといった症状が現れる．検査所見では白血球や

表1 主な薬剤性貧血と原因医薬品

分類	溶血性貧血			巨赤芽球性貧血
	ハプテン型	免疫複合体型	自己抗体型	
機序	医薬品＋赤血球に対して抗体が産生され，主に脾臓で破壊される	医薬品に対して抗体ができ，医薬品＋抗体が赤血球に結合し，さらに補体が結合して溶血する	医薬品により，赤血球に対する自己抗体が産生され，溶血をきたす	ビタミン B_{12} や葉酸の欠乏に起因した DNA の合成障害により生じる
医薬品	ペニシリン系薬，セファロスポリン，テトラサイクリン系薬	テイコプラニン，オメプラゾール，リファンピシン	メチルドパ	DNA 合成阻害薬，ST 合剤，メトトレキサート，H_2 阻害薬，PPI
対処方法	重症例では，ステロイドホルモンや免疫抑制薬を投与する．原因医薬品の再投与は，溶血をきたす危険性があるため行わない			原因医薬品を中止すればすみやかに消失する．ビタミン B_{12} 製剤や葉酸を投与する

DNA（deoxyribonucleic acid；デオキシリボ核酸），PPI（proton pump inhibitor；プロトンポンプ阻害薬）．

顆粒球の減少が認められるが，顆粒球減少症（好中球減少症）とは，好中球数が 1,500/μL 以下をさし，無顆粒球症とは 500/μL 以下をさすのが一般的である．

● **対処方法**

感染が疑われる場合には広域スペクトラムの抗菌薬の投与を開始するとともに，血液培養などの細菌学的検査を行う．起因菌が同定された場合には，耐性菌の誘導を防ぐため，より狭域スペクトラムの抗菌薬へ変更する（デ・エスカレーション〈de-escalation〉）．

3.3 血小板減少症

血小板減少症（thrombopenia，thrombocytopenia）とは，血液の凝固にかかわる血小板が減少した病態である．

● **推定される原因医薬品**

抗不整脈薬（キニジン，アミオダロン），抗結核薬（イソニアジド，リファンピシン），サルファ剤（ST 合剤，サラゾスルファピリジン）．

● **身体・検査所見**

血小板数が，10 万/μL 以下を血小板減少とするのが一般的である．5 万/μL 以下になると皮膚に軽い打撲による青あざや，歯磨きによる歯肉出血など日常生活で出血が起きやすい．女性では生理出血が増加することがある．

● **対処方法**

一般的に数日〜1 週間程度で回復するが，数週間遷延するような場合にはステロイド療法を行う．

表2 薬物性肝障害のタイプ分類

肝細胞障害型	ALT>2N+ALP≦N，または ALT 比/ALP 比≧5
胆汁うっ滞型	ALT≦N+ALP>2N，または ALT 比/ALP 比≦2
混合型	ALT>2N+ALP>N，かつ 2<ALT 比/ALP 比<5

N：基準値上限，ALT 比=ALT 値/N，ALP 比=ALP 値/N.

4 薬物性肝障害

　薬物性肝障害（drug-induced liver injury：DILI）は「中毒性」と「特異体質性」に分類される．前者は用量依存性で大量服用により肝障害を引き起こすことがあり，その潜伏期間は数日以内と短い．後者はさらに，「アレルギー性特異体質」によるものと「代謝性特異体質」によるものに分類される．アレルギー性はすでにアレルギーを獲得している場合では1回の投与で即時に発症する可能性があるが，それ以外の場合ではアレルギー獲得後2～6週程度の期間が経過してから発症することが多い．形態学的には肝細胞障害型，胆汁うっ滞型，混合型に分類され，DDW-Japan* 2004[3]の基準ではアラニンアミノトランスフェラーゼ（ALT*）が基準値上限の2倍，もしくはアルカリホスファターゼ（ALP*）が基準値上限を超える症例を薬物性肝障害と定義し，ALT および ALP 値を用いて **表2** からタイプ分類を行う．肝細胞障害型の症例は原因医薬品の中止によってすみやかに改善することが多いが，胆汁うっ滞型の症例では，胆道系酵素の上昇が遷延することがある．

DDW-Japan*
Digestive Disease Week-Japan（日本消化器関連学会機構）．

ALT*
alanine aminotransferase.

ALP*
alkaline phosphatase.

● 推定される原因医薬品

　抗てんかん薬（カルバマゼピン，フェニトイン），消化器用薬（ランソプラゾール，ボノプラザン），解熱鎮痛消炎薬（アセトアミノフェン），抗結核薬（イソニアジド，リファンピシン）．

● 身体・検査所見

　自覚症状は，軽度であれば無症状なことが多いが，重症化すると全身症状（全身倦怠感，発熱，黄疸），消化器症状（食欲不振，悪心・嘔吐，腹痛），皮膚症状（瘙痒感，蕁麻疹，発疹）などを伴う．劇症肝炎については，厚生労働省「難治性の肝疾患に関する調査研究」班が「初発症状出現から8週以内にプロトロンビン時間が40％以下に低下し，昏睡Ⅱ度以上の肝性脳症を生じる肝炎」と定義している．

● 対処方法

　肝機能障害が続く場合には，グリチルリチン製剤やウルソデオキシコール酸などの投与が行われる．

表3 KDIGOガイドラインによるAKI診断基準と重症度分類

定義	1. ΔsCre≧0.3 mg/dL（48 h以内）	
	2. sCreの基礎値から1.5倍上昇（7日以内）	
	3. 尿量0.5 mL/kg/h以下が6 h以上持続	
	sCre基準	尿量基準
Stage1	ΔsCre>0.3 mg/dL or sCre 1.5-1.9倍上昇	0.5 mL/kg/h未満6 h以上
Stage2	sCre 2.0-2.9倍上昇	0.5 mL/kg/h未満12 h以上
Stage3	sCre 3.0倍上昇 or sCre>4.0 mg/dLまでの上昇 or 腎代替療法開始	0.3 mL/kg/h未満24 h以上 or 12 h以上の無尿

注）定義1～3の一つを満たせばAKIと診断する．sCreと尿量による重症度分類では重症度の高い方を採用する．
（日本腎臓学会，急性腎障害〈AKI〉診療ガイドライン2016．https://www.jsn.or.jp/member/news/AKI-guideline-pub-comm.pdf）
sCre（serum creatinine；血清クレアチニン）．

5 薬剤性腎障害

薬剤性腎障害（drug-induced kidney injury：DKI）とは「薬剤の投与により，新たに発症した腎障害，あるいは既存の腎障害のさらなる悪化を認める場合」[4]である．腎臓の機能が短期間で急激に低下するAKI（acute kidney injury；急性腎障害）が代表的である．AKIの診断基準はいくつかあるが，AKI診療ガイドライン（2016）[5]ではKDIGO*基準の使用が提案されている（**表3**）．

●推定される原因医薬品

NSAIDs（nonsteroidal anti-inflammatory drugs；非ステロイド性抗炎症薬），ACE阻害薬，抗がん薬，造影剤，βラクタム系薬，アミノグリコシド系薬，バンコマイシン（とくにNSAIDsとの併用），ポリエン系抗菌薬（アムホテリシンB），抗サイトメガロウイルス薬（ホスカビル）．

●身体・検査所見

身体所見として，尿量の減少，浮腫，発疹などが生じる．検査所見では血清クレアチニン（sCr）やBUN（blood urea nitrogen；血中尿素窒素）の上昇，血清カリウム値の上昇などが生じる．

●対処方法

免疫学的機序を介した腎障害では，中止によっても腎障害が遷延する際にステロイド療法を考慮する．尿細管での薬剤の結晶析出による腎障害では，十分な水分摂取あるいは補液を行うことが重要となる．

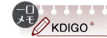

KDIGO*
Kidney Disease：Improving Global Outcomes．腎臓病に関する国際的なガイドラインを策定する目的で設立された．

6 消化器障害

6.1 偽膜性大腸炎

偽膜性大腸炎（pseudomembranous colitis）は，内視鏡検査で大腸に円形の膜（偽膜）がみられる病態である．クロストリジウム・ディフィシル（C. difficile）菌による感染性大腸炎の一種であり，抗菌薬に耐性である場合が多い．本菌の保菌者に抗菌薬が投与され，常在細菌叢が破壊されると本菌が異常繁殖する菌交代現象が起こり，偽膜性大腸炎が引き起こされる．

● 推定される原因医薬品
抗菌薬．

● 身体・検査所見
下痢，下血，腹痛，発熱，白血球増多．

● 対処方法
脱水症状が認められる場合は補液を行い，C. difficile の除菌治療にはメトロニダゾールやバンコマイシンの投与を行う．

6.2 消化性潰瘍

潰瘍が生じる部位によって，食道潰瘍や胃潰瘍などに分類される．

● 推定される原因医薬品
NSAIDs，ステロイド薬，ビスホスホネート，カリウム製剤，抗血小板薬，抗凝固薬．

● 身体・検査所見
食道潰瘍：胸やけ，げっぷ．
胃潰瘍：上腹部を中心とした鈍く持続した疼痛，吐血，黒色便，貧血．

● 対処方法
胃粘膜保護目的に PPI（proton pump inhibitor；プロトンポンプ阻害薬）やヒスタミン H_2 受容体拮抗薬の投与を行う．ヘリコバクター・ピロリ（H. pylori）による感染が胃潰瘍の原因となることも多いため，NSAIDs の長期投与が予定されている患者に対しては，あらかじめ H. pylori を除菌しておくことによりリスクを軽減することができる．

7 循環器障害

7.1 血栓症

血栓症（thrombosis）とは，凝固線溶系と血小板系の活性化の結果生じた血栓による病態である．血栓形成には血小板の粘着・凝集（一次止血）とフィブリン

による血栓の安定化（二次止血）の2つの機構があり，血栓が起きる場所によって脳梗塞，心筋梗塞，深部静脈血栓症などに分類される．

● 推定される原因医薬品

ステロイド，経口避妊薬，止血薬．

● 身体・検査所見

脳梗塞：手足の麻痺やしびれ，しゃべりにくい．
心筋梗塞・肺塞栓：胸痛，呼吸困難．
深部静脈血栓症：足の急激な痛み，腫れ．

● 対処方法

抗血栓療法として，抗血小板療法，抗凝固療法，線溶療法などが行われる．

7.2 心不全

心不全（heart failure）は，心臓のポンプ機能が低下することにより，肺や全身に血液が滞留する病態である．

● 推定される原因医薬品

細胞障害性：アントラサイクリン系薬，アルキル化薬，微小管阻害薬．
循環血流量の増大：ステロイド，NSAIDs，チアゾリジン薬（ピオグリタゾン）．
心機能の抑制：β遮断薬，カルシウム拮抗薬，抗不整脈薬（アミオダロン）．

● 身体・検査所見

早期症状は労作時の息切れだが，心不全の増悪とともに夜間呼吸困難，咳嗽などが認められ，さらに重症になると，下腿浮腫，食欲不振，急激な体重増加などといった全身うっ血症状を示す．

● 対処方法

抗がん薬による心毒性は薬剤中止後も不可逆的に残存することも多く，呼吸困難や下腿浮腫などといった心不全の症状を早期に発見することが重要である．

7.3 QT延長症候群

QT延長症候群（long QT syndrome）は，心電図上のQT時間（間隔）が延長*することによりTdp（torsades de pointes；トルサードドポアント*）型心室頻拍といった致死的不整脈が惹起される病態である．

● 推定される原因医薬品

循環器用薬，中枢神経薬，抗悪性腫瘍薬，抗真菌薬．

● 身体・検査所見

心電図上では，QT時間が延長する．症状としては，失神やめまい，動悸，胸痛，突然死など重篤なものが多い．

● 対処方法

QT延長の原因除去・改善など，Tdpに対する治療が重要となる．

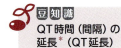

豆知識
QT時間（間隔）の延長*（QT延長）

心電図上のQT時間は，心室に電気が流れて心筋が興奮してから弛緩するまでに相当する．QT時間が延長すると心筋の膜電位が不安定となり，Tdpなどが誘発される．Tdpは自然に停止することもあるが，心室細動へ移行し不整脈死を招くおそれがあるため，QT延長症候群はとくに注意すべき副作用である．
⇒ QT時間（間隔）については，本章B-5の一口メモ（p.153）参照．

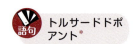

語句 トルサードドポアント*

⇒ 2章B-5の語句（p.159）参照．

8 精神・神経障害

8.1 痙攣・てんかん

痙攣とてんかんは混同されがちだが，医学的には異なるものである．痙攣（convulsion）とは，発作的に起こる手足や身体の筋肉の不随意な収縮のことであり，原因となる部位は，脳や末梢神経，筋肉など多岐にわたる．たとえば腓返り（こむらがえり）なども痙攣の一種である．一方，てんかん（epilepsy）とは，脳内における神経細胞の異常興奮のため発作を起こす病態を示す．

●推定される原因医薬品

インターフェロン製剤，定型抗精神病薬，抑うつ薬，ニューキノロン系抗菌薬，抗結核薬（イソニアジド），ヒスタミン H_1 受容体拮抗薬（セチリジン），キサンチン系気管支拡張薬（テオフィリン）．

●身体・検査所見

前駆症状として，味覚異常，嗅覚異常，眩暈（げんうん），ふらつき，震え，頭痛などが現れることがある．痙攣が起きた後では，筋肉の破壊によるCK（creatine kinase；クレアチンキナーゼ）値の上昇が認められる．

●対処方法

患者自身が前駆症状からてんかんや痙攣が起きると判断することは困難と考えられるため，直ちに受診することが望ましい．てんかん，痙攣発作の既往がある患者では，薬剤により発作が誘発されやすい．また，抗てんかん薬で病状が安定している患者であっても血中薬物濃度が低下していると発作が起きやすくなるため，定期的な血中薬物濃度の測定が重要である．

8.2 錐体外路障害

錐体外路障害（extrapyramidal disorder）とは，反射やバランスといった不随意運動を調整する錐体路以外の経路での障害のことである．症状によってパーキンソニズム（パーキンソン症候〈群〉），アカシジア，ジストニア，ジスキネジアの4種類に大別される．

●推定される原因医薬品

定型抗精神病薬，抗うつ薬，ヒスタミン H_2 受容体拮抗薬，制吐薬（メトクロプラミド）．

●身体・検査所見

パーキンソニズム：筋強剛，振戦，アキネジアを三徴候とする．具体的な症状は，動作が遅くなる，手が震える，表情が少なくなる，などがある．

アカシジア：静座不能の症状であり，足踏みや過剰歩行などが現れる．

ジストニア：筋肉の緊張の異常によって引き起こされる不随意運動や，肢位・姿勢の異常が生じる状態であり，姿勢異常や身体の一部が捻れたり硬直したりす

る，などの症状が現れる．

ジスキネジア：自分の意思にかかわりなく体が動く不随意運動であり，とくに口部周辺に出現する傾向がある．症状としては，繰り返し口をすぼめる，口をもぐもぐさせる，勝手に手が動いてしまう，などがある．

●対処方法
定型抗精神病薬で出現した場合は非定型抗精神病薬などリスクが低い薬剤へ変更するが，治療が困難なため，予防が重要となる．

8.3 悪性症候群

悪性症候群（neuroleptic malignant syndrome, malignant syndrome, syndrome malin）は抗精神病薬が原因となることが多く，服用後に急な高熱や発汗，神経系の症状などが認められる場合は，悪性症候群の可能性を考慮する必要がある．放置すると重篤な転機をたどることもあるので，迅速な対応が必要となる．ほとんどの症例は医薬品の新規の投与や増量の4週間以内に発症し，そのうち約75％は1週以内に発症する．また，パーキンソン病治療薬の減薬による発症も報告されている．

●推定される原因医薬品
定型・非定型抗精神病薬，抗うつ薬，パーキンソン病治療薬，制吐薬（メトクロプラミド）．

●身体・検査所見
発熱，発汗，錐体外路症状（手足の震え，言葉の話しづらさ，嚥下困難），自律神経症状（頻脈，頻呼吸，血圧上昇）．

●対処方法
抗精神病薬の減薬は退薬症候群*を考慮しなければならないため，症状が軽微な場合では段階的な服用中止も考慮する．

8.4 薬剤惹起性うつ病

投薬後数日で抑うつが生じた場合には薬剤の因果関係が明らかであるが，時間が経つと時系列での判断は困難となる．患者は病気や将来のことなど，いろいろな悩みを抱えていることが多いが，ほかの因子が想定されない場合では薬剤性を積極的に疑う．

●推定される原因医薬品
ステロイド，経口避妊薬，インターフェロン，抗ヒスタミン薬．

●身体・検査所見
不眠，抑うつ気分，食欲不振，易疲労感，無気力，集中力の低下．

●対処方法
原因医薬品の減量，中止を行う．減量や中止が困難な場合では，SSRI（selective serotonin reuptake inhibitor；選択的セロトニン再取り込み阻害薬）や

語句　退薬症候群*

主に中枢神経系の薬物を反復的に摂取し依存が形成されたときに，その薬物摂取を断つことにより現れる症状（退薬症状あるいは禁断症状）の総称．アルコール中毒の離脱症状では不眠，抑うつ，振戦（震え），痙攣などが起こり，アヘン類ではあくび，瞳孔散大，流涙，鼻漏，嘔吐，下痢，腹痛などがある．

SNRI（serotonin noradrenaline reuptake inhibitor；セロトニン・ノルアドレナリン再取り込み阻害薬）などといった抗うつ薬を併用する．

9 皮膚障害

9.1 手足症候群

抗がん薬によって手や足の皮膚の細胞が障害されることで起きる副作用である．

●推定される原因医薬品

フッ化ピリミジン類，タキサン系薬，分子標的薬．

●身体・検査所見

軽度では，手足のしびれややけどのような日常生活に制限がない程度だが，重症化するにつれ，腫れ，皮膚のただれやひび割れ，水疱などが現れ，治療の継続や日常生活を送ることが困難となる．

●対処方法

荷重をかけることを避けたり，保湿クリームを塗布したり，直射日光にあたったりしないことなどが推奨される．

9.2 皮膚粘膜眼症候群（SJS，TEN）

スティーブンス・ジョンソン症候群（Stevens-Johnson syndrome：SJS），中毒性表皮壊死症（toxic epidermal necrolysis：TEN）は原因医薬品の服用後2週間以内に発症することが多いが，数日以内あるいは1か月以上経ってから発症することもある．またTENはSJSから進展する場合が多い．肝・腎機能障害のある患者では，症状が遷延化・重症化しやすく，SJSの死亡率は成人例で約5％，TENでは20〜30％と高い．多くの医薬品の添付文書にSJSとTENが重大な副作用として列記されており，医療訴訟に絡む事例も多い．本症を疑った場合は直ちに専門医へ紹介することが重要である．

●推定される原因医薬品

抗菌薬，NSAIDs，抗てんかん薬（カルバマゼピン，フェニトイン），尿酸合成阻害薬（アロプリノール）．

●身体・検査所見

共通する症状として，全身性の紅斑やびらん・水疱，高熱，全身倦怠感，食欲低下，口唇・口腔粘膜における発赤・水疱などがあげられる．日本の診断基準では，水疱・びらんなどの表皮剥離が体表面積の10％未満の場合はSJS，10％以上の場合はTENとされている[6]．

●対処方法

補液・栄養管理，感染防止，口唇・粘膜部の局所処置，眼科的管理が重要となる．薬物治療としては，ステロイドの大量全身投与が第一選択となるが，症例に

応じて，免疫グロブリン静注（intravenous immunoglobulin：IVIG）療法，血漿交換療法などが適用される．

10 呼吸器障害

10.1 間質性肺炎

　間質性肺炎（interstitial pneumonia）は，あらゆる薬剤で惹起される可能性のある副作用である．漢方である小柴胡湯は，慢性肝炎・肝機能障害に効果があるとして，かつてはインターフェロン製剤と広く併用されていた．しかし，慢性肝炎に対して小柴胡湯が使用されていた患者で間質性肺炎が頻発し，死亡例も報告されたため，現在では，小柴胡湯とインターフェロン製剤との併用は禁忌となっている．

●推定される原因医薬品
　インターフェロン，漢方薬（小柴胡湯），抗リウマチ薬（メトトレキサート，レフルノミド），抗不整脈薬（アミオダロン）．

●身体・検査所見
　呼吸困難や空咳，発熱が急激に出現したり，持続したりする．

●対処方法
　ステロイド薬の中〜高用量の投与を行う．呼吸不全には酸素投与を行う．

10.2 アスピリン喘息

　アスピリン喘息（aspirin induced asthma, aspirin asthma）は成人喘息の約10％を占め，20〜50歳代女性にやや多いとされる．軽症例で半日程度，重症例で24時間以上続くこともあるが，症状は原因医薬品が体内から消失することで改善するのが一般的である．

●推定される原因医薬品
　アスピリンに代表されるNSAIDs．

●身体・検査所見
　鼻水，鼻づまり，咳，喘鳴，呼吸困難．

●対処方法
　原因医薬品の回避が原則となる．NSAIDsの使用が必要となる場合では，COX（cyclooxygenase；シクロオキシゲナーゼ）-2阻害薬の負荷試験により安全性を確認して使用する．

11 薬物アレルギー*（ショックを含む）

> **語句** 薬物アレルギー*
> ⇒1章 B-1 の語句 (p.11) 参照．

11.1 薬剤性過敏症症候群（DIHS）

　原因医薬品の使用歴があり，リンパ節腫脹や肝機能障害などの臓器障害を伴う場合に薬剤性過敏症症候群（drug-induced hypersensitivity syndrome：DIHS）を疑う．薬疹などとは異なり，投与後すぐには発症せず，内服後2～6週間程度に発症することが多いが，数年後に発症する場合もある．また原因医薬品を中止した後，何週間も続くことがある．

●**推定される原因医薬品**

　抗てんかん薬，抗菌薬，サルファ剤，尿酸合成阻害薬（アロプリノール），抗不整脈薬（メキシレチン）．

●**身体・検査所見**

　発熱，全身倦怠感，全身性の紅斑，食欲不振，リンパ節腫脹，肝機能障害などが症状として現れる．

●**対処方法**

　ステロイドの全身投与が有効とされ，プレドニゾロン換算で0.5～1 mg/kg/日を用いることが多い．ステロイドの投与量は症状の改善に伴って漸減する．

11.2 アナフィラキシー

　医薬品もしくはその代謝産物により引き起こされるⅠ型アレルギーによって生じる病態が薬物アレルギーであり，急激な血圧低下や意識低下などの全身性の症状を認めた場合をアナフィラキシーショック（anaphylactic shock）という．医薬品投与開始直後から30分以内に症状が現れることが多い．

●**推定される原因医薬品**

　抗菌薬，NSAIDs，ヨード造影剤，抗がん薬，生物由来製品（フィブリノゲン配合）．

●**身体・検査所見**

　瘙痒感や蕁麻疹，血管運動性の浮腫や紅潮などといった皮膚症状が前駆症状として現れることが多い．皮膚症状以外では，腹痛や嘔気・嘔吐，下痢などの消化器症状，視野異常などの視覚障害，咳や喘鳴などといった呼吸器症状，血圧低下，動悸，頻脈などの循環器症状などが現れる．

●**対処方法**

　息苦しさなどの呼吸器症状がみられるようであれば，アドレナリンの筋肉注射を行う．アナフィラキシーの既往がある患者では再度の薬剤投与を避けるとともに，症状発現時にはすみやかに対応する必要があるため，上記の自己注射を携帯することが望ましい．

12 代謝障害

12.1 高血糖

　高血糖（hyperglycemia）とは血液中のブドウ糖濃度が高くなった状態であり，インスリンの作用が不足することによって引き起こされる．

●推定される原因医薬品

　高カロリー輸液，ステロイド，インターフェロン製剤，非定型抗精神病薬，サイアザイド系利尿薬，α-・β-アドレナリン作動薬，免疫抑制薬（シクロスポリン，タクロリムス），抗てんかん薬（カルバマゼピン，フェニトイン），抗がん薬（L-アスパラギナーゼ）．

●身体・検査所見

　症状は，通常の糖尿病と同様に口喝や多飲，多尿，体重減少などが生じる．しかし，高血糖が出現した直後は，症状が出ることはまれであり，ステロイドなどリスクが高い医薬品を投与する際には，定期的な血糖値測定が重要となる．HbA1c（ヘモグロビンA1c）は糖尿病の判定基準となる指標だが，過去1～2か月間の血糖値の指標となるため，高血糖が出現していても正常範囲内である場合があるため注意する．

●対処方法

　通常の糖尿病による高血糖の治療方法ととくに変わらない．該当箇所あるいは他書を参照されたい．

12.2 偽アルドステロン症

　偽アルドステロン症（pseudoaldosteronism）は，血圧を上昇させるホルモンであるアルドステロンが増加していないにもかかわらず，過剰に分泌されているような症状を示す病態である．

●推定される原因医薬品

　甘草あるいは，その主成分であるグリチルリチンを含む医薬品．

●身体・検査所見

　血圧上昇，筋肉痛，四肢のしびれ，浮腫，血清カリウム値の低下．

●対処方法

　一般的には中止後，2週間程度で回復するが，中止できない場合などには抗アルドステロン薬を用いる．

13 筋・骨障害

13.1 骨粗鬆症

　骨粗鬆症（osteoporosis）とは，骨は新陳代謝により強度を保っているが，そのバランスがくずれることで骨がもろくなり，転倒やくしゃみなどといった日常生活の動作で骨折が生じる骨格疾患のことである．高齢者に多く，骨折によって寝たきりになると筋力が低下し，骨折が改善しても通常生活へ戻ることが難しくなるため，予防が重要となる．

●推定される原因医薬品

　ステロイド，抗エストロゲン薬（タモキシフェン），アロマターゼ阻害薬（レトロゾール，エキセメスタン）．

●身体・検査所見

　骨折が生じなければ自覚症状はない．骨粗鬆症の進展に伴い，外傷がなくとも骨折が生じる場合がある．検査所見では，YAM（young adult mean；骨密度若年成人平均）値が低下する（70％未満）．

●対処方法

　ステロイド性骨粗鬆症の予防に対して，図1を参考に薬物治療が選択される[7]．

13.2 顎骨壊死

　ビスホスホネート製剤やデノスマブが骨組織に選択的に取り込まれ，破骨細胞機能を抑制して骨破壊を防止することで顎骨壊死が生じる．

●推定される原因医薬品

　ビスホスホネート製剤，デノスマブ．

●身体・検査所見

　口腔内の疼痛や感染を伴う骨露出，骨壊死などが症状として現れる．

●対処方法

　治療に関しては十分なエビデンスに乏しく予防が重要となる．そのため，骨吸収抑制薬治療開始の2週間前までに歯科治療を終えておくことが望ましい．顎骨壊死が認められた場合の治療は，①骨壊死領域の進展を抑える，②疼痛，排膿，知覚異常などの症状の緩和と感染制御により患者のQOLを維持する，③歯科医療従事者による患者教育および経過観察を定期的に行い，口腔管理を徹底する，の3項目が基本方針となる[8]．

13.3 横紋筋融解症

　横紋筋融解症（rhabdomyolysis）は多臓器不全などを併発することが多く生命に危険が及んだり，回復しても重篤な障害を残したりする場合がある．スタチンとフィブラート系薬はともに横紋筋融解症のリスクが高く，添付文書上でも腎機

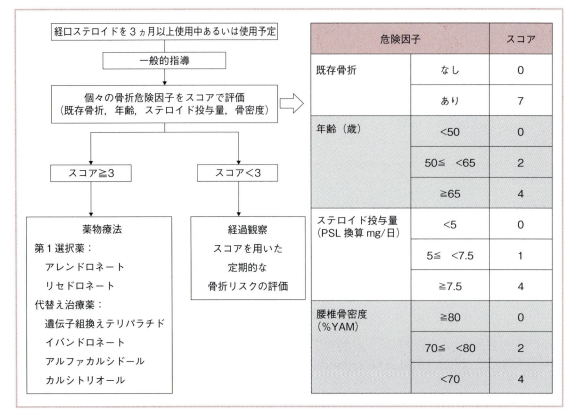

図1 ステロイド性骨粗鬆症の管理と治療ガイドライン：2014年改訂版
(日本骨代謝学会ステロイド性骨粗鬆症の管理と治療ガイドライン改訂委員会編．ステロイド性骨粗鬆症の管理と治療ガイドライン 2014 年改訂版．大阪大学出版会；2014．p.5[7] より)

能に関する臨床検査値に異常が認められる患者への併用は原則禁忌とされている．

●推定される原因医薬品
脂質異常症治療薬（スタチン薬，フィブラート薬）．

●身体・検査所見
症状として，筋力低下や全身倦怠感，筋肉痛，発熱，赤褐色尿（ミオグロビン尿），乏尿，浮腫などが現れる．検査所見では，腎機能障害や CK 値の上昇を伴う LDH（lactate dehydrogenase；乳酸脱水素酵素〈乳酸デヒドロゲナーゼ〉），AST，ALT の上昇，血中および尿中のミオグロビンの上昇が認められる．

●対処方法
腎機能障害が軽度であれば，原因医薬品を中止すれば症状は回復するとされる．中等度の腎機能障害では，電解質異常に注意しながら輸液を投与するが，腎不全が進行した場合では透析の適応となる．

14 おわりに

　副作用を早期に発見するためには，医療者だけでなく患者も副作用に関する知識を身につけていることが望ましい．そのためには，薬剤師による患者への服薬説明が重要であり，過去には投薬時に薬剤師がTENについて服薬説明したかが争点となった裁判[9,10]も起きている．

　しかし，1つの医薬品にも多種類の副作用があり，TENのようなきわめてまれな副作用についてまで，すべてを詳細に説明することは，時間・労力・効果を考えると現実的に困難であり，患者をかえって不安にさせ，服薬コンプライアンスの低下にもつながる．

　そのため，患者への服薬説明は，副作用の機序や発現頻度，発現した場合の重大性などから説明する内容に優先順位を付けたうえで，患者自身が初期症状（TENであれば，紅斑や水疱，発赤など）を早期に発見できるようにわかりやすく行うことが重要である．そして，副作用が生じたときには，適切な薬物治療のため原因として考えられる医薬品や代替薬を医師に提案できる能力が，薬の専門家として薬剤師に求められる．

　　　　　　　　　　　　　　　　　　　　　　　　（宇田篤史，内藤俊夫，鈴木麻衣）

● 引用文献

1) 医薬品医療機器総合機構ほか，医薬品副作用被害救済制度．https://www.pmda.go.jp/kenkouhigai_camp/index.html
2) 日本臨床腫瘍研究グループ，有害事象共通用語規準 v4.0 日本語訳 JCOG版．http://www.jcog.jp/doctor/tool/ctcaev4.html
3) 滝川　一ほか．DDW-J 2004 ワークショップ薬物性肝障害診断基準の提案．肝臓 2005；46(2)：85-90．
4) 薬剤性腎障害の診療ガイドライン作成委員会編．薬剤性腎障害診療ガイドライン2016．日腎会誌2016；58(4)：477-555．https://cdn.jsn.or.jp/academicinfo/report/CKD-guideline2016.pdf
5) AKI（急性腎障害）診療ガイドライン作成委員会編．AKI（急性腎障害）診療ガイドライン2016．東京医学社；2016．
6) 重症多形滲出性紅斑ガイドライン作成委員会．重症多形滲出性紅斑 スティーヴンス・ジョンソン症候群・中毒性表皮壊死症治療ガイドライン．日皮会誌 2016；126(9)：1637-1685．
7) 日本骨代謝学会ステロイド性骨粗鬆症の管理と治療ガイドライン改訂委員会編．ステロイド性骨粗鬆症の管理と治療ガイドライン2014年改訂版．大阪大学出版会；2014．
8) 顎骨壊死検討委員会．骨吸収抑制薬関連顎骨壊死の病態と管理：顎骨壊死検討委員会ポジションペーパー2016．
9) 高松高裁．平成8年2月27日判決．判例時報・1591 p.44．
10) 東京高裁．平成14年9月11日判決．判例時報・1811 p.97．

● 参考資料

1. 厚生労働省，重篤副作用疾患別対応マニュアル．
2. 医薬品医療機器総合機構（Pharmaceuticals and Medical Devices Agency；PMDA），https://www.pmda.go.jp/

C 医薬品の安全性

3 薬害，薬物乱用と健康リスク

- 薬害とは，有害作用に関する情報伝達が不十分あるいは軽視されて医薬品が使用された結果生じた健康被害のうち，社会問題化したものをいう[1]．
- 代表的薬害として，サリドマイド事件，薬害エイズ事件，ソリブジン事件などがある．
- 薬物の乱用とは，医薬品を医療目的以外で使用すること，または医薬品でない薬物を不正に使用することをいう．
- 危険ドラッグとは，覚醒剤，麻薬，大麻など法律で規制されている薬物の化学構造に似せてつくられている薬物をさし，規制薬物と同等の作用を有することが多い．
- ドーピングとは，一般的には，スポーツ選手が競技能力を高めるために薬物を使うことをいうが，薬物を使わない方法も含む．

Keywords ▶ サリドマイド，薬害エイズ，ソリブジン事件，危険ドラッグ，ドーピング

1 薬害とは

　有害作用（有害反応）に関する情報伝達が不十分あるいは軽視されて医薬品が使用された結果生じた健康被害のうち，社会問題化したものを薬害とよぶ[1]．日本における主な薬害を**表1**に示す．

　医薬品が適正使用されていても防ぎえない有害作用は，基本的には薬害には含まれないが，その被害の程度が個人レベルを超えて社会問題化し，訴訟などの対象となる場合は，薬害としてとらえられることがある．

2 代表的薬害

2.1 サリドマイド事件

　サリドマイドは催眠作用をもつことから，1957年にドイツで発売開始され，1958年（昭和33年）に日本でも睡眠薬として発売された．動物実験では毒性がきわめて低かったため胎児に対する安全性試験も行われていなかったが，安全性がきわめて高い薬剤として妊婦に対しても多く使用された．日本では胃腸薬の配合剤としても発売され，妊婦の「つわり」に対して使用された．しかし疫学調査の結果，妊娠初期に服用した場合に重症の四肢の欠損症や耳の障害などを生じる「サリドマイド胎芽症」や胎児死亡と因果関係があるとされた．世界規模で問題

表1 日本における主な薬害

年代	薬害	説明
1950（昭和25）〜1956年（昭和31年）ごろ	ペニシリンショック	アナフィラキシーショックによる多数の死亡例
1953（昭和28）〜1970年（昭和45年）ごろ	薬害スモン	整腸剤キノホルムが原因で，亜急性脊髄神経症（SMON）が多発
1958（昭和33）〜1962年（昭和37年）ごろ	サリドマイド事件	強い催奇形性のため，服用した妊婦の胎児に奇形や死産が多発
〜1988年（昭和63年）ごろ	薬害エイズ事件	血友病患者に対する非加熱血液凝固第 VIII・IX 因子製剤の投与によるHIV感染とエイズ発症
〜1990年（平成2年）ごろ	薬害肝炎	血液凝固因子製剤（フィブリノゲン製剤や血液凝固第 IX 因子）を投与された患者がC型肝炎に感染
1993年（平成5年）	ソリブジン事件	抗ウイルス薬ソリブジンとフルオロウラシル系抗がん薬の相互作用で死亡患者が発生
1989（平成元）〜1993年（平成5年）ごろ	新三種混合ワクチン（MMR）禍	MMRの摂取を受けた180万人のうち，約2,000人に死亡・重篤な被害が発生（1993年に接種中止）
〜1997年（平成9年）ごろ	薬害ヤコブ病	異常プリオンに汚染されたヒト死体乾燥硬膜製品の使用によるクロイツフェルト・ヤコブ病の発症（1997年に販売禁止と回収）
2002年（平成14年）	イレッサ薬害	肺がん治療薬イレッサ®（一般名：ゲフィチニブ）の副作用によって多くの患者が間質性肺炎を発症し，死亡

SMON (subacute myelo-optico-neuropathy), HIV (human immunodeficiency virus；ヒト免疫不全ウイルス), MMR (measles；麻疹，mumps；流行性耳下腺炎，rubella；風疹).

となり，ヨーロッパ各地では1961年12月中旬までに回収が決定されたが，日本では1962年（昭和37年）5月に販売停止，同9月にようやく回収が行われたため，その間に被害を拡大する結果となった．サリドマイド被害児の数は世界中で5,000人といわれ，重篤な奇形や内臓の発達障害により，死産や流産となった胎児も多くいたと推察されることから，その被害を受けた胎児の数は世界全体で8,000〜1万2,000人と推定されている．

サリドマイド事件は，「薬物に対する科学的知識が不十分で企業倫理の欠如した製薬会社が引き起こした事件であり，医薬品の安全性に対する製薬企業や行政，医療現場の姿勢を変える契機となった」といわれている[2]．すなわち，厚生省薬務局長通知「医薬品の製造承認等の基本方針」（1967年〈昭和42年〉）により，慣行的に行われてきた承認審査の方針を明確化した．また，1967年には大学病院，国立病院などをモニター施設に指定して，医薬品副作用モニター制度をスタートさせた．さらに，1978年（昭和53年）には一般用医薬品についても，一部の薬局をモニター施設に指定して，副作用情報を収集するようになった．

サリドマイドは医療現場からいったん姿を消したが，その後に，Hansen（ハンセン）病のらい性結節性紅斑治療薬や，多発性骨髄腫治療薬としての薬効が認められた．FDA (Food and Drug Administration；アメリカ食品医薬品局) では，

1998年に厳密な条件つきでサリドマイドを多発性骨髄腫治療薬として承認した。日本でも個人輸入して使用される例が増加してきたため、薬害防止の観点から、「サリドマイド製剤安全管理手順」[3]の遵守を条件に、2008年（平成20年）に多発性骨髄腫治療薬として再承認された。

2.2 薬害エイズ事件

1982～1985年（昭和57～60年）にかけて、日本で血友病患者に対して、加熱などでウイルスを不活性化しなかった外国血を使った血液凝固因子製剤（非加熱製剤）を治療に使用したことによって、多数のヒト免疫不全ウイルス（HIV）感染者およびエイズ患者をもたらした。欧米では1982年に血液製剤で数人の血友病患者が発生すると直ちに加熱製剤に切り替えた。しかし日本では、非加熱製剤の危険性を認識しながらも、危険性を過小評価し、認可・販売し、使用したことが問題とされ、国や製薬会社、血友病専門医の責任が問われた。非加熱製剤によるHIV感染の薬害被害は世界的に起こったが、日本では、これを治療に使った血友病患者の4割にあたる約2,000人がHIVに感染し[4]、エイズ発症によりその半数が死亡した。

薬害エイズや薬害肝炎事件をふまえ、ヒトの血液や組織に由来する原料または材料を用いた製品は、①未知の感染因子を含んでいる可能性が否定できない場合がある、②不特定多数のヒトや動物から採取されている場合、感染因子混入のリスクが高い、③感染因子の不活化処理などに限界がある場合がある、という理由から、2003年（平成15年）7月に施行された改正薬事法において、特定生物由来製品として安全性確保のための措置が講じられるようになった[5]。

2.3 ソリブジン事件

ソリブジンは非常に強力な抗ウイルス薬として、1993年（平成5年）9月3日に日本で発売された。発売後の1か月足らずでフルオロウラシル系抗がん薬との併用で重篤な副作用が発生したため、同年10月13日に「緊急安全性情報」（ドクターレター；イエローレターともいう）が発出され、同年11月19日から自主回収が実施された。日本国内では、発売後の1年間で15例が死亡となっている。

ソリブジンは、腸内細菌の作用で一部がブロモビニルウラシルに代謝される（図1）。ブロモビニルウラシルは、フルオロウラシル（5-FU）の代謝酵素であるジヒドロピリミジン脱水素酵素（dihydropyrimidine dehydrogenase：DPD）を不可逆的に阻害する自殺基質*である。そのため、5-FUの血中濃度を上昇させ、5-FUの副作用である白血球減少や血小板減少などの血液障害や消化管障害を引き起こし、死亡例を含む重篤な副作用をもたらした。

ソリブジンと5-FU製剤は、開発中に得られた併用毒性の動物実験結果を考慮し、併用禁忌とするべきであった。抗がん薬治療中の患者は免疫機能が低下した状態のため、帯状疱疹に罹患しやすく、ソリブジンと併用するケースが十分想定

自殺基質*

反応性の高い代謝物（反応性中間体）が薬物代謝酵素と反応し、不可逆的に酵素を阻害（不活性化）することが知られており、このような不可逆的阻害を引き起こす薬物を自殺基質（suicide substrate）とよぶ。未変化体の薬物そのものが体内から消失した後も阻害効果が持続するため、重篤な副作用を引き起こす可能性がある。

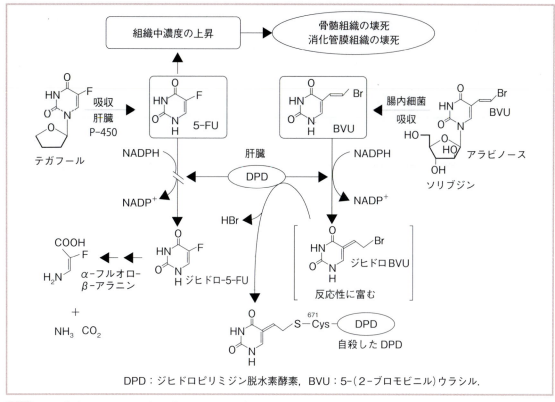

図1 ソリブジンと 5-FU の相互作用のメカニズム
(鎌滝哲也ほか編. 医療薬物代謝学. 2010；みみずく舎. p.119 より)
NADPH (nicotinamide adenine dinucleotide phosphate；ニコチンアミドアデニンジヌクレオチドリン酸)，NADP$^+$ (還元型 NADPH)，HBr (臭化水素).

された．さらに，事件後の調査では，治験段階でも 3 例が死亡していたことが明らかになっている．

　ソリブジン事件を契機に添付文書の記載項目の不備が指摘され，1996 年 (平成 8 年) には警告や禁忌を添付文書の最初に赤枠付きで記載することや，相互作用項目を表形式で見やすくするなどさまざまな記載要項の変更が行われた．また 1993 年当時は患者に対して，がんの告知も一般的ではなく，医薬品に関する患者への情報提供も不十分であった．1997 年 (平成 9 年) 4 月には，薬剤師による調剤した医薬品に関する患者向け情報提供の義務化 (薬剤師法第 25 条の 2*) が施行され，薬効や保存法に関する一般的な情報に加えて，相互作用や重篤な副作用に関する情報提供が医薬品情報提供書を用いて行われることになった．

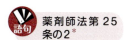

語句 薬剤師法第 25 条の 2*

2014 年 (平成 26 年) 6 月の改正薬剤師法により，「指導義務」も加わり「必要な薬学的知見に基づく指導」が義務化されている．

3 薬物乱用とは

　薬物乱用とは，医薬品を医療目的以外で使用すること，または医薬品でない薬物を不正に使用することをよぶ．このような目的で使用した場合，たとえ 1 回使

用しただけでも薬物乱用にあたる．

　乱用されるおそれがある医薬品としては，睡眠薬，麻薬，覚醒剤原料などがある．また，精神に影響を及ぼす物質のなかで習慣性があり，乱用されるおそれのある薬物として，覚醒剤，大麻，MDMA（3,4-methylenedioxymethamphetamine；3,4-メチレンジオキシメタンフェタミン），コカイン，ヘロイン，向精神薬，シンナー，「医薬品，医療機器等の品質，有効性及び安全性の確保等に関する法律（医薬品医療機器等法）」に規定する指定薬物などがあり，これらの取扱いが法令により禁止または制限されている．

　医薬品医療機器等法では，「中枢神経系の興奮若しくは抑制又は幻覚の作用を有する蓋然性が高く，かつ，人の身体に使用された場合に保健衛生上の危害が発生するおそれがある物」が指定薬物として，医療などの用途に供する場合を除いて，その製造，輸入，販売，所持，使用などが禁止されている．

　一方インターネットなどでは，「合法ハーブ」「お香」「アロマ」などと称して，「危険ドラッグ」が販売されている．これらの商品は法律で規制されないように，覚醒剤，麻薬，大麻など規制薬物の化学構造に似せてつくられた成分を含むため，規制薬物と同等の作用を有することが多く，意識障害や呼吸困難を起こすなど，たいへん危険である．最近になって，危険ドラッグに起因する交通事故などが続発していることから，社会問題化しており国でもさまざまな対策を講じている．今後，薬剤師が児童・生徒などに対して，薬物乱用や医薬品適正使用に関する教育にかかわっていく必要がある．

4 ドーピングとは

　一般的には，スポーツ選手が競技能力を高めるために薬物を使うことをドーピング（doping）といい，不正行為として禁止されている．薬物以外にも，自分の血液を冷凍保存しておき試合の直前に再び体内に入れ，酸素運搬能力を高める「血液ドーピング」や，ドーピング検査において他人の尿とすりかえる行為も含まれる．また近年では細胞，遺伝子，遺伝因子，あるいは遺伝子表現の調整を競技力向上のために行う「遺伝子ドーピング」といった「方法」も禁止されている．

　ドーピングが禁止される理由は，スポーツのフェアプレイの精神に反するのはもちろんのこと，スポーツの価値を損ね，また反社会的行為であるため，社会や青少年に悪影響を及ぼすからである．さらに，競技力向上を目的に薬物が用いられる場合は，治療に比べその量が非常に多くなるため副作用が起こり，それが競技者などの安全や健康を害することになる．

　ドーピングにおける禁止物質や禁止方法は，世界ドーピング防止規程に基づき，世界アンチ・ドーピング機関が1年に1回公表している．禁止物質が成分に含まれる市販の薬やサプリメントも多いため，これらを服用する際には，世界ドーピング防止規程に関する専門的知識をもった薬剤師であるスポーツファーマシスト

に相談することが望ましい.

(矢野育子,内藤俊夫,鈴木麻衣)

●引用文献

1) 日本薬学会編. 薬学用語辞典. 東京化学同人；2012. p.4, 17.
2) 福田一典. サリドマイドをめぐる諸問題. 看護 2003；55(10)：80-85.
3) 藤本製薬株式会社, サリドマイド製剤安全管理手順：サレド®カプセル, TERMS®. 2008年10月16日初版作成, 2015年10月7日第5版改訂 (2016年4月1日実施). http://www.fujimoto-pharm.co.jp/jp/iyakuhin/thalido/pdf/TERMS-5.pdf
4) はばたき福祉事業団, 薬害エイズ事件. http://www.habatakifukushi.jp/habataki_welfare/past/aids/
5) 厚生労働省医薬局長通知. 生物由来製品及び特定生物由来製品の指定並びに生物由来原料基準の制定等について. 平成15年5月20日. 医薬発第0520001号. http://wwwhourei.mhlw.go.jp/cgi-bin/t_docframe2.cgi?MODE=tsuchi&DMODE=SEARCH&SMODE=NORMAL&KEYWORD=%90%b6%95%a8%97%52%97%88%90%bb%95%69%8b%79%82%d1%93%c1%92%e8%90%b6%95%a8%97%52%97%88%90%bb%95%69%82%cc%8e%77%92%e8%95%c0%82%d1%82%c9%90%b6%95%a8%97%52%97%88%8c%b4%97%bf%8a%ee%8f%80%82%cc%90%a7%92%e8%93%99%82%c9%82%c2%82%a2%82%c4&EFSNO=4983&FILE=FIRST&POS=0&HITSU=3

●参考資料

1. 公益財団法人いしずえ サリドマイド福祉センター, http://www008.upp.so-net.ne.jp/ishizue/
2. 日本野球機構, NPBアンチ・ドーピングガイド2018. スポーツとドーピング―なぜ,ドーピングはいけないか？. http://npb.jp/anti-doping/chapter1.html

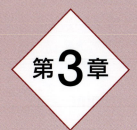

個別化医療

A 総論

Point
- 薬物治療は診療ガイドラインによる治療の適正化や均てん化が進められている．
- 薬物動態学／薬力学（PK/PD）理論の発達により，さまざまな患者情報に応じた薬物治療の個別化も実施されている．
- ゲノム薬理学（PGx）の発展により，遺伝子情報をもとにした新たな個別化医療が提唱され，臨床に応用されている．
- さらに分子生物学の進歩により，オミックス研究による分子診断をもとにした個別化医療へと拡大し，臨床応用が始まっている．
- がん組織の遺伝子やオミックスをもとにした分子標的薬が開発され，バイオマーカーによるがん治療は最も発展した個別化医療の一つになっている．

Keywords ▶ 診療ガイドライン，薬物動態学／薬力学（PK/PD）理論，ゲノム薬理学（PGx），一塩基多型（SNP），オミックス研究，ゲノム創薬とコンパニオン診断薬

1 はじめに

患者に応じた適正な薬物治療の実施は医療者の責務である．しかし，ウィリアム・オスラー（Sir William Osler）は1930年に "One of the chief reasons for this uncertainty is the increasing variability in the manifestations of any one disease（この不確実性の主な理由の一つは，どの病気も症状が大きくばらつくことである）" と，個人差の大きさと治療の不確実性に対する言葉を残している．医療者や研究者は治療の有効率を向上させるため，試行錯誤的なアプローチを行うとともに，個人差にかかわる臨床研究や危険因子の探索を行った．一方，ゲノム科学や分子生物学の進歩により，患者個別に網羅的な分子診断を行えるようになり，患者の生理的状態や病態および医薬品への応答性や副作用を事前に解析し，患者個々に治療法を設定する個別化医療が急速に進んでいる．

2 患者に対応した医療最適化

現在，診断学や検査法の進歩および画像診断の発達により，疾患の原因やメカニズムを明らかにし，適正な薬物治療の選択や治療方針が決定されている．また，高血圧の患者では血圧，糖尿病の患者では血糖値，抗凝固薬服用患者では凝固能など，代替マーカーを指標として，疾患の程度や治療の反応性を調べながら個別の医療が行われている．治療や薬物治療の臨床研究から蓄積されたエビデンスに

基づいて，患者を層別化し適正な治療法や薬物が推奨され，診療ガイドライン(clinical guideline)が作成される．多くの診療ガイドラインが整備・公表されることで，治療の適正化や均てん化に役立っている．

一方，臨床薬理学の進歩により薬物動態学／薬力学(pharmacokinetics/pharmacodynamics：PK/PD)理論が確立され，薬物の吸収・分布・代謝・排泄*に及ぼす物理化学的要因や生物学的要因が明らかになった．体重や年齢*，肝臓や腎臓の機能低下*などの影響が数学的に定量化され，薬剤の用法・用量の調整に用いられている．小児においては，生理機能が未成熟であるため，小児薬用量計算法によって用法・用量が設定される．また加齢とともに生理機能が変化し，高齢者では肝臓や腎臓などの臓器機能が低下し，水分量，血液量などの体液量が減少する．当然，病態時や臓器機能低下時にも薬物の体内動態が変化する．肝臓機能や腎臓機能が低下している場合は，動態への影響が少ない薬物を考慮し，用法・用量を調整する．抗てんかん薬や抗菌薬の一部には治療薬物モニタリング(therapeutic drug monitoring：TDM)が実践され，患者個々の薬物濃度に応じた個別化医療も行われている．近年では，概日リズムや栄養状態の影響など，さらにきめ細かな治療が試みられようとしている．臨床現場では，医療者や研究者の努力により，個々の患者の病態に対応して"the right patient, the right drug, the right dose, the right route, the right time"の適正化による薬物治療が日常的に行われている．しかし，こうした医療者の努力をもってしても，医薬品の多くは有効率30〜80%であり，個体差も大きい．有害事象の出現も予測が難しい．一つの優れた医薬品がある疾患患者すべてに適用できるといった"one-size-fits-all"型の治療では有効性に限界がある．薬物治療に対するレスポンダーやノンレスポンダーの識別，副作用の出現を予測できる方法論が望まれている．

薬物の吸収・分布・代謝・排泄*

⇒1章「B-6 薬物動態」(p.32) 参照．

年齢による影響*

⇒本章「F 年齢的要因」(p.282) 参照．

肝臓や腎臓の機能低下による影響*

⇒本章「G 臓器機能的要因」(p.294) 参照．

3 個別化医療

3.1 遺伝子情報

1985年，ヒト染色体の全塩基配列を解析するヒトゲノム計画(Human Genome Project)*が開始され，2003年に終了した．プロジェクトは国際的協力の拡大と，ゲノム科学の進歩およびコンピュータ関連技術の大幅な進歩により，予定より早く完成した．とくに配列解析技術の進歩は著しく次世代シーケンサーやDNAマイクロアレイが開発され，安価で迅速に個人ゲノムの網羅的解析が可能になった．また，医薬品の作用(薬理効果あるいは副作用などの有害事象)に患者個人の遺伝的性質がどのように関与するかを研究するゲノム薬理学(pharmacogenomics：PGx)が発展した．さらに，薬物治療を行う前に患者の遺伝子を解析することにより，薬物感受性や副作用発現の可能性を診断し，最適な薬物治療を行うゲノムベースの個別化医療が提唱された．ゲノムベースの個別化医療によ

ヒトゲノム計画*

⇒本章「B 個別化医療の現状と未来」(p.236) も参照．

り，薬物治療の有効率を上げ，副作用を回避することが期待できる．日本においては「オーダーメイド医療」「テーラーメイド医療」，欧米においては「personalized medicine」「individualized medicine」ともよばれている．2015年，アメリカのオバマ元大統領は一般教書演説で「Precision Medicine」を重要な医療政策の一つとして提言している．

3.2 分子診断

一方，遺伝子多型は疾患遺伝子の探索には有用なマーカーではあるが，すべての疾患や個別化医療へ応用できるマーカーとしては限界がある．疾患の発症メカニズムや個体差，治療への反応性や副作用は遺伝子だけでは説明できない部分が大きい．すなわち，生体内には核酸（DNA，RNA〈ribonucleic acid；リボ核酸〉），タンパク質，代謝産物（有機酸，アミノ酸，脂質，糖など）など膨大な種類の分子が存在する．これらの分子は階層構造（核酸→タンパク質→代謝産物など）をもってつながっており，さらに各分子が複雑に関連して生命としての活動が行われている．そこで，ゲノムを研究するゲノミクス（genomics）だけではなく，ゲノム環境分野を研究するエピゲノミクス（epigenomics），転写分野を研究するトランスクリプトミクス（transcriptomics），タンパク質分野を研究するプロテオミクス（proteomics），代謝物を研究するメタボロミクス（metabolomics）など，オミックス（omics）*とよばれる学問分野が発展している．既存の個別化医療と次世代の個別化医療の概要を**図1**に示した．

3.3 がん領域*

遺伝子・オミックス解析が大きな成果を上げているのが，がん治療の領域である．バイオマーカーに基づいた分子標的薬*や抗体医薬品が開発され，従来の殺細胞性抗悪性腫瘍薬による治療に比べ顕著な有効性を示した．がんは患者の正常細胞が遺伝子異常を引き起こして生じる疾患であり，がん化した細胞では正常細胞と異なる遺伝子変異や機能変異が認められる．

4 おわりに

個別化医療は，患者の遺伝的背景・生理的状態・疾患などを考慮して，患者個々に最適な治療法を設定する医療であり，現状のさまざまな課題（有効率改善・安全性，医療ニーズへの対応，医療経済学的問題など）を解決する次世代医療として期待されている．遺伝子情報をもとに新しい種類の医薬品を開発するゲノム創薬も進んでいる．医薬品の効果や副作用を投薬前に予測できるバイオマーカーを調べる検査薬（コンパニオン診断薬〈companion diagnostics〉*）と医薬品のセットでの同時開発も推進されている．個別化医療の基盤はきわめて複雑な生命現象を解き明かそうとする生命科学であり，最先端の分析技術や画像技術を用いてさ

語句 オミックス*

⇒本章「B　個別化医療の現状と未来」（p.236）も参照．

がん領域の個別化医療*

⇒本章「B　個別化医療の現状と未来」（p.236）も参照．

分子標的薬*

⇒本章 Cの語句（p.247）参照．

コンパニオン診断薬*

⇒本章「C　コンパニオン診断・医薬品」（p.246）参照．

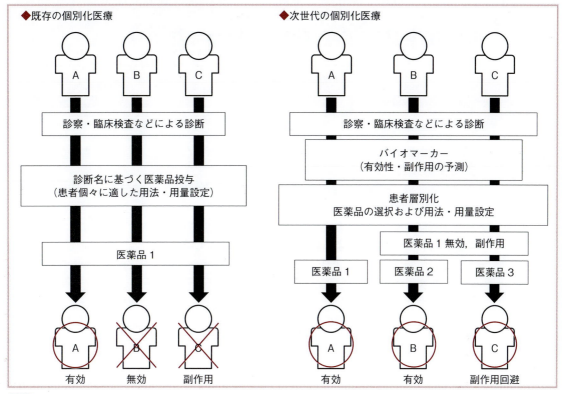

図1 既存の個別化医療と次世代の個別化医療の概要

まざまな分野に急速に進展・拡大している．医療や産業のパラダイムシフトであり，社会的な基盤整備が進められ，行政からさまざまなガイドラインや規制が発出されている．また，情報保護や倫理的配慮など，関係者間の十分な議論や合意も必要である．今後，国家プロジェクトや国際連携プロジェクトによるさらなるビッグデータの構築，情報通信技術（information and communication technology）の利用，網羅的情報の人工知能（atomics international：AI）による解析なども期待される．

〔佐々木　均，兒玉幸修〕

B 個別化医療の現状と未来

- 現在，患者個別に対応した診療が行われ，薬剤師のファーマシューティカルケアにより薬物治療の適正化が進んでいる．
- ゲノム薬理学（PGx）の発達により，患者の遺伝子情報を用いた新たな個別化医療が提唱され，広く展開されている．
- 疾患の程度や薬物応答性などの研究から，遺伝子に限らずさまざまなバイオマーカー探索が行われ，分子診断による個別化医療が発展している．
- システム生物学の進歩により，生体分子の相互作用が解析され，分子ネットワークをもとにした次世代の個別化医療が始まろうとしている．
- 最新の生命科学による個別化医療が展開されるとともに，大規模な臨床疫学研究が推進され，これらの社会的基盤の整備や倫理的問題など解決すべき社会的課題が存在する．

Keywords▶ 個別化医療，ファーマシューティカルケア，ゲノム薬理学（PGx），バイオマーカー，ゲノムワイド関連解析（GWAS），臨床疫学研究，システム生物学，社会的課題

1 はじめに

　個別化医療とは，バイオテクノロジーに基づいた患者の個別診断と，治療に影響を及ぼす環境要因を考慮に入れたうえで，患者個別に対応した治療法を提供することである．薬剤師は患者個々の薬物治療の結果に責任をもつ必要がある．

　1989年にアメリカ・フロリダ大学薬学部のCDヘプラー（Hepler CD）とLMストランド（Straud LM）によって薬剤師によるファーマシューティカルケア（pharmaceutical care）の実践が提唱された．ファーマシューティカルケアとは，薬剤師の活動の中心に患者の利益を据える行動哲学であり，患者の保健および生活の質（quality of life：QOL）の向上のため，明確な治療効果を達成するとの目標をもって薬物治療を施す際の，薬剤師の姿勢・行動，関与，倫理，機能，知識・責務ならびに技能に焦点を当てるものである．薬剤師は医師やほかの医療従事者と協力し，患者個別の医療に努力しなければならない．

2 医師の診療と薬剤師のファーマシューティカルケア

2.1 医師の診療

医師は，患者個々に対し医療面接を行い，主訴や現病歴・既往歴，薬剤歴などの情報を引き出し，体温計・聴診器・血圧計などで診察を行う．さらに生化学検査，血液学的検査，免疫学的検査，微生物検査などを実施し診察を深める．生化学検査は，血液中に含まれているさまざまな成分を分析して疾患の診断，治療の判定などに利用する．目的により，肝臓機能検査，腎臓機能検査，心筋マーカー検査，腫瘍マーカー検査などが行われる．一般に，感度の高い診断と検査でほかの疾患を除外する除外診断を行い，特異度の高い検査で最終的な確定診断を行う．必要があれば，4D超音波診断，ポジトロン断層撮影法（positron emission tomography：PET），核磁気共鳴画像法（magnetic resonance imaging：MRI）などの画像検査や，生検による病理検査が実施される．その後，診察および検査結果の総合的な判断に基づき病名を確定し，治療方針を決定する．

蓄積された臨床研究のエビデンスをもとに診療ガイドラインが整備・公表され，適正な治療法や薬物が推奨されている．疾患ごとに代替マーカーを指標にしており，高血圧では血圧，高脂血症では各種脂質濃度などをモニターしながら，治療の有効性を確認し治療方針を修正する．

2.2 薬剤師のファーマシューティカルケア：調剤時の注意点

薬剤師は治療方針に従い薬剤の選択や用法・用量の調整を提案する．製剤の特徴，薬物の吸収・分布・代謝・排泄の過程に及ぼす影響因子（薬物の体内動態*）を考慮する．身長や体重など，体格の違いは薬物の分布に影響を及ぼす．抗がん薬では体表面積あたりの投与量が設定されており，患者個々の体格に適した用法・用量で投与される．

語句
薬物動態*
⇒ 1章 B-6 の図2（p.33）参照．

患者の年齢*

薬物代謝の能力は加齢とともに変化する．低出生体重児，新生児，乳児，幼児，小児においては，個体間の変動も大きく，生理的機能の未成熟により，小児薬用量計算法によって投与量が設定される．一方，高齢者では肝臓の重量や血流が低下し，薬物代謝酵素活性も低下する傾向がある．小腸での薬物代謝酵素の活性も低下するため，初回通過効果が減少し，薬物の血中濃度が上昇するので注意が必要である．腎臓の機能も有意に低下しており，薬物消失が遅延する．体内に薬物が残りやすい傾向にあるため，副作用にも配慮し一般的には少量からの薬物投与を行う．

患者の年齢*
⇒ 本章「F 年齢的要因」（p.282）参照．

患者の病態時・妊娠中*

患者の病態時には，体内の総水分量，細胞外液量，血液量，血漿中アルブミン濃度なども変化し，薬物動態に影響を与える．肝臓の疾患や機能低下のあるときは，薬物代謝酵素の活性が低下し，肝血流量の低下やアルブミン産生の低下などを引き起こす．腎臓の疾患や機能低下のあるときにも薬物排泄が遅延し，タンパク結合率の低下や糸球体濾過速度の低下などを引き起こす．病態の種類や薬物の性質によって影響の程度が異なるため，臓器機能の状態や使用する薬物の種類を考慮して個別に用法・用量の設定を行う．たとえば糖尿病においては食事の量に応じてインスリンの量や薬剤の量を調節する．複数の薬剤を服用する患者に対しては，アドヒアランスを向上させるために，配合剤を導入する．緩和医療においては，限られた薬剤を痛みに応じて詳細に使い分ける．持続痛に対しては定時鎮痛薬として徐放性製剤を投与し，突出痛に対しては速放性製剤を使用する．経口投与ができない場合は注射薬や貼付剤を選択する．

また，妊娠中は肝血流量が増加し，肝血流量依存性薬物のクリアランスは増加することが知られている．使用する薬物の催奇形性や胎児毒性を調べるとともに，胎児への薬物移行性や母乳移行性を考慮して薬剤を選択する．

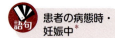

患者の病態時・妊娠中*
⇒病態時については本章「G　臓器機能的要因」(p.294)，妊娠中については本章「H　その他の要因」(p.303) 参照.

薬物相互作用*

実際の治療においては，薬物相互作用に注意を払う必要がある．とくに高齢者では複数の疾患をもち，多剤併用による相互作用や副作用の発現頻度が上昇する．薬物動態学（pharmacokinetics：PK）的相互作用は，吸収，分布，代謝，排泄での相互作用であり血中薬物濃度に影響を及ぼす．代表的な例として，肝臓での薬物代謝酵素活性の阻害があり，添付文書には禁忌や慎重投与として警告が記載されている．薬力学（pharmacodynamics：PD）的相互作用では，体内動態は変化せず，受容体（レセプター）などの作用部位で薬理効果に影響を及ぼす．ニューキノロン系薬と非ステロイド性抗炎症薬の併用による痙攣誘発などが代表的な事例である．

薬物相互作用*
⇒1章「B-8　薬物相互作用」(p.42) 参照.

有効域が狭く，血中濃度の変動が大きい薬物

免疫抑制薬，抗てんかん薬，強心薬，喘息治療薬，抗がん薬など有効域が狭く，血中濃度の個体間・個人間変動が大きい薬物については治療薬物モニタリング（therapeutic drug monitoring：TDM）が施行され，患者個人の血中薬物濃度に基づいた用法・用量の調節が行われる．感染症領域においては起炎菌の同定や薬物感受性試験の結果に基づいて最適な抗菌薬が選択され，PK/PD理論やTDMが実践され，患者個々への個別化医療が行われている．

3 ゲノム薬理学（PGx）の発展

3.1 ヒトゲノム計画

　約30億個の塩基対で構成されたヒトゲノムをすべて解析するという計画（ヒトゲノム計画）が1980年代終盤から世界規模で始まり，2003年に完了した．解析した遺伝情報は病気の予防や診断・治療に役立つと考えられている．また，ゲノム解析の技術や解析ソフトウエアが著しく進歩し，自動的に迅速・安価に分析できる装置が競い合って開発された．現在，遺伝情報（DNA*の塩基配列）は自動的に解読でき，コンピュータで解析できる．

　ヒト染色体の約30億個の塩基対のうち，遺伝子の数は3万数千種類であり，個体同士の違いは約0.1％であった．この微小な違いが外見的な特徴や特定の薬剤に対する効き目などの個人差を生み出す．遺伝暗号の個体同士の違いは，遺伝子多型とよばれ，一塩基多型（single nucleotide polymorphism：SNP），挿入・欠失型多型（insertion and deletion），VNTR多型（variable number of tandem repeat）やマイクロサテライト多型（microsatellite）などがある．塩基の変化が人口中1％以上の頻度で存在しているものが多型と定義される．

　なかでもSNPが注目され，遺伝子の機能に関係する領域にあるSNPはタンパク質の形や性質を変え，疾患のリスクや薬物の効果に影響を与える可能性がある．こうした考えから，生体の薬物応答性と遺伝子多型などとの因果関係を研究するゲノム薬理学（pharmacogenomics：PGx）が発達した．また，薬物の半減期や分布にかかわる薬物代謝酵素やトランスポーターにはSNPが存在する．シトクロムP450（cytochrome P450：CYP〈シップ〉）のCYP2D6は多くのSNPをもち，それぞれ酵素活性が異なり，薬物消失の個体差や人種差に反映されている．

語句 DNA*

ヒトの約60兆の細胞には核があり，核内の染色体に組み込まれたDNA（deoxyribonucleic acid；デオキシリボ核酸）は遺伝情報が記録され生命の設計図といわれる．4種の塩基から構成されるDNAは配列情報に基づいて多種多様なタンパク質をつくり出す．DNAは細胞分裂で複製をつくることで受け継がれていく．

3.2 疾患関連遺伝子同定やゲノム創薬の広がり

　数十万人の患者のDNAや血清などをバイオバンクに集めて，疾患，薬物の効果や副作用などに関連するSNPが探索されている．ゲノムワイド関連解析（genome wide association study：GWAS）を手段として，ゲノム全域をカバーするSNPやVNTR多型などを用いて遺伝統計学的解析により疾患関連遺伝子を同定している．日本PGxデータサイエンスコンソーシアム（Japan PGx Data Science Consortium：JPDSC）は構築した日本人の標準DNAデータベースを使って，高尿酸血症改善薬アロプリノール誘因性の重症薬疹と強い関連のみられる遺伝子変異を同定した．薬物治療の前にゲノム診断を行い，薬物応答性の高い患者を効率的に治療するとともに，副作用の発現率が高い患者を回避するゲノムベースの個別化医療が広がろうとしている．

　一方，ゲノム情報のデータベースを活用して，疾患の原因になる遺伝子や，その遺伝子がつくるタンパク質の情報を調べ，タンパク質に結合する分子や抗体か

表1 医薬品表示にバイオマーカー情報が記載されている主なFDA承認薬剤（2017年3月現在）

バイオマーカー	薬剤
CYP2C9	セレコキシブ，フルルビプロフェン，フェニトイン，プラスグレル，ワルファリン，など
CYP2C19	クロバザム，クロピドグレル，ジアゼパム，ランソプラゾール，オメプラゾール，フェニトイン，プラスグレル，ラベプラゾール，ボリコナゾール，など
CYP2D6	アミトリプチリン，アリピプラゾール，アトモキセチン，カルベジロール，クロザピン，コデイン，フルボキサミン，ガランタミン，イミプラミン，メトプロロール，パロノセトロン，パロキセチン，ペルフェナジン，ピモジド，プロプラノロール，キニジン，リスペリドン，トラマドール，など
TPMT	アザチオプリン，シスプラチン，メルカプトプリン，など
UGT1A1	イリノテカン，ニロチニブ，パゾパニブ，など

CYP（シトクロムP450），TPMT（thiopurine methyltransferase），UGT1A1（UDP-グルクロン酸転移酵素〈グルクロニルトランスフェラーゼ〉）．

ら薬をつくるゲノム創薬も広がっている．また，薬物の有効性や副作用を予測できる診断薬（コンパニオン診断薬*）と医薬品をセットで同時に開発することが推奨されている．

4 分子診断技術の発展

4.1 オミックス研究とは

　疾患の発症は，遺伝要因だけではなく，環境要因にも依存する．細胞でタンパク質を合成するときは，ゲノムは微小環境の中で二重鎖がほどけ，相補的なRNA（ribonucleic acid；リボ核酸）に配列が転写されmRNA（メッセンジャーRNA）となる．mRNAは核を出てリボソームで塩基配列のコドン（3個の塩基配列）が読み取られ，必要なアミノ酸が伸長してタンパク質がつくられる．つくられたタンパク質はほかのタンパク質や環境により活性が影響され，ネットワークとして作用する．その細胞が集まって臓器になり，臓器が集まって個体となり，生活習慣による栄養や衛生状況により，疾患を発症する．そのため，ゲノムだけで疾患を説明するには無理がある．そこで，ゲノミクス（genomics）だけではなく，ゲノム環境分野を研究するエピゲノミクス（epigenomics），転写分野を研究するトランスクリプトミクス（transcriptomics），タンパク質分野を研究するプロテオミクス（proteomics），代謝産物を研究するメタボロミクス（metabolomics）など，オミックス（omics）とよばれる分子生物研究が展開された（図1）．1998年，アメリカの国立衛生研究所（National Institutes of Health：NIH）はバイオマーカー（biomarker）を，「病態生理学的な裏づけのもとに測定され，治療

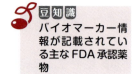

豆知識
バイオマーカー情報が記載されている主なFDA承認薬物

アメリカ食品医薬品局（Food and Drug Administration：FDA）は遺伝子多型のエビデンスを集積し，強い関連を示す薬物代謝酵素や薬物を公表している（表1）．CYP2D6とアミトリプチリン，CYP2C9とワルファリン，CYP2C19とヘリコバクター・ピロリ除菌療法やクロピドグレル，thiopurine methyltransferase（TPMT）とメルカプトプリン，UDP-グルクロン酸転移酵素（グルクロニルトランスフェラーゼ）1A1（UGT1A1）とイリノテカンなどがよく知られている．

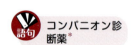

語句 コンパニオン診断薬*

⇒本章「C　コンパニオン診断・医薬品」（p.246）参照．

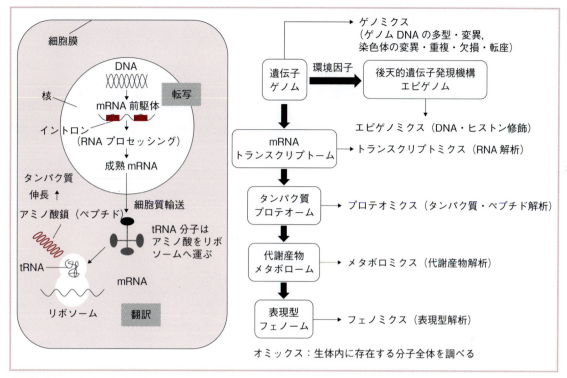

図1 オミックス研究の概念

介入による薬理学的応答を評価しうる客観的指標」として定義した．今では認知症や神経疾患などに対する画像診断などもバイオマーカーの一つとされ，目的や用途に応じてさまざまなバイオマーカーに分類される（**表2**）．オミックス研究からさまざまな分子が生体内の生物学的変化を定量的に把握するためのバイオマーカーとして見いだされ，オミックスベースの個別化医療に展開されている．

4.2 がん領域における発展

遺伝子・オミックス解析が大きな成果を上げたのががん治療の領域である．がんは細胞の増殖や機能にかかわるタンパク質に遺伝子変異が生じることで正常な細胞ががん化する．がんの分裂の過程で，さらに変異が重なり悪性化していく．がん組織の全エクソン・全ゲノム解読が世界中で進められ，多くのがん種において治療標的として可能性のある遺伝子変異や融合遺伝子などの遺伝子異常が解析された．

ゲノムバイオマーカーに基づく治療の最初の成功例は慢性骨髄性白血病（chronic myeloid leukemia：CML）*である．CML に特異的なマーカー染色体としてフィラデルフィア染色体が同定され，その染色体が9番染色体と22番染色体の転座によって生じることが見いだされた．この転座によって生じる breakpoint cluster region（*BCR*）遺伝子と Abelson マウス白血病ウイルスがも

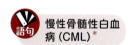

語句 慢性骨髄性白血病（CML）*

⇒本章「E 遺伝的要因」（p.269）参照．

表2 目的別・用途別のバイオマーカーの種類

バイオマーカー	目的・用途
疾患バイオマーカー	臨床転帰あるいは疾病対策に関連するバイオマーカー
有効性バイオマーカー	治療の有効性を反映するバイオマーカー
代替バイオマーカー	臨床転帰指標の有効な代替としてみなされるバイオマーカー
病期診断バイオマーカー	慢性疾患の病期を分類するバイオマーカー
翻訳バイオマーカー	前臨床および臨床で適応できるバイオマーカー
標的毒性バイオマーカー	薬物とその標的間の相互作用を評価するバイオマーカー
メカニズムバイオマーカー	薬物の下流効果を評価するバイオマーカー
毒性バイオマーカー	in vitro あるいは in vivo 系で薬物毒性を評価するバイオマーカー

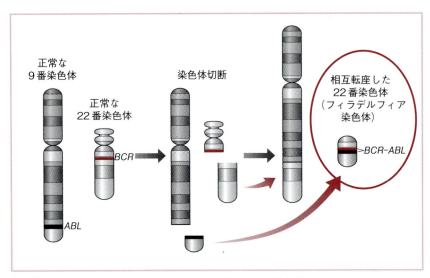

図2 染色体の相互転座で出現したフィラデルフィア染色体
(National Cancer Institute, General Information About Chronic Myelogenous Leukemia. https://www.cancer.gov/types/leukemia/patient/cml-treatment-pdq より著者訳)

つがん遺伝子のヒト相互遺伝子（Abelson murine leukemia：ABL）の融合遺伝子 BCR-ABL が，細胞の悪性転化をもたらすことが報告された（図2）．その後CML 患者に対する BCR-ABL タンパク質の ATP（adenosine 5'-triphosphate；アデノシン 5'-三リン酸）結合部位の阻害薬であるイマチニブが開発され，がん分子標的薬の歴史が幕を明けた．

さらにイマチニブ治療耐性の CML から BCR-ABL の遺伝子変異が発見され，結合部位の構造変化であることが明らかになった．結合部位の構造解析から新たに効果のあるダサチニブやニロチニブが開発されている．

次に開発されたのが，乳癌におけるヒト上皮増殖因子受容体 2 型（human epidermal growth factor receptor type 2：HER2*）に対するヒト化モノクローナル抗体のトラスツズマブである．HER2 の遺伝子増幅や高発現がみられる乳癌（HER2 陽性乳がん）に対する標準治療の一つとなった．いずれの分子標的薬も

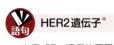

語句 HER2遺伝子*
⇒本章「E 遺伝的要因」(p.269) 参照．

表3 がんに対する標的分子（バイオマーカー）と分子標的薬

標的分子	ゲノム異常の種類	がん種	分子標的薬
BCR-ABL	転座	慢性骨髄性白血病	イマチニブ ダサチニブ ニロチニブ
HER2	遺伝子増幅	乳癌，胃癌	トラスツズマブ ラパチニブ
EGFR	変異	肺癌	ゲフィチニブ エルロチニブ
ALK	転座	肺癌	クリゾチニブ
C-KIT	変異	GIST	イマチニブ スニチニブ
BRAF	変異	悪性黒色腫	ベムラフェニブ

EGFR（上皮増殖因子受容体），GIST（gastrointestinal stromal tumor；消化管間質腫瘍），BRAF（v-raf マウス肉腫ウイルスがん遺伝子産物ホモログ B1）．

投与前に，BCR-ABL や HER2 が陽性であることを確認する必要がある．現在，がん領域で使用されている分子標的薬の一部を表3に示した．

5 大規模データとネットワーク

5.1 システム生物学*

　分子診断技術の急速な進歩と，膨大なデータを処理する情報通信技術（information and communication technology）の発達により，生物の営みをシステムとして考えるシステム生物学が発展している．分子ネットワークの理解が進めば，疾患発症前に異常を見つけ，治療を行うことができる（先制医療）．また，疾患と治療の概念も変わってくることが推測される．従来一つの疾患と認識されていたものが分子ネットワークの違いで細分化される場合もあり，逆にまったく違う疾患だと考えられていたものが，実は類似の分子ネットワークの異常といった場合も考えられる．

5.2 バイオバンク

　一方，ゲノム解析情報やオミックス情報を取り入れた臨床疫学研究が推進されており，疾患になりやすい傾向や薬物応答性を探索する新たな役割を担っている．遺伝要因を探る「ゲノムコホート研究」や生体分子要因を探る「分子疫学コホート研究」では，地域住民を対象とした解析結果の信頼性を向上させるため，世界標準10万人以上のサンプルサイズが必要といわれる．設備や安定資金の長期的確保など，国家レベルの対応が求められる．実際，世界各国で疫学研究に必要な研究資源として「バイオバンク」の整備が進められ，国際連携共同プロジェクト

> **語句　システム生物学***
>
> 生体内に存在するオミックス分子をすべて網羅的に調べ，オミックスプロファイルから関連する分子同士のパスウェイをつなぎ分子ネットワークを構築する．患者と非患者を比較し，分子ネットワークパスウェイの異常な部分を病態として同定する．その異常自体をバイオマーカーとして診断し治療を行うという，システムベースの個別化医療である．

表4 日本の代表的バイオバンク

	開始年	規模	特徴
多目的コホート研究（JPHC Study）	1990年	約14万人	国立がん研究センターが中心となり全国の保健所を拠点としたコホート研究
バイオバンク・ジャパン	2003年	約20万人	東京大学医科学研究所内に設立されたオーダーメイド医療実現化プロジェクトのバイオバンク
ゲノムコホート研究（内閣府）	2011年	約30万人	科学・技術重要施策アクションプランにより，内閣府が中心となって，文部科学省・厚生労働省の協力を得て実施
東北メディカル・メガバンク	2011年	約15万人	東日本大震災における被災地の地域医療復興・次世代医療体制構築を目指す事業（大規模ゲノムコホート研究を含む）

によるメタ解析や統合解析が進んでいる．日本の代表的なバイオバンクを表4に示した．

5.3 PGx関連ガイドライン

　個別化医療の根幹を成す研究分野は，きわめて複雑な生命現象を解き明かそうとする生命科学である．個別化医療は急速に進展・拡大する先端生命科学を基盤とするため，取り扱う技術・情報・方法論などに試行的なものも存在する．FDAは，2005年PGxに関するガイダンスとして「Guidance for Industry：Pharmacogenomic Data Submissions」を公表し，PGxを利用した臨床試験の実施を推奨した．また，医薬品審査の意思決定にPGxデータを用いる場合，バイオマーカーの信頼性を基本として整理する考え方を示した．2011年には，コンパニオン診断薬開発に関するドラフトガイドラインを公表した．医薬品規制調和国際会議（International Council for Harmonisation of Technical Requirements for Pharmaceuticals for Human Use：ICH）は，2007年「ICH E15 ゲノム薬理学における用語集」を採択した．日本における主なPGx関連ガイドラインなどを表5に示した．ヒトゲノムあるいは遺伝子を対象とした研究に関する政府指針としては，「ヒトゲノム・遺伝子解析研究に関する倫理指針」が発表されている．日本製薬工業協会は2018年，臨床試験におけるPGx利用の促進を目的として，「医薬品開発においてゲノム試料を採取する臨床試験実施に際し考慮すべき事項」を発表している．新しく発展している科学技術は新規の規制や改正が多く，注意しておく必要がある．

6 おわりに

　新しい時代の個別化医療とは，個人ゲノム情報を中心とする各種オミックス情報や画像情報など，すべての情報を活用して，個人に合った投薬や治療を行い，

表5 日本における主なPGx関連ガイドライン

名称	所管省庁，学会など	制定，改正日
ヒトゲノム研究に関する基本原則	科学技術会議生命倫理委員会	平成12年6月14日作成
ヒトゲノム・遺伝子解析研究に関する倫理指針（三省指針）	文部科学省，厚生労働省，経済産業省	平成13年3月29日制定，平成16年12月28日全部改正，平成17年6月29日一部改正，平成20年12月1日一部改正，平成25年2月8日全部改正，平成26年11月25日一部改正，平成29年2月28日一部改正
医薬品の臨床試験におけるファーマコゲノミクスの利用指針の作成に係る行政機関への情報の提供等について	厚生労働省	平成17年3月18日薬食審査発第03118001号
ゲノム薬理学における用語集について	厚生労働省	平成20年1月9日薬食審査発第0109013号・薬食安発第0109002号
医薬品開発においてゲノム試料を採取する臨床試験実施に際し考慮すべき事項	日本製薬工業協会	2018年4月作成
ゲノム薬理学を利用した治験について：（別添），ゲノム薬理学を利用する医薬品の臨床試験の実施に関するQ&A	厚生労働省	平成20年9月30日薬食審査発第0930007号
ファーマコゲノミクス検査の運用指針	日本臨床検査医学会，日本人類遺伝学会，日本臨床検査標準協議会	2009年3月24日作成，2009年11月2日改定，2010年12月1日改定，2012年7月2日改定
ゲノム薬理学を適用する臨床研究と検査に関するガイドライン	日本人類遺伝学会，日本TDM学会，ほか	2010年12月16日策定

さらに疾患予測や疾患予防も行う医療である．まさしく，医療のパラダイムシフトであり，医療従事者の科学的根拠に基づく治療法の決定を助け，患者には安全性・有効性の高い治療の提供となる．一方，製薬産業には創薬プロセスの効率化（コスト，期間，成功確率）や革新的医薬品の開発促進ができる．国としても国民の予防医療を進め医療費を削減するとともに，医療産業の振興により新たな市場の創出につながる．しかし，生命科学や先端医療を社会が受容するには，国民の理解が必要であり，人間の尊厳や人権にかかわる倫理的・法的・社会的課題を解決していく必要がある．

（佐々木　均，兒玉幸修）

C　コンパニオン診断・医薬品

- コンパニオン診断薬は，医薬品の投与可否を判断するために必要な体外診断用医薬品であり，個々の患者に適した治療法を選択するうえで重要な役割を果たしている．
- 現在開発されているコンパニオン診断薬は，いずれも分子標的薬の開発に伴って開発された診断薬であり，ほとんどががん領域で用いられている．
- 医薬品の投与対象となるか判断する基準（臨床的カットオフ値）は，医薬品の臨床試験の結果に基づき設定されるため，コンパニオン診断薬は医薬品開発と連携して開発する必要がある．
- 医薬品の投与を受けるべき患者が治療機会を失う，あるいは治療効果の期待できない治療を受けることのないよう，コンパニオン診断薬の性能を確保する必要がある．

Keywords ▶ コンパニオン診断薬，個別化医療，分子標的薬，臨床的カットオフ値，バイオマーカー

1 コンパニオン診断薬とは

　生命科学研究の進展と解析技術の進歩により，疾患の原因や病態について分子レベル，遺伝子レベルでの理解が進んだことで，特定の疾患に対して画一的な治療法を選択するのではなく，個々の患者に最適な治療法を選択する個別化医療（personalized medicine）の実現に向けた取り組みが進んでいる．

　個々の患者に適した治療法を選択するためには，患者の遺伝的背景や疾患の状態を確認し，特定の治療法の対象となる患者であるかを判断するための検査法が必要である．コンパニオン診断薬（companion diagnostics）は，特定の医薬品の投与にあたり遺伝子やタンパク質の発現状況などを解析し，患者に対し安全性上の大きな問題がなく，治療効果が見込まれるかを判断するために使用される体外診断用医薬品*であり，その医薬品の投与にあたり使用が必須とされるものである．日本の薬事規制上，具体的には，以下のいずれかに該当するものと定義されている[1]．

・医薬品の効果がより期待される患者の特定
・医薬品による副作用が発現するリスクの高い患者の特定
・医薬品の用法・用量の最適化または投与中止の判断

　したがって，日常診療の一環として疾病を特定するために実施する検査，通常の生化学検査（血清クレアチニン，トランスアミナーゼ，血糖値など），血液学的検査（プロトロンビン時間など），感染症における細菌・ウイルスの同定に用

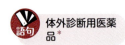

語句　体外診断用医薬品*

もっぱら疾病の診断に使用されることが目的とされている医薬品のうち，人または動物の診断に直接使用されることのないもの．

いられる体外診断用医薬品は，コンパニオン診断薬には該当しない．

コンパニオン診断とは，医薬品の使用に「伴って」実施される診断を意図しており，体外診断用医薬品だけでなく，医療機器，また両者を組み合わせた診断システム（DNAシークエンサーを用いた遺伝子診断システムなど）が，コンパニオン診断に用いられる場合もある．

2 コンパニオン診断薬の例

医薬品の投与にあたり実施が必要とされている検査法の例を**表1**に示す．投与対象となる患者を特定するというコンセプトに基づき初めて開発された医薬品は，トラスツズマブ（遺伝子組換え）（以下，トラスツズマブ）（製造販売名：ハーセプチン®注射用60および同150）である．日本においては2001年に「HER2過剰発現が確認された転移性乳癌」に対する治療薬として承認されている．トラスツズマブの開発に伴いHER2の過剰発現を確認するための体外診断用医薬品として，ハーセプテストが開発され，その後，*HER2*遺伝子の増幅，HER2タンパク質の発現を確認するための検査薬として，**表1**に示すように現在までに多くの体外診断用医薬品が開発されている．

これまでに開発されたコンパニオン診断薬は，いずれも分子標的薬*（targeted therapies）の開発に伴って開発された診断薬である．そのほとんどががんのドライバー遺伝子*の変異検出を目的としたものであるが，近年の免疫チェックポイント阻害剤*の開発に伴い，これらに対する診断薬が加わりつつある．

以下では，分子標的薬とその投与可否判断に用いられる診断薬の例を示す．

2.1 HER2の過剰発現検出キット

HER2

HER2（human epidermal growth factor receptor type 2；ヒト上皮増殖因子受容体2型）は，上皮増殖因子受容体（epidermal growth factor receptor：EGFR）ファミリーに属する受容体型チロシンキナーゼである．HER2はホモ二量体*または活性化したほかのEGFRファミリータンパク質とヘテロ二量体*を形成，下流の情報伝達系（シグナル伝達系）を活性化することにより，細胞増殖に寄与していると考えられている．

HER2過剰発現の確認法

乳癌などの腫瘍細胞においては，HER2の過剰発現が認められ，HER2に対する抗体医薬品であるトラスツズマブは，HER2過剰発現細胞に対する抗体依存性細胞傷害活性により腫瘍の増殖を抑制すると考えられている．したがって，トラスツズマブの投与にあたっては，HER2の過剰発現を確認する必要がある．HER2の過剰発現は*HER2*遺伝子の増幅に起因していることから，トラスツ

  語句

分子標的薬*

疾患に関連した特定の分子（腫瘍細胞表面のタンパク質など）を標的として，その機能を阻害することによる治療効果をねらった医薬品．

ドライバー遺伝子*

⇒本章Eの語句（p.271）参照．

免疫チェックポイント阻害剤*

T細胞の免疫応答を負に制御する免疫チェックポイント機構に対する阻害剤．T細胞に発現する受容体と抗原提示細胞または腫瘍細胞に発現する分子（リガンド）との結合を阻害することにより活性化T細胞の抑制を阻害し，がん抗原特異的なT細胞の活性化およびがん細胞に対する細胞障害活性を亢進して，腫瘍の増殖を抑制すると考えられている．

ホモ二量体とヘテロ二量体*

HER2タンパク質同士の二量体のように，同一タンパク質により構成される二量体をホモ二量体，HER2タンパク質とHER3タンパク質の二量体のように異なる分子により構成される二量体をヘテロ二量体という．

表1 分子標的薬の適応判定に用いられる診断薬の例

解析対象	体外診断用医薬品	測定原理	対応する医薬品の一般的名称（適応症）
ALK 融合遺伝子	・Vysis® ALK Break Apart FISH プローブキット	FISH	・クリゾチニブ（非小細胞肺癌） ・アレクチニブ塩酸塩（非小細胞肺癌）
ALK 融合タンパク質	・ヒストファイン ALK iAEP® キット	IHC	・アレクチニブ塩酸塩（非小細胞肺癌）
HER2 遺伝子	・パスビジョン®HER-2 DNA プローブキット ・HER2 FISH pharmDx「ダコ」 ・ヒストラ HER2 FISH キット	FISH	・トラスツズマブ（遺伝子組換え）（乳癌, 胃癌） ・ラパチニブ（乳癌） ・ペルツズマブ（遺伝子組換え）（乳癌）
	・ヒストラ HER2 CISH キット	CISH	
	・ベンタナ インフォーム Dual ISH HER2 キット	DISH	
HER2 タンパク質	・ダコ HercepTest II ・ヒストファイン HER2 キット（POLY） ・ヒストファイン HER2 キット（MONO） ・Bond ポリマーシステム HER2 テスト ・ベンタナ I-VIEW パスウェー HER2（4B5） ・ベンタナ ultraVIEW パスウェー HER2（4B5）	IHC	
EGFR 遺伝子変異	・therascreen® EGFR 変異検出キット RGQ「キアゲン」 ・コバス EGFR 変異検出キット	リアルタイム PCR	・ゲフィチニブ（非小細胞肺癌） ・エルロチニブ塩酸塩（非小細胞肺癌） ・アファチニブマレイン酸塩（非小細胞肺癌）
	・コバス® EGFR 変異検出キット v2.0	リアルタイム PCR	・ゲフィチニブ（非小細胞肺癌） ・エルロチニブ塩酸塩（非小細胞肺癌） ・アファチニブマレイン酸塩（非小細胞肺癌） ・オシメルチニブメシル酸塩（非小細胞肺癌）
EGFR タンパク質	・EGFR pharmDx「ダコ」	IHC	・セツキシマブ（遺伝子組換え）（結腸・直腸癌）
BRAF 遺伝子変異	・コバス®BRAF V600 変異検出キット	リアルタイム PCR	・ベムラフェニブ（悪性黒色腫）
	・THxID BRAF キット	リアルタイム PCR	・ダブラフェニルメシル酸塩およびトラメチニブ ジメチルスルホキシド付加物（悪性黒色腫） ・トラメチニブ ジメチルスルホキシド付加物（悪性黒色腫）
KRAS 遺伝子変異および *NRAS* 遺伝子変異	・MEBGEN™ RASKET キット	PCR-rSSO 法	・セツキシマブ（遺伝子組換え）（結腸・直腸癌） ・パニツムマブ（遺伝子組換え）（結腸・直腸癌）

表1 分子標的薬の適応判定に用いられる診断薬の例（つづき）

解析対象	体外診断用医薬品	測定原理	対応する医薬品の一般的名称（適応症）
CCR4 タンパク質	・ポテリジオ®テスト FCM	フローサイトメトリー	・モガムリズマブ（遺伝子組換え）（成人 T 細胞白血病リンパ腫ほか）
	・ポテリジオテスト®IHC	IHC	
PD-L1 タンパク質	・PD-L1 IHC 22C3 pharmDx「ダコ」	IHC	・ペムブロリズマブ（遺伝子組換え）（非小細胞肺癌）
ROS1 融合遺伝子	・OncoGuide AmoyDx ROS1 融合遺伝子検出キット	リアルタイム PCR	・クリゾチニブ（非小細胞肺癌）

IHC（免疫組織化学染色法），PCR（ポリメラーゼ連鎖反応），BRAF（v-raf murine sarcoma viral oncogene homolog B1；v-raf マウス肉腫ウイルスがん遺伝子産物ホモログ B1），KRAS（v-Ki-ras2 Kirsten rat sarcoma viral oncogene homolog；Kirsten RNA 関連ラット肉腫 2 ウイルス遺伝子ホモログ），NRAS（neuroblastoma RAS viral oncogene homolog），PCR-rSSO 法（polymerase chain reaction-reverse sequence-specific oligonucleotide 法，CCR4（CC chemokine receptor 4：CC ケモカイン受容体 4），PD-L1（programmed cell death ligand 1），ROS1（c-ros oncogene 1）．

マブの投与にあたっては FISH（fluorescence *in situ* hybridization；蛍光 *in situ* ハイブリダイゼーション法），CISH（chromogenic *in situ* hybridization；発色性 *in situ* ハイブリダイゼーション法）または DISH（dual color *in situ* hybridization 法）を用いた *HER2* 遺伝子の増幅の確認，IHC（immunohistochemistry；免疫組織化学染色法）を用いた HER2 タンパク質の過剰発現の確認が行われる．

2.2 *ALK* 融合遺伝子検出キット

NSCLC における *ALK* 遺伝子

非小細胞肺癌（non-small cell lung cancer：NSCLC）では，ヒト 2 番染色体短腕上の *ALK*（anaplastic lymphoma kinase；未分化リンパ腫キナーゼ〈未分化リンパ腫リン酸化酵素〉）遺伝子の逆位または転座により，微小管会合タンパク質 4（echinoderm microtubule-associated protein-like 4：EML4）などと ALK の融合タンパク質が産生され，この融合タンパク質の発現が腫瘍細胞の増殖に寄与している．NSCLC 患者のうち，*ALK* 融合遺伝子陽性例の割合は約 2〜5% であり，逆位または転座により融合する遺伝子は *EML4* 遺伝子以外にも，*TFG* 遺伝子および *KIF*（kinesin superfamily）*5B* 遺伝子などがある．

ALK

ALK は受容体型チロシンキナーゼ（tyrosine kinase：TK）であり，これらの融合遺伝子により産生されるタンパク質が二量体化することにより TK が活性化し，下流の情報伝達経路の活性化，細胞増殖の亢進，アポトーシス抑制などが引き起こされると考えられている．クリゾチニブおよびアレクチニブ塩酸塩は，いずれも TK 阻害剤であり，ALK のリン酸化を阻害することにより腫瘍の増殖を抑制すると考えられている．

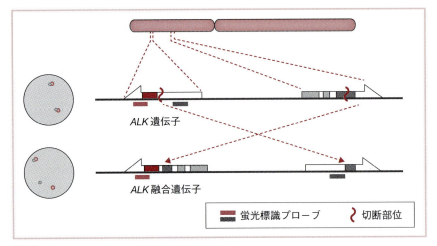

図1 FISHによる*ALK*融合遺伝子の検出

診断薬

　これらのTK阻害剤のコンパニオン診断薬として開発されたものには，*ALK*融合遺伝子の有無を遺伝子レベルで確認するものとタンパク質レベルで確認するものとがある．前者に対してはFISH，後者に対してはIHCが用いられている．

　現在開発されているFISHによる診断薬は，*ALK*遺伝子座において逆位または転座が起こる際の切断点を挟んだ2つの領域に対し，それぞれ別の色素で標識した2種の蛍光プローブをハイブリダイゼーションさせ，逆位または転座に伴い蛍光シグナル位置が離れた細胞の割合を求め，その細胞の割合に基づき陽性／陰性の判定を行う（図1）．

　IHCによる診断薬では，キナーゼドメインに対する抗体が一次抗体として用いられているが，ALKタンパク質は正常細胞では神経系の細胞においてのみ発現が認められることから，同抗体により非小細胞肺癌におけるALK融合タンパク質の検出が可能とされている．医薬品の適応判定は，ALK融合タンパク質の発現が認められた細胞の割合に基づいて行われる．

2.3 *BRCA*遺伝子変異検査システム

BRCA1/BRCA2

　BRCA1（breast cancer susceptibility gene I；乳癌感受性遺伝子I）およびBRCA2（breast cancer susceptibility gene II；乳癌感受性遺伝子II）はDNA修復にかかわるタンパク質である．*BRCA1*および*BRCA2*遺伝子は，1990年代前半に家族性乳癌および卵巣癌の原因遺伝子として相次いで同定された．

オラパリブ

　*BRCA1*および*BRCA2*遺伝子変異陽性の乳癌を適応とした医薬品としては，

2014年にオラパリブが承認されている．オラパリブは一本鎖切断（single strand break：SSB）の修復に関与するポリADPリボースポリメラーゼ（poly〈ADP-ribose〉polymerase：PARP）阻害薬であり，遺伝子変異によりDNA組換え修復に必要なBRCA1またはBRCA2タンパク質の機能が失われていると，SSB修復阻害によって生じた二本鎖切断（double strand break：DSB）が修復されないため，細胞死が誘導される．

BRACAnalysis CDx

以上の作用機序をふまえ，アメリカでは，オラパリブの投与にあたり，BRCA1またはBRCA2タンパク質の機能欠損を生じうる*BRCA1*または*BRCA2*遺伝子変異の有無を確認するための検査システムBRACAnalysis CDxが，2014年にオラパリブのコンパニオン診断システムとして承認された[2]．なお，BRACAnalysis CDxは，日本では「BRACAnalysis診断システム」の製造販売名で2018年3月に承認されている[3]．

BRACAnalysis診断システム

遺伝子変異の検出工程と検出された変異を臨床的意義に基づき，分類する工程から成る遺伝子変異検査システムである．

遺伝子変異検出工程では，DNAシークエンサーによる一塩基置換や挿入・欠失変異の解析，複数のDNA領域を同時に増幅するマルチプレックスPCR（polymerase chain reaction；ポリメラーゼ連鎖反応）アッセイにより，大規模な遺伝子組換えによる遺伝子領域の欠損または重複がそれぞれ解析される．

遺伝子変異の分類工程では，Myriad社の保有するデータベースとの照合または科学的知見に基づく新たな検討に基づき，検出された遺伝子変異が，①機能欠損を生じる変異（病的変異），②機能欠損を生じる可能性のある変異（病的変異疑い），③臨床的意義不明の変異，④遺伝子多型の可能性および⑤遺伝子多型，のいずれかのグループに分類され，①および②がオラパリブの適応対象となる変異として報告される（表2）．事前に定められた特定の変異の有無を検出するのではなく，上記①から⑤への該当性に基づき，新規に検出された変異も含めて医薬品の適応判定が行われる点が，従来のコンパニオン診断薬にない本システムの大きな特徴である．本システムにおいては，医薬品の適応対象となる変異を適切に特定するためには，検出された変異を①〜⑤の各グループに分類する際の基準を適切に定めておくことが重要である．

2.4 PD-L1タンパク質検出キット

PD-1/PD-L1

PD-1（programmed cell death 1）は，活性化した免疫細胞（T細胞，B細胞，ナチュラルキラーT細胞など）に発現する免疫抑制因子であり，抗原提示細胞に

表2 BRACAnalysis CDxにおけるBRCA遺伝子変異の分類カテゴリー

バリアント分類	説明
病的変異	・タンパク質合成を途中終結させる変異（ナンセンス変異，挿入／欠失変異）で，最も3'末端側の既知の病的変異より上流の変異 ・科学的知見に基づき，機能欠損を生じることが示されている特定のミスセンス変異，非コード領域の変異およびmRNAスプライシングに影響を及ぼす変異
病的変異疑い	・入手可能な科学的根拠に基づき，病的変異である可能性が高いと考えられる変異
臨床的意義不明の変異（VUS）	・臨床的意義が未確定のミスセンス変異およびイントロン領域の変異 ・最も3'末端側の既知の病的変異よりさらに下流でタンパク質合成を終結させる変異
遺伝子多型の可能性	・科学的知見に基づき，発がんリスクに寄与する可能性が非常に低いことが示されている変異
遺伝子多型	・アミノ酸配列を変えないエクソン領域の変異 ・mRNAスプライシングに重大な影響を及ぼさないことが示されているエクソン領域およびイントロン領域の変異 ・mRNAの安定性に重大な影響を及ぼさないことが示されているエクソン領域およびイントロン領域の変異 ・査読を受けた公表文献において臨床的意義がないことが示されている変異

（医薬・生活衛生局医療機器審査管理課．審議結果報告書〈BRACAnalysis診断システム〉．平成30年2月28日．http://www.pmda.go.jp/medical_devices/2018/M20180420001/750740000_23000BZI00008000_A100_1.pdf[3]）より改変）

発現するPD-1リガンド（PD-L1およびPD-L2）と結合し，過剰な免疫活性化を抑制していると考えられている．PD-L1は種々の腫瘍組織においても発現していることが報告されており，腫瘍細胞は細胞傷害性T細胞上のPD-1とPD-L1の結合を介して，T細胞からの攻撃を回避していると考えられている．

ペムブロリズマブ

ペムブロリズマブ（遺伝子組換え）は，ヒトPD-1に対するモノクローナル抗体であり，PD-1の細胞外領域に結合し，PD-L1との結合を阻害することにより免疫抑制を解除し，がん抗原特異的なT細胞の活性化およびがん細胞に対する細胞傷害活性を亢進することにより，腫瘍の増殖を抑制すると考えられている．

診断薬

上記作用機序より，ペムブロリズマブは腫瘍組織においてPD-L1の発現が認められた場合に治療効果を示すことが想定されるが，悪性黒色腫に対してはPD-L1の発現の有無（陽性細胞率1%を陽性／陰性の判定基準とした場合）により治療効果に差が認められなかったことから，PD-L1の発現によらず有効性が期待できるとされ，コンパニオン診断薬は開発されていない．

一方，非小細胞肺癌については，PD-L1陽性患者を対象とした臨床試験において有効性および安全性が確認されていることから，医薬品の投与にあたりPD-L1の発現を確認する必要があるとされており，コンパニオン診断薬としてPD-L1陽性細胞率を確認するための検出キットが承認されている．

3 コンパニオン診断薬に求められる性能

コンパニオン診断薬の使用目的は，医薬品を投与した場合に意図した有効性および安全性が期待される患者を適切に特定することである．したがって，本来医薬品の投与を受けるべき患者が治療機会を失う，あるいは治療効果の期待できない治療を受けることにならないよう，コンパニオン診断薬の性能を確保することが重要である．コンパニオン診断薬の性能は，分析学的な観点と臨床的な観点の2つの観点から評価される．前者は正確で信頼性のある結果を与えることを確認するための評価，後者は，診断薬による測定結果に基づき医薬品を投与した場合に，医薬品の有効性および安全性が確保されることを確認するための評価である．

3.1 分析性能

コンパニオン診断薬の分析性能の評価にあたっては，使用目的に応じて検討すべき項目もあるが，一般的には体外診断用医薬品と同様，下記の項目を中心とした評価が行われる[4]．

- 真度：真値として認証または合意された値と診断薬による実測値との一致の程度
- 精度（併行精度，室内再現精度，室間再現精度）：均質な検体から多数回採取して得られた複数の試料について測定した際の結果における一致の程度（またはばらつきの程度）．精度には併行精度，室内再現精度，室間再現精度の3つの評価レベルがある．併行精度とは，短時間に同一条件下で試験を繰り返し実施した場合の測定結果における一致の程度，室内再現精度は，同一施設において試験日，試験実施者，使用器具や測定機器などを変えて測定した場合の測定結果における一致の程度，室間再現精度は異なる施設間での測定結果における一致の程度のことである．
- 定量限界：定量法において，適切な真度および精度を伴って定量できる，試料中に存在する分析対象物の検出可能な最低の量
- 測定範囲：定量法において，分析法が適切な真度および精度をもって定量できる試料の濃度範囲のこと
- 反応特異性（交差反応性，共存物質の影響，非特異反応，不活性化の影響および血漿検体を用いる際の抗凝固剤の影響など）

上記に加え，検査に用いる臨床検体の品質は，測定結果に影響を及ぼしうることから，その管理方法にも注意を払う必要がある．たとえば，検査に使用する検体の採取や調製方法，保存温度および保存期間の上限については事前に検討し，診断薬の使用にあたっては，その範囲内で調製および保存された検体が用いられるようにする必要がある．

その他，とくにIHCを用いた診断薬については，診断薬メーカーから提供される検査手順に従って検査を実施するだけでは，染色方法や判定方法に検査担当

者ごとのばらつきが生じる可能性がある．このため，医薬品の有効性および安全性が評価された臨床試験への被験者の組み入れ時に実施された方法が再現できるよう，臨床検査室への技術移管や検査体制の整備，事前のトレーニングの必要性について提言がなされているものもある．

3.2 臨床性能

開発中のコンパニオン診断薬により医薬品の有効性および安全性が期待できる患者を適切に特定できるかについては，そのコンパニオン診断薬による検査結果に基づき対象患者が組み入れられた医薬品の臨床試験の成績に基づいて評価される．この際，医薬品の投与可否を判断する基準（臨床的カットオフ値〈clinical cut-off〉）の妥当性についても合わせて評価が行われる．たとえば，HER2 遺伝子の増幅を FISH 法により確認する際，セントロメア DNA と HER2 の蛍光シグナル比*がいくつ以上であれば陽性，といった陽性／陰性の判定基準が臨床的カットオフ値に該当する．この臨床的カットオフ値に基づき患者の組み入れを行った臨床試験において，医薬品の有効性および安全性が検証されれば，用いた臨床的カットオフ値は妥当であり，その診断薬はコンパニオン診断薬として適切で臨床的な性能を有しているものと評価される．

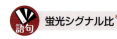

語句 蛍光シグナル比*

蛍光顕微鏡を用い，スライド上の 20 個のがん細胞について計測されたセントロメア領域における，特異的なプローブによる蛍光シグナルの総数に対する HER2 遺伝子特異的プローブによる蛍光シグナル総数の比．

4 コンパニオン診断薬の開発

4.1 開発の流れ

コンパニオン診断薬の一般的な開発の流れを図 2 に示す．

探索的試験

医薬品の投与対象となる患者をバイオマーカー（biomarker）により特定する必要があるかを検討するためには，探索的試験において，バイオマーカー陽性例だけでなく陰性例も組み入れた試験を実施し，バイオマーカー陽性集団と陰性集団とで医薬品の有効性や安全性の違いを確認しておくべきである．分子標的薬の開発においては，標的となるバイオマーカーが陽性である場合に治療効果が期待されるが，このような場合にも陰性例を組み入れた臨床試験の実施が望ましい理由は，開発中の診断薬を用いてバイオマーカー陽性例に投与対象を限定することが適切であるのかを確認する必要があること，また陽性細胞の割合，タンパク質の発現量などが腫瘍の増殖にどの程度寄与しているのか明確でない場合に，陽性／陰性の判定基準（臨床的カットオフ値）を臨床試験の結果に基づき検討しておく必要があること，などがあげられる．ただし，薬理試験の結果など，バイオマーカー陰性例に対して有効性が期待される可能性がきわめて低いと考えられる場合には，バイオマーカー陰性例を組み入れた臨床試験を実施する必要はない．

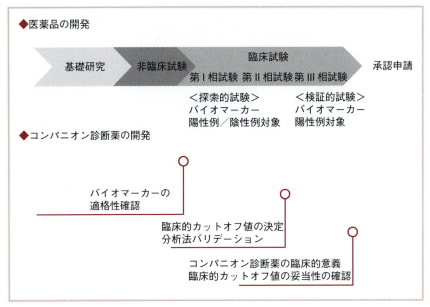

図2　コンパニオン診断薬の開発フロー（例）

検証的試験

　探索的試験の結果，バイオマーカー陽性集団において医薬品投与によるベネフィットがリスクを上回ると考えられた場合，続いて実施される検証的試験では，探索的試験において検討された臨床的カットオフ値を用いてバイオマーカー陽性とされた患者を対象として医薬品の有効性および安全性が検証される*.

　検証的試験において臨床的カットオフ値の妥当性を評価するためには，コンパニオン診断薬の分析性能については検証的試験の実施時までに確認し，信頼性および再現性のある測定結果に基づき，評価が行えるようにしておく必要がある．また，コンパニオン診断薬の市販後は，医薬品の検証的試験と同じように医薬品の投与対象となる患者を特定することで，医薬品投与時の有効性および安全性が確保されることになることから，検査法の再現性の観点からも検証的試験の開始までに検体の調製方法，保存条件および試験手順については確立しておく必要がある．

4.2 コンパニオン診断薬の規制

　コンパニオン診断に用いる体外診断用医薬品または医療機器の製造販売を行うためには，「医薬品，医療機器等の品質，有効性及び安全性の確保等に関する法律」に基づき，厚生労働大臣の承認を得る必要がある．体外診断用医薬品および医療機器の承認審査・調査などは，厚生労働大臣より委託を受けて，医薬品医療機器総合機構（Pharmaceuticals and Medical Devices Agency：PMDA）において実施されることから，コンパニオン診断薬またはコンパニオン診断機器の製

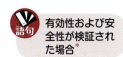

語句　有効性および安全性が検証された場合*

3において記載したように，バイオマーカー陽性集団を対象とした検証的試験において，医薬品の有効性および安全性が検証された場合，コンパニオン診断薬の臨床性能および臨床的カットオフ値の妥当性が示されたことになる．逆に，バイオマーカー陰性例が医薬品の投与対象となる場合（遺伝子変異のない症例が投与対象となる場合など）も，開発の流れは同様である．

造販売業者は，PMDAに対し製造販売承認申請を行う．上述したようにコンパニオン診断薬またはコンパニオン診断機器の臨床性能は対応する医薬品の臨床試験成績に基づき評価されること，また医薬品と同時に医療現場で使用可能となるよう審査を進める必要があることから，原則として医薬品と同時期に申請することが求められている[1]．

5 最近の開発動向

5.1 次世代シークエンサーを用いたコンパニオン診断システム

　次世代シークエンサー（next generation sequencing：NGS）は同時並行的にDNA断片の塩基配列を決定することにより，一度の解析で膨大なゲノム情報を得ることができる．コンパニオン診断システムとしての活用が想定されるケースとしては，肺癌のように複数のドライバー遺伝子の変異が同定されており，それぞれに対して分子標的薬が開発されている状況下で，一度の解析により治療薬を決定する場合，また，*BRCA1* および *BRCA2* 遺伝子変異に対する PARP 阻害薬のように，特定のバイオマーカーにおいて，医薬品の投与対象となる変異が非常に膨大にある場合などがあげられる．

　NGSを用いたコンパニオン診断システムについても，従来のコンパニオン診断薬と同様な分析性能および臨床的意義の評価が必要となるが，一度の解析で得られる膨大な解析結果の信頼性をどのように担保するのか，膨大な数の遺伝子変異を解析対象とした場合に，個々の遺伝子変異の臨床的意義をどのように評価するか，膨大な配列情報を処理するための解析ソフトウエアの性能をどのように確保するかなど，解析システムの特性をふまえた性能評価が必要である．

5.2 コンパニオン診断薬としてのリキッドバイオプシー

　腫瘍組織における遺伝子型は，分子標的薬の投与により耐性変異が生じるなど，経時的に変化しうる．分子標的薬の治療効果や治療抵抗性を確認するために，標的分子の発現や遺伝子変異の有無を経時的に確認できればよいが，造血性腫瘍と異なり，固形腫瘍では腫瘍組織の採取に侵襲的な処置が必要であり，患者の病態や腫瘍部位により再度組織を採取することが困難な場合も多い．

　また，仮に再生検が可能であった場合にも，腫瘍組織の一部においてのみ生じた薬剤耐性変異は，組織生検によりわずかに腫瘍組織を採取するだけでは見逃されてしまう可能性もある．

リキッドバイオプシーとは

　リキッドバイオプシーは疾患部位から組織を採取する代わりに，腫瘍組織から血液などの体液中に滲出した腫瘍細胞やDNA断片，エクソソーム*を解析し，

語句 エクソソーム*

細胞から分泌される脂質二重膜に囲まれた直径30〜100 nmの膜小胞．生体内では，血液，尿，羊水，悪性腹水，唾液などの体液中で観察され，由来する細胞のDNA，RNA（ribonucleic acid；リボ核酸）またはタンパク質が内包されており，細胞間のシグナル伝達を行っているのではないかと考えられている．

診断を行う手法である．血中に滲出したわずかな腫瘍細胞（血中循環腫瘍細胞〈circulating tumor cell：CTC〉）や腫瘍細胞由来のDNA断片（血中循環腫瘍DNA〈circulating tumor DNA：ctDNA〉）を検出する必要があるため，高感度な解析手法が必要であるが，現在は正常細胞や正常細胞由来のDNA断片の存在下で，0.01％程度含まれる腫瘍細胞由来のDNAを検出することが可能な技術も開発されており，実用化が進みつつある．

承認されているリキッドバイオプシーの留意点

　コンパニオン診断薬としては，非小細胞肺癌におけるEGFRTK阻害薬の投与可否判定に用いられるリキッドバイオプシーが日本およびアメリカで承認されている．非侵襲的かつ迅速な検査法として非常に注目されているが，コンパニオン診断薬として使用するうえではいくつか留意すべき点もある．たとえば，腫瘍細胞や腫瘍細胞由来のDNA断片の血中への滲出は，がん種や臨床病期によっても異なっており，血漿検体でバイオマーカー陰性であった場合に腫瘍組織で陰性であるとは限らない．そのため，現在までに承認されている血漿検体を対象としたコンパニオン診断薬は，いずれも遺伝子変異が検出されなかった場合，可能な限り組織検体を対象とした検査を行うことが推奨されている．また，ctDNAの由来する腫瘍細胞が，不均一な腫瘍組織を代表するとは限らないため，その検査結果に基づき腫瘍組織における治療効果や薬剤耐性の獲得状況を判断できない場合もあることに留意が必要である．

　以上の背景などもふまえ，リキッドバイオプシーの実施およびその結果の解釈にあたっては，関連学会のガイドラインなどで最新の情報を確認することが重要である．

（柳原玲子）

●引用文献

1) 厚生労働省医薬食品局審査管理課長．コンパニオン診断薬等及び関連する医薬品の承認申請に係る留意事項について．平成25年7月1日．薬食審査発0701第10号．https://www.pmda.go.jp/files/000213148.pdf
2) FDA. SUMMARY OF SAFETY AND EFFECTIVENESS DATA (SSED)．http://www.accessdata.fda.gov/cdrh_docs/pdf14/P140020B.pdf
3) 医薬・生活衛生局医療機器審査管理課．審議結果報告書（BRACAnalysis診断システム）．平成30年2月28日．http://www.pmda.go.jp/medical_devices/2018/M20180420001/750740000_23000BZI00008000_A100_1.pdf
4) 厚生労働省医薬食品局審査管理課．コンパニオン診断薬及び関連する医薬品に関する技術的ガイダンス等について．平成25年12月26日．事務連絡．https://www.pmda.go.jp/files/000157570.pdf

●参考資料

1. 日本臨床腫瘍学会編．大腸がん診療における遺伝子関連検査のガイダンス．第3版．金原出版；2016．
2. 乳がんHER2検査病理部会作成，HER2検査ガイド 乳癌編［第四版］．2014年4月．http://pathology.or.jp/news/pdf/HER2-150213.pdf

3. 日本肺癌学会 バイオマーカー委員会,肺癌患者における EGFR 遺伝子変異検査の手引き. 第3.05版. 2016年12月1日. http://www.haigan.gr.jp/uploads/photos/1329.pdf
4. 次世代シークエンサーを用いたコンパニオン診断システムの評価方針について（案）. http://www.pmda.go.jp/files/000214302.pdf

D　バイオマーカー

Point
- バイオマーカーは，薬剤の主作用および副作用を予測または評価するための有用なツールであり，個別化医療を実現化する手段の一つとして期待されている．
- 近年，ゲノムバイオマーカーを利用した医薬品開発が増加しており，とくにがん領域においては，ゲノムバイオマーカーを考慮した薬物治療の実用化が進んでいる．
- バイオマーカーを利用した適切な薬物治療を実践するためには，最新の科学的知識，コンパニオン診断薬の有無，添付文書などにおける医薬品情報，検査の保険適用の有無などの情報を把握しておく必要がある．
- 薬物治療におけるバイオマーカーのさらなる利用促進のため，今後も積極的なデータ収集が行われることが期待される．

Keywords ▶ 個別化医療，バイオマーカー，ゲノムバイオマーカー，添付文書，コンパニオン診断薬

1 バイオマーカーとは

　バイオマーカー（biomarker）は，正常な生物学的過程，発病過程，または治療的介入に対する薬理学的応答の指標として，客観的に測定され評価される特性値であり，バイタルサイン，生化学検査，血液検査および腫瘍マーカーなどの各種臨床検査値，画像診断データ，ならびにゲノムバイオマーカー*（genomic biomarker）などが含まれる[1,2]．通常，バイオマーカーの測定には，血液検査，尿検査，病理検査，画像検査（CT，PET〈positron emission tomography；ポジトロン断層撮影法〉，MRI〈magnetic resonance imaging；核磁気共鳴画像法〉など），遺伝子*（DNA〈deoxyribonucleic acid；デオキシリボ核酸〉，RNA〈ribonucleic acid；リボ核酸〉）検査などが用いられ，測定法はすでに臨床現場で用いられているものから，臨床試験や研究目的でのみ用いられるものと，さまざまである．近年，ゲノム解析技術の急速な進歩および整備に伴い，ゲノムバイオマーカーを利用した薬物治療が普及しつつある．

　一般的に，医薬品の投与対象および推奨用量は，特定の集団を対象とした臨床試験の成績に基づきリスク・ベネフィットバランスが適切となるよう設定されているが，有効性および安全性は患者ごとに異なる．薬物治療においてバイオマーカーを利用することは，薬剤のリスク・ベネフィットバランスが最適となる（より効果を高く，より副作用を少なく）患者の特定，重大な副作用の回避，および最適な用量の選択などに役立つ可能性があり，個別化医療（personalized medi-

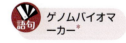

語句　ゲノムバイオマーカー*

正常な生物学的過程，発病過程，および／または治療的介入などへの反応を示す指標となる，DNA もしくは RNA を測定できる特性がある．

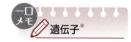

一口メモ　遺伝子*

生殖細胞由来（両親から受け継がれる），体細胞由来（たとえば，腫瘍組織の突然変異）などがあるが，本項ではいずれも含む．

cine)への応用や医薬品開発の効率化につながることが期待される.

2 バイオマーカーの用途

医薬品規制当局と製薬業界の代表者が協働して,医薬品規制に関する科学的・技術的側面のガイドラインを作成する国際会議である医薬品規制調和国際会議（International Council for Harmonisation of Technical Requirements for Pharmaceuticals for Human Use：ICH）にて作成されたガイドライン[3]において,バイオマーカーの具体的な用途は以下のように例示されているが,これらに限定されるものではなく,より広範な目的で使用される可能性がある.

- 患者／被験者選択
- 疾患の病態および／または予後の評価
- 作用機序の評価
- 用量最適化
- 薬物応答のモニタリング
- 有効性の最大化
- 毒性／副作用の最小化

また,用途だけでなく,バイオマーカーの種類も多岐にわたるため（**表1**），薬物治療においてバイオマーカーを利用するうえでは,その性質,臨床的意義,基準となる値,用途,その他,結果解釈時の留意事項（偽陽性／偽陰性の可能性など）について正確に把握しておく必要がある（**図1**）．

2.1 投与前診断：患者選択または用量最適化

疾患の発症または進行の原因となっている酵素や受容体のような,特定の分子

> **豆知識**
> **バイオマーカー用途の国内外差**
>
> ワルファリン製剤の用法・用量について,日本での承認用法・用量では,初回用量は成人で通常1～5 mgとされている一方,アメリカの添付文書では,CYP2C9とVKORC1（vitamin K epoxide reductase complex subunit 1）の遺伝子多型が測定可能な場合は,これらの組み合わせに基づいて開始用量を0.5～7 mgの範囲で決定するよう推奨されている.このようにバイオマーカーの利用状況に国内外差がある例も認められる.

表1 バイオマーカーの種類と用途の例

バイオマーカーのタイプ	バイオマーカー	評価指標	用途
代謝酵素	P450分子種	酵素活性に関連する遺伝子多型の有無	用量最適化,副作用の最小化
	UDP-グルクロン酸転移酵素（グルクロニルトランスフェラーゼ）	酵素活性に関連する遺伝子多型の有無	副作用の最小化
臨床検査値	LDL-コレステロール	変化量（率）・基準値	有効性のモニタリング
	肝機能検査値	基準値	安全性のモニタリング
標的分子・遺伝子	ALK, BRAF, CCR4, EGFR, HER2, KRAS, PD-L1	標的分子の発現・遺伝子変異の有無	患者選択

ALK (anaplastic lymphoma kinase；未分化リンパ腫キナーゼ), BRAF (v-raf マウス肉腫ウイルスがん遺伝子産物ホモログ B1), CCR4 (CC chemokine receptor 4；CCケモカイン受容体4), EGFR (epidermal growth factor receptor；上皮増殖因子受容体), HER2 (human epidermal growth factor receptor type 2；ヒト上皮増殖因子受容体2型), KRAS (v-ki-ras2 Kirsten rat sarcoma viral oncogene homolog；Kirsten RNA関連ラット肉腫2ウイルス遺伝子ホモログ), PD-L1 (programmed cell death ligand 1).

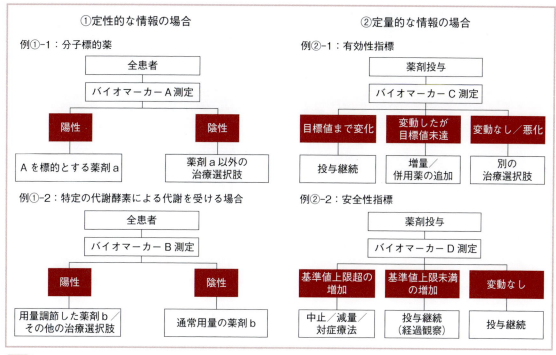

図1 バイオマーカーを利用した薬物治療アルゴリズム

を標的とした薬剤の場合，標的分子の発現（もしくは当該標的分子の発現や機能に関連する遺伝子変異）が認められる（陽性）患者と認められない（陰性）患者のあいだで薬剤のリスク・ベネフィットバランスが異なる，または陽性（もしくは陰性）の患者でしか薬剤の有効性および安全性が確認されていないことがある．このような薬剤では適応の可否を判定するため，投与前にバイオマーカーの測定が必要となり，とくに，現在臨床で使用されている薬剤のうち，抗悪性腫瘍薬では，ほかの疾患領域の薬剤に比べて投与前のバイオマーカー測定が必要となるものが多い．また，薬剤の有効性または安全性と血中薬物濃度との相関が高く，血中薬物濃度の変動が特定のバイオマーカーにより予測可能な場合などは，薬剤の最適な用量決定のためにバイオマーカーが測定されることもある．薬剤の投与前にバイオマーカーの測定が必要となる薬剤の具体例を**表2**に示す．これらのバイオマーカーの中には，コンパニオン診断薬*（companion diagnostics）を用いて測定されるものも多い．測定が必要となるバイオマーカーと薬剤の組み合わせを把握することが必要であるのは言うまでもないが，結果的にバイオマーカーが陰性となり，想定していた薬剤が使用できない場合の治療選択肢も含め，総合的に治療方針を考える必要がある．

投与前にバイオマーカーの測定が必要となる薬剤は，臨床開発の段階から投与対象をバイオマーカー陽性（または陰性）の患者に限定している場合が多い．一部の患者集団に限定した医薬品開発は，高い有用性が期待される一方，対象から

> **語句** コンパニオン診断薬*
>
> ⇒詳細は本章「C コンパニオン診断・医薬品」（p.246）参照．

> **豆知識** 疾患の予後因子となりうるバイオマーカー
>
> 2016年時点で薬事承認に至ってはいないが，近年開発されているAlzheimer（アルツハイマー）型認知症に対するいくつかの薬剤では，脳脊髄液（cerebrospinal fluid：CSF）中のアミロイドβタンパク質または脳内アミロイドβタンパク質プラークといったバイオマーカーが陽性である患者を投与対象とした臨床開発が行われている．これは，開発中の薬剤がアミロイドβタンパク質自体またはアミロイドβタンパク質

表2 投与前のバイオマーカー測定を必要とする薬剤の例（2017年2月時点）

薬剤	効能・効果または用法・用量	バイオマーカー
アレクチニブ塩酸塩	ALK融合遺伝子陽性の切除不能な進行・再発の非小細胞肺癌	ALK融合遺伝子
エリグルスタット酒石酸塩	通常，CYP2D6 extensive metabolizer および intermediate metabolizer の成人にはエリグルスタット酒石酸塩として1回100 mgを1日2回経口投与する．なお，患者の状態に応じて適宜減量する （用法・用量に関連する使用上の注意） CYP2D6の活性が欠損している患者（PM）には，本剤の血中濃度が上昇するため投与を避けることが望ましいが，投与する場合は，1回100 mg 1日1回投与を目安とし，慎重に行うこと	CYP2D6遺伝子型
オシメルチニブメシル酸塩	EGFRチロシンキナーゼ阻害薬に抵抗性のEGFR T790M変異陽性の手術不能または再発非小細胞肺癌	EGFR T790M変異
クリゾチニブ	ALK融合遺伝子陽性の切除不能な進行・再発の非小細胞肺癌	ALK融合遺伝子
ゲフィチニブ	EGFR遺伝子変異陽性の手術不能または再発非小細胞肺癌	EGFR遺伝子変異
ダブラフェニブメシル酸，トラメチニブ ジメチルスルホキシド付加物	BRAF遺伝子変異を有する根治切除不能な悪性黒色腫	BRAF遺伝子変異
ブレンツキシマブ ベドチン（遺伝子組換え）	再発または難治性のCD30陽性の下記疾患： ホジキンリンパ腫 未分化大細胞リンパ腫	CD30抗原
ペムブロリズマブ（遺伝子組換え）	・根治切除不能な悪性黒色腫 ・PD-L1陽性の切除不能な進行・再発の非小細胞肺癌	PD-L1
ベムラフェニブ	BRAF遺伝子変異を有する根治切除不能な悪性黒色腫	BRAF遺伝子変異
ペルツズマブ（遺伝子組換え）	HER2陽性の手術不能または再発乳癌	HER2
モガムリズマブ（遺伝子組換え）	・CCR4陽性の成人T細胞白血病リンパ腫 ・再発または難治性のCCR4陽性の末梢性T細胞リンパ腫 ・再発または難治性のCCR4陽性の皮膚T細胞性リンパ腫	CCR4抗原

CYP (cytochrome P450；シトクロムP450)，PM (poor metabolizer).

除外された陰性（または陽性）の患者では有効性および安全性データが得られず，薬事承認の投与対象から除外され，臨床での使用が制限される可能性がある．したがって，医薬品開発においては，投与対象をバイオマーカー陽性（または陰性）の患者に限定することの妥当性や陽性および陰性の双方を臨床試験に組み入れる必要性について十分に検討し，投与対象を慎重に選択する必要がある．

2.2 副作用の予測・軽減

前述したとおり，薬剤の代謝酵素の活性が低下する遺伝子多型を有する患者では，薬剤の体内からの消失が遅延した結果，血中薬物濃度が高濃度に保たれることで副作用発現リスクが増加する可能性がある．

イリノテカン*の場合，重篤な副作用（とくに好中球減少）発現リスクが増加する旨が，平成20（2007）年6月から添付文書（package insert for medicines）

の産生に関連する酵素のような特定の分子を標的としていることに加え，これらのバイオマーカーが陽性である患者のほうがより疾患進行のリスクが高いという仮説に基づいている．このように，疾患の予後因子となりうるバイオマーカーが存在する場合も，薬剤の投与前にバイオマーカーの測定が行われる可能性がある．

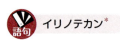
イリノテカン*

⇒詳細は本章「E 遺伝的要因」(p.269)参照.

で注意喚起されている．この情報に基づき，平成25（2013）年12月に治癒切除不能な膵癌の適応が追加承認されたイリノテカンの国内臨床試験では，これらの患者があらかじめ除外されて試験が実施されたことから，その旨が添付文書に追記されている．また，代謝酵素以外の例では，特定のHLA（human leukocyte antigen；ヒト白血球抗原）のアレル*（*HLA-A*3101*, *HLA-B*1502*）保有者において，カルバマゼピン投与時の重篤な皮膚障害のリスクが高くなる可能性が示唆されている[4,5]．

アレル*
⇒本章Eの語句（p.277）参照．

なお，副作用の予測・軽減に関するバイオマーカーの中には，測定が必須とはされていないものもあり，バイオマーカーを測定すべきか否かは，副作用の重篤性，バイオマーカーと副作用の相関の程度，根拠となった試験成績（探索的な検討か検証的な検討か），バイオマーカーが陽性（または陰性）となる患者の割合，測定に必要な検査の実用化の有無，などを考慮して判断する必要がある．

2.3 安全性または有効性のモニタリング

　従来，バイオマーカーの多くは薬剤投与後の安全性または有効性のモニタリングに利用されてきた．安全性マーカーとして，肝機能酵素（ビリルビン，ALT〈alanine aminotransferase；アラニンアミノトランスフェラーゼ〉・AST〈aspartate aminotransferase；アスパラギン酸アミノトランスフェラーゼ〉），血清クレアチニン，各血球数などのさまざまな臨床検査値が臨床で利用されており，薬剤の用量調節や投与継続の可否の指標となっている．また，新規のバイオマーカーの有用性を確立する過程においては，非臨床（毒性）試験における毒性評価に新規のバイオマーカーが用いられることもある（⇒「3.2 適格性確認」〈p.264〉参照）．非臨床試験の段階でバイオマーカーを利用することの意義として，薬剤の潜在的な毒性が，高感度，高特異度のバイオマーカーにより早期に検出されることで，その後の臨床開発に進めるべき候補の適切な選択が可能となる．さらに，当該新規バイオマーカーの使用が臨床試験に拡大し，ヒトでの安全性を確認する臨床試験で注意すべきリスクを検出して被験者の安全性確保が可能となることも期待される．

代替指標

　有効性マーカーとしては，血圧，LDL（low-density lipoprotein；低密度リポタンパク質）-コレステロール，ヘモグロビンA1c（hemoglobin A1c：HbA1c），血清尿酸値などが，実臨床および臨床試験における有効性の評価項目として用いられるが，その多くは真の治療効果（エンドポイント）の代替指標（サロゲートエンドポイント）として用いられる．代替指標は，その変動と真の治療効果との相関性が確認されたものであることが基本とされているが，代替指標と真の治療効果との相関の有無や強さはバイオマーカーによって異なるため，バイオマーカーの変動の解釈は注意深く行う必要がある．たとえば，血圧下降薬（降下薬）

の真の治療目的は脳卒中（脳梗塞，脳出血，くも膜下出血など）や心臓病（冠動脈疾患，心肥大，心不全など）の発症抑制であるが，これらの疾患の発症リスクと血圧との関連が明らかにされていることから，血圧の低下をもって薬効を評価することができる．一方，いわゆる善玉コレステロールとされている HDL (high-density lipoprotein；高密度リポタンパク質)-コレステロールは，値が高いと動脈硬化性疾患のリスクが低くなると考えられているが，HDL-コレステロールを増加させる薬剤のうち，これまでに動脈硬化性疾患の抑制効果が臨床試験において検証されたものはない．すなわち，現時点で HDL-コレステロールの変化だけをもって薬効を評価することはできないと考えられる．

3 バイオマーカーに関連する規制など

3.1 関連する指針

前述したように，バイオマーカーの利用は薬剤のリスク・ベネフィットバランスの最適化および医薬品開発の効率化に寄与することが期待されることから，バイオマーカーを利用した医薬品開発を円滑に進められるよう，厚生労働省および医薬品医療機器総合機構（Pharmaceuticals and Medical Devices Agency：PMDA）は関連するガイドラインを作成し，公表している（**表3**）．ゲノム薬理学の進展は速く，その進展に応じてガイドラインの新規策定および改正が順次行われていることから，バイオマーカーを適切に取り扱うためには，常に最新のガイドラインを確認し，内容を把握しておくことが重要である．

3.2 適格性確認*

バイオマーカーの中には，特定の使用方法に関する適格性が医薬品規制当局により確認されたものがある．適格性確認がなされたバイオマーカーは，認められた用途の範囲内であれば，個別の医薬品または医薬品全般の開発に使用することが可能であり，医薬品の製造販売承認申請の根拠データとして利用することもできる．

この適格性確認において，これらのバイオマーカーは，既存の腎障害バイオマーカー（血清クレアチニンおよび血中尿素窒素）と併用することを前提に，非臨床試験でのラットの急性腎障害（薬剤誘発性の急性腎尿細管変化または急性糸球体変化・障害）の検出において付加的な情報を与えるバイオマーカーとして受け入れ可能であると結論づけられている．また，これらのバイオマーカーの適格性確認は欧米の規制当局（FDA*〈U.S. Food and Drug Administration；アメリカ食品医薬品局〉および EMA*（European Medicines Agency；欧州医薬品庁〉）でも同様に行われている．上記の腎障害バイオマーカーを含め，欧米の規制当局におけるバイオマーカーの適格性確認の結果は，それぞれウェブサイトで確認可

語句 適格性確認*

規定された用法の範囲内において，バイオマーカーが生物学的過程・反応または事象を適切に反映しうると判断され，医薬品開発におけるその使用が支持されるという規制当局の結論．

豆知識
適格性確認が行われた非臨床のバイオマーカーの例

日本においては，ラットの急性腎障害を検出するための指標として，7種類の尿中バイオマーカー（腎障害分子〈kidney injury molecule：Kim-1〉，クラスタリン，アルブミン，trefoil factor-3〈TFF3〉，シスタチンC，β_2ミクログロブリン，総タンパク）があり，これらのバイオマーカーの適格性確認の評価結果はウェブサイトで公表されている（http://www.pmda.go.jp/review-services/f2f-pre/consultations/0008.html）．

一口メモ FDA*

https://www.fda.gov/Drugs/DevelopmentApprovalProcess/DrugDevelopmentToolsQualificationProgram/BiomarkerQualificationProgram/ucm535383.htm

EMA*

http://www.ema.europa.eu/ema/index.jsp?curl=pages/regulation/document_listing/document_listing_000319.jsp&mid=WC0b01ac0580022bb0

表3 バイオマーカーに関連する通知文書

通知文書	発出年月日　通知番号
医薬品の臨床薬物動態試験について	平成13年6月1日　医薬審発第796号
薬物相互作用の検討方法について	平成13年6月4日　医薬審発第813号
医薬品の臨床試験におけるファーマコゲノミクスの利用指針の作成に係る行政機関への情報の提供等について	平成17年3月18日　薬食審査発第0318001号
ゲノム薬理学における用語集について（ICH E15）	平成20年1月9日　薬食審査発第0109013号，薬食案発第0109002号
DNAチップを用いた遺伝子型判定用診断薬に関する評価指標	平成20年4月4日　薬食機発第0404002号
ゲノム薬理学を利用した治験について	平成20年9月30日　薬食審査発第0930007号
医薬品またはバイオテクノロジー応用医薬品の開発におけるバイオマーカー：適格性確認のための資料における用法の記載要領，資料の構成及び様式（ICH E16）	平成23年1月20日　薬食審査発0120第1号，薬食案発0120第1号
RNAプロファイリングに基づく診断装置の評価指標	平成24年11月20日　薬食機発1129第5号
コンパニオン診断薬等及び関連する医薬品の承認申請に係る留意事項について	平成25年7月1日　薬食審査発0701第10号
コンパニオン診断薬及び関連する医薬品に関する技術的ガイダンス等について	平成25年12月26日　事務連絡
コンパニオン診断薬等に該当する体外診断用医薬品の製造販売承認申請に際し留意すべき事項について	平成26年2月19日　薬食機発0219第4号
遺伝子検査システムに用いるDNAシークエンサー等を製造販売する際の取扱いについて	平成28年4月28日　薬生機発0428第1号，薬生監麻発0428第1号
ゲノム試料の収集及びゲノムデータの取扱いに関するガイドラインについて	平成30年1月18日　薬生薬審発0118第1号

能である．

　今後，さらなるエビデンスの蓄積によっては，適格性が確認された範囲外の用途，たとえば臨床試験でこれらの新規バイオマーカーを薬剤誘発性急性腎障害の検出のために使用することについても，適格性確認がなされることが期待され，エビデンスとなるデータの積極的な収集が望まれる．

　また，適格性確認が行われた臨床のバイオマーカーの例としては，表2に示したバイオマーカーがあげられる．これらのバイオマーカーの適格性は，多くの場合，対応する薬剤および診断薬の承認審査の過程において評価されている．なお，バイオマーカーの適格性確認に関するデータは，医薬品の製造販売後に得られる場合もある．「**2.2** 副作用の予測・軽減」に記載したイリノテカンおよびカルバマゼピンの事例や，セツキシマブ（遺伝子組換え）およびゲフィチニブのように，承認当初は添付文書にバイオマーカーに関する情報が記載されていなくても，その後得られたエビデンスに基づきバイオマーカーの有用性が確認された結果，添付文書に当該バイオマーカーに関する情報が追記されることがある．したがって，製造販売承認取得前の開発段階に限らず，製造販売後も継続してデータ

表4 添付文書におけるバイオマーカーに関する情報

バイオマーカーの用途	添付文書における主な記載箇所	バイオマーカーに関する情報の性質
患者選択または用量最適化	・効能・効果，効能・効果に関連する使用上の注意 ・用法・用量，用法・用量に関連する使用上の注意 ・臨床成績	承認事項・情報提供
副作用の最小化	・使用上の注意 ・薬物動態 ・臨床成績	注意喚起・情報提供
安全性または有効性のモニタリング	・用法・用量に関連する使用上の注意 ・使用上の注意	注意喚起・情報提供

を収集することが重要である．

3.3 添付文書

　添付文書には，医薬品を適正使用するための情報が記載されており，バイオマーカーに関する情報も含まれている．添付文書に記載される項目および内容については，「医療用医薬品添付文書等の記載要領について」[6] および「医療用医薬品の添付文書等の記載要領の留意事項について」[7] を参照されたい．添付文書におけるバイオマーカーに関する情報は，その用途や提出された試験成績に基づき記載されており，記載箇所は，「効能・効果」および「用法・用量」のみに限らず，「使用上の注意」，「薬物動態」，「臨床成績」などに記載されることもある（表4）．添付文書におけるバイオマーカーに関する情報の記載位置および内容から，バイオマーカーの測定が必須であるのか任意であるのか，もしくは単なる参考情報であるのか，またはどのような検査項目を，どの程度の頻度で測定すべきか，などを読み取ることができる．また，「3.2 適格性確認」の項に記載したように，新たに得られたエビデンスに基づき，添付文書にバイオマーカーに関する情報が追記されることもあるため，適切な薬物治療を行うために常に最新の添付文書の内容を把握しておくべきである．

3.4 保険診療

　日本では，すべての国民がいずれかの公的医療保険制度に加入することにより，いつでも適切な医療を受けることができる皆保険制度がとられており，わずかな負担で必要な医療を受けることができる．保険診療下での医療を受けるためには，その医療で用いる治療法（検査も含む）が保険適用となっている必要がある．また，日本では保険適用となっている治療法と保険適用となっていない治療法を組み合わせた，いわゆる混合診療*は原則認められていない．したがって，バイオマーカーの測定を保険診療下で行うためには，測定に使用する体外診断用医薬品*が

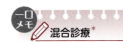

混合診療*

「評価療養（医薬品の治験に係る診療，先進医療等）及び選定療養（大病院の初診，差額ベッド等）」のように，保険診療との併用が認められている療養も存在する．

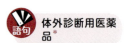

体外診断用医薬品*

⇒本章Cの語句（p.246）参照．

表5 保険適用となっているバイオマーカー検査の例（平成30〈2018〉年3月時点）

検査	算定点数
CCR4タンパク（フローサイトメトリー法）	10,000点
*BRAF*遺伝子検査	6,520点
*ALK*融合遺伝子標本作製	6,520点
*HER2*遺伝子標本作製（単独の場合）	2,700点
*EGFR*遺伝子検査（リアルタイムPCR法）	2,500点
*RAS*遺伝子検査	2,500点
UDP-グルクロン酸転移酵素遺伝子多型	2,100点
L型脂肪酸結合蛋白（L-FABP）（尿）	210点
アルブミン定量（尿）	105点
ヘモグロビンA1c（HbA1c）	49点
HDL-コレステロール，無機リンおよびリン酸，総コレステロール，アスパラギン酸アミノトランスフェラーゼ（AST），アラニンアミノトランスフェラーゼ（ALT）	各17点

1点=10円．

薬事承認されているか，および当該検査が保険適用となっているかをあらかじめ把握しておく必要がある．検査の保険適用の可否および算定点数については，「診療報酬の算定方法の一部を改正する件」[8]および「診療報酬の算定方法の一部改正に伴う実施上の留意事項について」[9]において確認可能であり，表5にその一例を示している．なお，「診療報酬の算定方法の一部改正に伴う実施上の留意事項について」の第2章第3部通則2において，「検査に当たって施用される薬剤（検査用試薬を含む）は，原則として医薬品として承認されたものであることを要する」との記載があり，薬事承認が重要であることが示されている．これらの告示および通知に加え，コンパニオン診断薬による診断が必要となるような薬剤については，個別に「使用薬剤の薬価（薬価基準）の一部改正等について」[10]などの医療課長通知により，バイオマーカーの検査を実施した年月日を診療報酬明細書に記入する必要がある旨，周知されている．

なお，診療報酬は原則2年に一度改定されるため，対象となる検査や点数も，そのつど変わりうることに留意する必要がある．

4 薬剤師が果たす役割

患者ごとに最適な薬物治療を選択し，投与後に適切なモニタリングを行うには，バイオマーカーの利用が必要となる．薬剤師は，①医薬品の添付文書，インタビューフォーム，その他の情報資材などから薬剤ごとの特性とバイオマーカーの用途との関係を正しく理解し，バイオマーカーの測定結果の臨床的意義を把握すること，②医師などの医療従事者および患者と適切なコミュニケーションをとり，

必要な情報を得たうえで，患者と薬剤の両者の特性をふまえて薬物治療の選択・継続・中断・変更について検討し，個別化医療の実現に貢献すること，が期待される．また，バイオマーカーを利用した薬剤は先進的な科学的知見などに基づくものも多いことから，そのような複雑な情報を患者に理解しやすい内容に変換し，患者に適切な情報提供と服薬指導を行うことも，インフォームドコンセントの取得支援や高い服薬アドヒアランス維持のための重要な役割と考えられる．

〈大坪泰斗〉

● 引用文献

1) Biomarkers Definitions Working Group. Biomarkers and surrogate endpoints：Preferred definitions and conceptual framework. Clin Pharmacol Ther 2001；69(3)：89-95.
2) 厚生労働省医薬食品局審査管理課長，厚生労働省医薬食品局安全対策課長通知．ゲノム薬理学における用語集について．平成20年1月9日．薬食審査発第0109013号，薬食安発第0109002号．https://www.pmda.go.jp/files/000156087.pdf
3) 厚生労働省医薬食品局審査管理課長，厚生労働省医薬食品局安全対策課長通知．医薬品またはバイオテクノロジー応用医薬品の開発におけるバイオマーカー：適格性確認のための資料における用法の記載要領，資料の構成及び様式．平成23年1月20日．薬食審査発0120第1号，薬食安発0120第1号．https://www.pmda.go.jp/files/000156733.pdf
4) Chung WH, et al. Medical genetics：A marker for Stevens-Johnson syndrome. Nature 2004；428(6982)：486.
5) Ozeki T, et al. Genome-wide association study identifies HLA-A*3101 allele as a genetic risk factor for carbamazepine-induced cutaneous adverse drug reactions in Japanese population. Hum Mol Genet 2011；20(5)：1034-1041.
6) 厚生労働省医薬・生活衛生局長通知．医療用医薬品の添付文書等の記載要領について．平成29年6月8日．薬生発0608第1号．https://www.pmda.go.jp/files/000218446.pdf
7) 厚生労働省医薬・生活衛生局安全対策課長通知．医療用医薬品の添付文書等の記載要領の留意事項について．平成29年6月8日．薬生安発0608第1号．https://www.pmda.go.jp/files/000218448.pdf
8) 診療報酬の算定方法の一部を改正する件．平成30年3月5日．厚生労働省告示第43号．https://www.mhlw.go.jp/file/06-Seisakujouhou-12400000-Hokenkyoku/0000196284.pdf
9) 厚生労働省保険局医療課長，厚生労働省保険局歯科医療管理官通知．診療報酬の算定方法の一部改正に伴う実施上の留意事項について．平成30年3月5日．保医発0305第1号．http://www.mhlw.go.jp/file/06-Seisakujouhou-12400000-Hokenkyoku/0000203030.pdf
10) 厚生労働省保険局医療課長通知．使用薬剤の薬価(薬価基準)の一部改正等について．平成30年3月5日．保医発0305第7号．https://www.mhlw.go.jp/file/06-Seisakujouhou-12400000-Hokenkyoku/0000196320.pdf

● 参考資料

1. 内山 充，豊島 聰監，小野俊介，宇山佳明編．医薬品評価概説—有用な医薬品開発のための．東京化学同人；2009.

E　遺伝的要因

Point
- 薬物の効果や副作用には個人差があり，個々人のもつさまざまな要因のうち，遺伝的要因が大きな影響を及ぼす薬物が臨床上問題となっている．とくにがんの薬物治療においては，がん組織における遺伝子の変異を知り，治療選択に活用することが有用である場合がある．
- 薬物動態に影響を及ぼす遺伝的素因として，薬物代謝酵素，薬物受容体の遺伝子変異があり，それらの情報を事前に把握することで，薬剤選択や至適投与量の決定，薬物相互作用の予測に役立てることができる．

Keywords▶ ファーマコゲノミクス（ゲノム薬理学〈PGx〉），薬物代謝酵素

1　遺伝的要因解析に基づいた個別化医療

　従来の医療は良い意味で「一般化」された医療であり，まずはそれぞれの疾患に対する標準治療を正しく実施することに力点がおかれていた．一方で，疾患によっては，従来の医療は「平均的な患者」に対する「フリーサイズ」医療であるため，個々の患者に適した治療法の選択，すなわちテーラーメイド医療，「個別化」された医療の重要性がいわれるようになった．

　また，近年のゲノム・遺伝子解析研究の進歩の結果，病原体（ウイルス，細菌など）の検出やがん細胞における特異的遺伝子異常の検出だけでなく，分子標的療法における治療薬の選択や効果予測に用いる体細胞遺伝子の検査が，すでに保険診療において利用可能となった．さらに，遺伝子関連検査は，治療薬の副作用予測や投与量調節にも利用され，薬物代謝に関係した遺伝子の解析に基づく検査システムも開発され，ファーマコゲノミクス（ゲノム薬理学〈pharmacogenomics：PGx〉）*検査として利用されつつある[1]．

2　がん薬物療法における個別化医療

　がん領域では分子標的治療薬の登場により，がん細胞が特異的に有する標的分子をターゲットにするため，個々の患者に発生したがん細胞がもつターゲット分子の発現状況により薬剤を選択することや，抗悪性腫瘍薬の代謝に影響を及ぼす遺伝子変異に着目し，薬剤選択や投与量を調節する治療が成果を上げている．一方で，個別化医療は多大な医療資源を投入する必要があり，必要とされるコスト

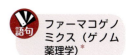

語句　ファーマコゲノミクス（ゲノム薬理学）*

薬物応答と関連する DNA（deoxyribonucleic acid；デオキシリボ核酸）および RNA（ribonucleic acid；リボ核酸）の特性に関する研究はファーマコゲノミクスあるいはファーマコジェネティクス（薬理遺伝子学）とよばれる．薬物応答には薬物の体内動態および効果が含まれる．ファーマコゲノミクスは創薬や医薬品開発，日常の診療などの活動に適用可能である．

の増大が医療経済上の問題を生み，世界的にみると最良の医療を受ける機会の公平性が妨げられるといった指摘もある．

各疾患における遺伝的要因解析に基づいた薬物治療の個別化について，がん領域での実例を以下に示す．

2.1 慢性骨髄性白血病（CML）における *BCR-ABL* 遺伝子変異と薬剤選択の個別化

慢性骨髄性白血病（chronic myeloid〈myelogenous, myelocytic〉leukemia：CML）*では骨髄造血幹細胞が腫瘍化することにより過剰な細胞増殖を起こし，顆粒球の無制限な増殖が引き起こされる．その発症機構として，Philadelphia（フィラデルフィア）染色体（Ph 染色体）とよばれる特異的な染色体異常が知られている．Ph 染色体では 9 番染色体と 22 番染色体が相互転座し，9 番染色体の *ABL*（Abelson murine leukemia）遺伝子と 22 番遺伝子の *BCR*（breakpoint cluster region）遺伝子が融合したキメラ遺伝子（*BCR-ABL* 遺伝子）が形成される（⇒本章 B の図 2〈p.242〉参照）．

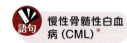

語句　慢性骨髄性白血病（CML）*

⇒本章「B　個別化医療の現状と未来」(p.236) も参照．

イマチニブは bcr-abl チロシンキナーゼの ATP（adenosine 5'-triphosphate；アデノシン 5'- 三リン酸）結合部位に競合的に結合する分子標的薬であり，リン酸化を抑制することによりシグナル伝達を阻害し，細胞の増植抑制，アポトーシスの誘導を促し，抗腫瘍効果を発現する．

イマチニブは慢性期の CML 治療にパラダイムシフトをもたらしたほどの効果を示すが，移行期，急性期についての治療成績は十分でなく，寛解導入に難渋する症例や再発症例も散見される．*BCR-ABL* 遺伝子の点突然変異により ATP 結合部位の分子構造の変化がイマチニブの結合性を低下させ，効果減弱をもたらすことがその一因と考えられている．

イマチニブ抵抗性の CML に対する治療薬としては，チロシンキナーゼ親和性を高めたニロチニブ，イマチニブとは異なる分子構造を有し，BCR-ABL のみならず，ほかの発がん性キナーゼ／キナーゼファミリーにも阻害作用を示すダサチニブ，臨床上最も問題となる T315I 変異型 BCR-ABL を発現する細胞にも阻害活性を有することが明らかにされたポナチニブなどが開発されている．これらの薬剤について，イマチニブ抵抗性 BCR-ABL 変異体を発現した細胞株を用いた *in vitro* 細胞増殖阻害試験によって増殖抑制活性が調べられている（表1）[2]．

これらの情報をもとにして，*BCR-ABL* 遺伝子上に生じた点突然変異のなかから出現頻度が高いものを選び，PCR（polymerase chain reaction；ポリメラーゼ連鎖反応）解析してその結果を薬剤選択に用いることが臨床上試みられている．

2.2 肺癌治療における遺伝的要因解析に基づいた薬剤選択

肺癌の薬物治療は，殺細胞性抗悪性腫瘍薬から分子標的薬，そして免疫チェックポイント阻害薬の導入と，目覚ましい進歩を遂げている．ゲフィチニブは

表1 野生型 BCR-ABL または 5 種類の変異型 BCR-ABL 依存性の Ba/F3 細胞の増殖に対するポナチニブ，イマチニブ，ニロチニブおよびダサチニブの影響に関する同時検討）

	Ba/F3 細胞増殖抑制活性 IC$_{50}$ (nM)			
BCR-ABL	ポナチニブ	イマニチブ	ニロチニブ	ダサチニブ
野生型	0.8	462	21	0.9
Y253F	0.9	3,111	66	0.6
E255K	3.2	3,731	106	1.5
T315I	8	>10,000	>10,000	>10,000
M351T	1.0	1,429	13	0.9
H396P	0.6	996	20	0.4
親細胞	1,126	>10,000	>10,000	>10,000

（大塚製薬．アイクルシグ®錠 15 mg〈ポナチニブ塩酸塩錠〉医薬品インタビューフォーム．2017年5月改訂〈第2版〉．p.20．[2]）より）
T315I 変異型 BCR-ABL を発現する細胞の増殖に対しては，ポナチニブのみに阻害活性が認められ，イマチニブ，ニロチニブおよびダサチニブでは，検討した最高濃度（10,000 nM）でも阻害活性はみられなかった．
IC$_{50}$（50% inhibitory concentration；50% 阻害濃度）．

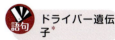

ドライバー遺伝子*

がん遺伝子・がん抑制遺伝子といった，がんの発生・進展において直接的に重要な役割を果たす遺伝子をドライバー遺伝子とよぶ．がんの発生過程においては，ゲノム変異が起こりやすい状態（いわゆるゲノム不安定性）となるため，がんの発生には無関係な遺伝子にもランダムに変異が起こることが知られている（背景変異，あるいはパッセンジャー遺伝子とよばれる）．したがって，統計的解析によって，本物の異常（ドライバー遺伝子）と背景異常（パッセンジャー遺伝子）を区別する必要がある．ドライバー遺伝子は低分子阻害剤や抗体医薬などさまざまな分子治療の標的として有望である（http://www.u-tokyo.ac.jp/focus/ja/press/p01_261103_j.html）．

2002年に日本で世界に先駆けて発売された上皮成長因子受容体チロシンキナーゼ阻害薬（epidermal growth factor receptor-tyrosine kinase inhibitor：EGFR-TKI）であるが，*EGFR* 遺伝子変異がドライバー遺伝子*の変異として認知され，EGFR-TKI 標的となるのが明らかとなったのは 2004年である．肺癌診療ガイドライン*でも「*EGFR* 遺伝子変異陽性の症例では，1次治療に EGFR-TKI 単剤を行うよう勧められる．（Grade A）」とあり，症例選択，個別化医療の重要性が述べられている[3]．

現在は，*ALK*（anaplastic lymphoma kinase；未分化リンパ腫キナーゼ）融合遺伝子や *ROS1* も重要なターゲットとなっており，さらに PD-1（programmed death 1）をターゲットとした免疫チェックポイント阻害薬では PD-L1（PD ligand 1）が発現した腫瘍細胞の割合を選択基準としたものもある．

IV 期非小細胞肺癌の治療における樹形図を **図1** に示す．たとえば非扁平上皮癌，*ALK* 遺伝子転座陽性の場合は，さらに PS（**表2**）や年齢で分類され，推奨される1次治療が決まる（**図2**）[3]．

肺癌診療ガイドライン*

ここでは，IV 期非小細胞肺癌（非扁平上皮癌），PS（performance status）0～1，75歳未満の場合をさす．

2.3 *KRAS* 遺伝子変異と抗 EGFR 抗体による大腸癌治療効果[4]

抗 EGFR 抗体であるセツキシマブとパニツムマブは，一次治療，二次治療以降での殺細胞性抗悪性腫瘍薬との併用ならびに単独投与での有効性が多数の大規模臨床試験により示されている．しかし，皮膚障害などの有害事象やコストの観点から，利益の得られる患者集団を絞り込むことが重要であると考えられ，効果予測バイオマーカーの探索が行われてきた．

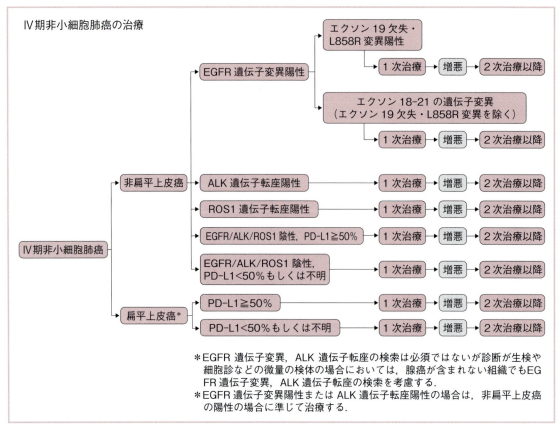

図1 IV期非小細胞肺癌の治療アルゴリズム
（日本肺癌学会，EBMの手法による肺癌診療ガイドライン2016年．https://www.haigan.gr.jp/guideline/2016/1/2/160102050100.html[3]より）

表2 ECOGによるPS（ECOG PS）

Score	定義
0	まったく問題なく活動できる 発病前と同じ日常生活が制限なく行える
1	肉体的に激しい活動は制限されるが，歩行可能で，軽作業や座っての作業は行うことができる．例：軽い家事，事務作業
2	歩行可能で自分の身の回りのことはすべて可能だが作業はできない 日中の50％以上はベッド外で過ごす
3	限られた自分の身の回りのことしかできない 日中の50％以上をベッドか椅子で過ごす
4	まったく動けない 自分の身の回りのことはまったくできない 完全にベッドか椅子で過ごす

（Common Toxicity Criteria Version 2.0 Publish Date April 30, 1999）
PSとは全身状態の指標の一つで，日常生活の制限の程度を示す．
ECOG（Eastern Cooperative Oncology Group；米国東部癌治療共同研究グループ）．

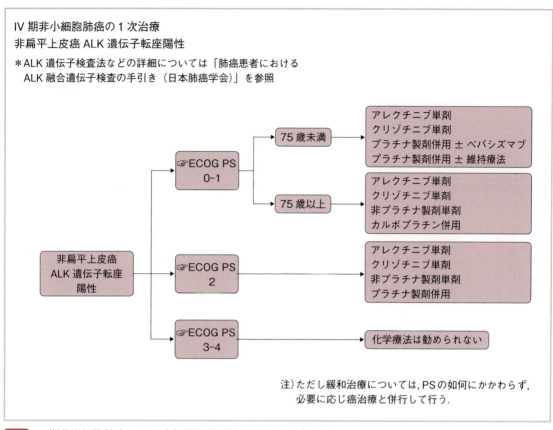

図2 IV期非小細胞肺癌，*ALK*遺伝子転座陽性の治療アルゴリズム
(日本肺癌学会，EBMの手法による肺癌診療ガイドライン2016年．https://www.haigan.gr.jp/guideline/2016/1/2/160102050100.html[3] より)

　KRAS (v-Ki-ras2 Kirsten rat sarcoma viral oncogene homolog) は約21 kDaの低分子GTP (guanosine 5'-triphosphate；グアノシン5'-三リン酸) 結合タンパクであり，EGFRからの増殖シグナルを下流に伝達する役割をもつ．*KRAS*遺伝子変異は大腸癌の45〜50%に認められ，*KRAS*変異の存在により下流への増殖シグナルが持続すると考えられている．多数の大規模RCT (randomized controlled trial；ランダム化比較試験) の後解析から，*KRAS*遺伝子に変異のない野生型の患者群ではセツキシマブおよびパニツムマブによる治療成績の上乗せが認められたが，変異型では抗EGFR抗体薬による上乗せ効果が認められなかった．その結果，アメリカ食品医薬品局 (Food and Drug Administration：FDA)，ヨーロッパ医薬品庁 (European Medicines Agency：EMA) に次いで日本でも2010年以降，抗EGFR抗体薬の投与対象を*KRAS*遺伝子野生型症例に限定している．

2.4 乳癌の治療方針決定に役立つ HER2 遺伝子[5]

　HER2[*]遺伝子は *EGFR* 遺伝子と類似の構造を有するがん遺伝子である.
　*HER2*遺伝子がコードする産物（HER2タンパク）は細胞膜に局在する受容体で，チロシンキナーゼ活性を有し上皮細胞の増殖と分化にかかわっている．乳癌の15〜25%で HER2 の遺伝子増幅またはタンパク過剰発現が認められており，HER2 の遺伝子増幅ないしタンパク過剰発現を有する乳癌患者は予後不良である.
　また，HER2 タンパクはトラスツズマブなどの抗 HER2 療法の標的である．術後薬物治療で化学療法薬にトラスツズマブを加えた群と化学療法薬単独群を比較した複数の大規模比較試験において，化学療法薬にトラスツズマブを加えた群の無再発生存期間，全生存期間の改善が証明されている．転移乳癌でも HER2 陽性乳癌に対するトラスツズマブの有効性が確立されている．原発乳癌，転移乳癌両方に抗 HER2 療法は有効であるため，抗 HER2 療法の使用を決める HER2 検査は，エストロゲン受容体やプロゲステロン受容体と同じく，乳癌の治療方針決定に重要である.

HER2[*]

human epidermal growth factor receptor type2（ヒト上皮増殖因子受容体2型）.

3 precision medicine（精密化医療，精密医療）を目指した臨床研究

　2015年1月20日に行われたアメリカのオバマ大統領の一般教書演説において言及された "Precision Medicine Initiative" はその後のアメリカにおける医療の進展に大きな影響を与えた．precision medicine は「精密化医療」とも翻訳されるが，遺伝子情報や生活習慣の違いにも考慮し，ある疾患に罹患した母集団（population）を構成する一定の性質が共通する患者群（subpopulation）を対象とした最適な治療を選択する．またそれに加えて，予防医学の領域での活用についても強く意識されている．医薬品開発においては precision medicine が進むことにより，ブロックバスターモデル[*]から少量多種型モデルへと変化していく．その際，pharmacometrics[*]の活用は医薬品開発の精密化，効率化に寄与する．近年の医薬品売り上げ上位品目の推移をみると，すでにその傾向は現れている．

ブロックバスターモデル[*]

糖尿病，高血圧，高コレステロール，喘息など比較的多数の患者母集団を有する疾病を対象として高額の開発費を投資しながら，高収益を確保していく医薬品開発戦略．

3.1 NCI-MATCH 研究

　アメリカの国立がん研究所（National Cancer Institute：NCI）を中心に行われている臨床研究（NCI-MATCH〈Molecular Analysis for Therapy Choice〉）は，がんの遺伝子変異を調べることにより分子標的薬による治療を効率的に行える体制を整えることを目的としたもので，ハーバード大学，マサチューセッツ総合病院，MD アンダーソンといったアメリカ有数のがん研究所や，多くの製薬会社などが参加している．
　NCI-MATCH 試験への登録には2つのステップがある．まず，患者を登録し，

pharmacometrics[*]

pharmaco（薬）と metrics（計量学）から成る造語で医薬品の効果・副作用を定量的に計測して同定し，比較・推定する科学をいう．FDA は pharmacometrics を効率的な医薬品開発および規制上の意思決定を定量的支援する新しいサイエンスと定義し，専門的に掌管する部門を設置している．日本でも医薬品開発のみならず臨床分野においても応用が期待されている．

腫瘍サンプルを採取してスクリーニングする．次に，腫瘍サンプルを用いたDNA解析を行い，腫瘍増殖を促進していると考えられる遺伝子異常で，かつ研究中の幅広い分子標的薬のターゲットとなりうるものを見つける．特定の付随試験の治療が役立つような分子異常が見つかれば，NCI-MATCH試験の患者として受け入れられ，さらに，その治療群においての適格基準に合致しているかどうかを決定することにつながる．いったん登録されると，患者は腫瘍が縮小または安定している限りは標的薬剤を用いて治療される（図3）[6]．

このNCI-MATCH試験のなかで開発されたシステムをもとに，日本でも個々の患者の発がんに関連する遺伝子変異の結果に加え，効果を示す可能性のある薬剤，臨床研究中の薬剤の情報を提供する民間サービスが開始されており，一部の医療機関では私費診療の枠組みで取り入れている．

3.2 SCRUM-Japan 研究

SCRUM-Japan（Cancer Genome Screening Project for Individualized Med-

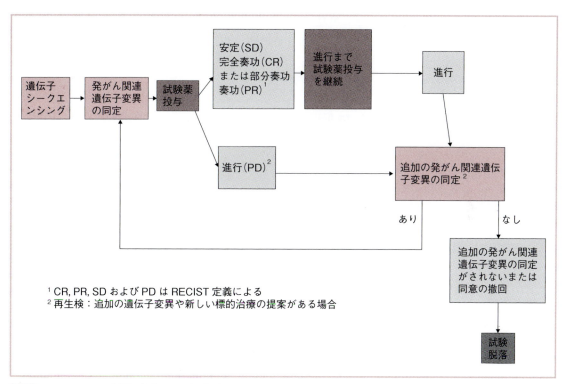

図3 NCI-MATCH 試験デザインの概念図

(Abrams J, et al. National Cancer Institute's Precision Medicine Initiatives for the new National Clinical Trials Network. Am Soc Clin Oncol Educ Book 2014：71-76[6] より)

NCI-MATCH 試験デザインは，NGS（next-generation sequencer；次世代シーケンサー）が指向する分子異常を標的とし，患者を適切な標的薬剤と「適合させる」．治療への反応性を有する患者は，毒性が容認可能である限り，進行まで試験を継続する．病勢進行が起こると，当該治験薬の投与は中止されるが，患者は，別の治験薬を提供する可能性がある追加の変化を検出するために反復生検を選択することができる．

SD (stable disease)，CR (complete response)，PD (progression)，RECIST (Response Evaluation Criteria in Solid Tumors)．

icine in Japan）は，2013年に開始した希少肺癌の遺伝子スクリーニングネットワーク「LC-SCRUM-Japan」と，翌2014年に開始した大腸癌の遺伝子スクリーニングネットワーク「GI-SCREEN」が統合してできた，日本初の産学連携全国がんゲノムスクリーニングであり，全国約250医療機関と十数社の製薬会社が参画し，アカデミアと臨床現場，産業界が一体となって，日本のがん患者の遺伝子異常に合った治療薬や診断薬の開発を目指すプロジェクトである[7]．

SCRUM-Japan は，大規模な遺伝子異常のスクリーニングにより，希少頻度の遺伝子異常をもつがん患者を見いだし，遺伝子解析の結果に基づいた有効な治療薬を開発するとともに，複数の遺伝子異常が同時に検出できるマルチプレックス診断薬を臨床応用に供することを目的としている[7]．

研究組織を構成するそれぞれの役割は，国立がん研究センターが事業主体となり，匿名化された遺伝子情報と診療情報を一元的に管理するデータベースの構築を行い，医療機関・企業と協力して新たながん治療の研究開発を促進する．参加医療機関は，同意が得られたがん患者には，がん遺伝子異常のスクリーニング検査を受ける機会を無償で提供する．共同研究参加企業は，得られた情報・データベースを活用し，国立がん研究センターと協力して医薬品の研究・開発を推進する．対象は肺癌および大腸，胃，食道，小腸，虫垂，肛門管，消化管原発神経内分泌癌などの消化器癌である．

4 ゲノム薬理学を活用した個別化医療

薬物の有効性や副作用発現の個人差の要因として，薬物動態に関連する遺伝子多型が注目されている．遺伝的要因を明らかにして薬剤選択や投与量の適正化を行う個別化医療の必要性を具体的に指摘した例があり，一部は臨床上活用されている．

4.1 薬物代謝酵素の遺伝子多型解析

薬物に対する生体応答には大きな個体差が存在し，その要因として肝臓における薬物代謝酵素（drug metabolizing enzyme）活性は重要である．この薬物代謝酵素の中心を担っているCYP（cytochrome P450；シトクロム P450）や UGT（UDP〈uridine 5'-diphosphate〉-glucuronosyltransferase；UDP〈ウリジン 5'-二リン酸〉-グルクロン酸転移酵素〈グルクロニルトランスフェラーゼ〉），NAT（N-acetyltransferase；N-アセチル基転移酵素〈アセチルトランスフェラーゼ〉）には遺伝的な多型が存在し，CYPやUGT多型による代謝活性欠損者（poor metabolizer：PM）やNAT活性の低い表現型（slow acetylator：SA）では，常用量の薬剤投与でも副作用発現頻度が高くなる．そこで薬物投与前に遺伝子型を知ることにより，薬効と副作用発症リスクを予測し，個々の患者に応じた安全で有効な薬物治療が可能となる．

UGT1A1*28，UGT1A1*6 を利用したイリノテカンの投与戦略

イリノテカンは，肺癌，消化器癌，婦人科癌，乳癌など種々のがん種について広く用いられる抗がん薬であり，カンプトテシン骨格を有するプロドラッグである．活性体（SN-38）はⅠ型 DNA トポイソメラーゼ*阻害活性を有し，抗腫瘍効果を発揮するが，骨髄抑制や高度な下痢など重篤な副作用を起こすことがある．SN-38 は UGT によって抱合反応を受けてグルクロン酸抱合体（SN-38G）となり，主に胆汁中に排泄される．UGT1A1 には UGT1A1*6，UGT1A1*28 などの遺伝子多型が存在し，UGT1A1*6，もしくは UGT1A1*28 においては，これら遺伝子多型をもたない患者に比べてヘテロ接合体，ホモ接合体としてもつ患者の順に SN-38G の生成能力が低下し，SN-38 の代謝が遅延する[8]（表3）．この UGT 活性の個体間差が，イリノテカンの副作用の個体間差の原因の一つと考えられ，UGT1A1 遺伝子多型とイリノテカンの副作用発現の関係について多くの報告がなされている．

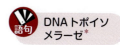

DNA トポイソメラーゼ*
二本鎖 DNA の一方または両方を切断し再結合する酵素の総称であり，Ⅰ型とⅡ型に分類される．Ⅰ型は DNA 二本鎖の一方を切断し，Ⅱ型は二本鎖を同時に切断する．

アメリカで行われた UGT1A1*28 に関するプロスペクティブな検討においては，UGT1A1*28 をもたない症例に比較し，UGT1A1*28 のホモ型およびヘテロ型の症例では，SN-38 のグルクロン酸抱合能が有意に低く，重篤な遅発性下痢，好中球減少の発現頻度が高いことが報告されている．また，日本の市販後のレトロスペクティブな検討において，UGT1A1*28 をもつ患者での重篤な副作用の発現リスクは，UGT1A1*28 をもたない患者に対し約 7 倍になることが報告されている[9]．

日本人における UGT1A1*6，UGT1A1*28 のアレル*頻度は 13.0〜17.7%，8.6〜13.0% との報告がある．各種がん患者（176 例）における UGT1A1 遺伝子

アレル*
対立遺伝子のことで，同一の遺伝子座に属しながらDNA 塩基配列に差の生じた変異体のことをいう．

表3 UGT1A1*6，UGT1A1*28 の遺伝子多型の分類

		UGT1A1*28		
		−/−	−/*28	*28/*28
UGT1A1*6	−/−			UGT1A1*28 ホモ接合体 UGT1A1*28/*28
	−/*6		複合ヘテロ接合体 UGT1A1*6/*28	※
	*6/*6	UGT1A1*6 ホモ接合体 UGT1A1*6/*6	※	※

※：存在しないか，きわめてまれ

（第一三共．トポテシン®点滴静注 40 mg・100 mg〈イリノテカン塩酸塩水和物〉適正使用のお願い．2014 年 3 月改訂[8] より一部改変）

UGT1A1 には UGT1A1*6，UGT1A1*28 などの遺伝子多型が存在し，UGT1A1*6，UGT1A1*28 のいずれかをホモ接合体またはいずれもヘテロ接合体としてもつ患者（網掛部分）では，UGT1A1 のグルクロン酸抱合能が低下する．

多型とAUC（area under the blood concentration-time curve；血中濃度-時間曲線下面積）比との関連性を**表4**に示す[10]．国内においてイリノテカンを単独投与（55例）の各種がん患者について，*UGT1A1*遺伝子多型と副作用との関連性について検討したところ，グレード3以上の好中球減少および下痢の発現率は，*UGT1A1*6*または*UGT1A1*28*をホモ接合体としてもつ，もしくは*UGT1A1*6*と*UGT1A1*28*をヘテロ接合体としてもつ患者においてそれぞれ80%，20%と高かった（**表5**）[10]．

*CYP2B6*6*

*CYP2B6*は抗HIV（human immunodeficiency virus；ヒト免疫不全ウイルス）薬エファビレンツの薬物代謝に関与している．**6/*6*をもつPM患者ではエファビレンツの代謝遅延により，AUCが上昇し，ふらつきやうつ症状が強く現れ

表4 各種がん患者（176例）における*UGT1A1*遺伝子多型とAUC比との関連性

遺伝子多型	AUC比*	
	例数	中央値（四分位範囲）
*UGT1A1*6*と*UGT1A1*28*をともにもたない	85	5.55（4.13-7.26）
*UGT1A1*6*または*UGT1A1*28*をヘテロ接合体としてもつ	75	3.26（2.74-5.18）
*UGT1A1*6*または*UGT1A1*28*をホモ接合体としてもつ，もしくは*UGT1A1*6*と*UGT1A1*28*をヘテロ接合体としてもつ	16	2.07（1.45-3.62）

＊SN-38GのAUCをSN-38のAUCで除した値．
（Minami H, et al. Irinotecan pharmacokinetics/pharmacodynamics and UGT1A genetic polymorphisms in Japanese：Roles of UGT1A1＊6 and ＊28. Pharmacogenet Genomics 2007；17〈7〉：497-504[10] より）
SN-38GのAUCをSN-38のAUCで除した値は，*UGT1A1*6*または*UGT1A1*28*をホモ接合体としてもつ，もしくは*UGT1A1*6*と*UGT1A1*28*をヘテロ接合体としてもつ患者ではSN-38の代謝が遅延する．

表5 *UGT1A1*遺伝子多型と副作用発現率

遺伝子多型	グレード3以上の好中球減少発現率（例数）	グレード3の下痢発現率（例数）
*UGT1A1*6*と*UGT1A1*28*をともにもたない	14.3%（3/21）	14.3%（3/21）
*UGT1A1*6*または*UGT1A1*28*をヘテロ接合体としてもつ	24.1%（7/29）	6.9%（2/29）
*UGT1A1*6*または*UGT1A1*28*をホモ接合体としてもつ，もしくは*UGT1A1*6*と*UGT1A1*28*をヘテロ接合体としてもつ	80.0%（4/5）	20.0%（1/5）

（Minami H, et al. Irinotecan pharmacokinetics/pharmacodynamics and UGT1A genetic polymorphisms in Japanese：Roles of UGT1A1＊6 and ＊28. Pharmacogenet Genomics 2007；17〈7〉：497-504[10] より）

ることが報告されている[11]．投薬前に遺伝子多型を解析することで，副作用予測ができ投薬量を調節できる．

*CYP2C9*2，CYP2C9*3*

　CYP2C9は治療域が狭く臨床的にも重要な，抗てんかん薬のフェニトイン，糖尿病治療薬のグリピジド，トルブタミドの代謝に関与しており，PM患者ではAUCの上昇，半減期の延長などにより副作用発現頻度の増加が起こりうる．

　抗凝固薬のワルファリンは，投与量には大きな個人差があり，従来から初期投与量の推測が困難な薬物の一つとされてきた．ワルファリンの標的分子はビタミンK依存性凝固因子の生成に関与するビタミンKエポキシド還元酵素（VKOR〈vitamin K epoxide reductase〉complex subunit 1：VKORC1）であり，薬理作用を示すS体ワルファリンの主な代謝酵素はCYP2C9である．近年，VKORC1とCYP2C9の遺伝子多型が報告され，この遺伝子多型がワルファリンの治療効果に影響を及ぼすことが明らかになりつつある[12-14]．VKORC1のタイプH1とH2を有する患者では治療に必要なワルファリンの投与量は少なく，タイプH7・H8・H9を有する患者では多くなる傾向にあるといわれている．一方，CYP2C9の変異型を有する患者ではワルファリンの代謝能が低いために治療に必要なワルファリンの投与量は少なくてすむが，副作用としての出血のリスクも高いのに対し，野生型を有する患者ではワルファリンの投与量は多くなる傾向にあるといわれている．

　このワルファリンの治療効果に関する遺伝子多型の頻度には，人種差が報告されている．ワルファリン感受性が高いといわれるVKORC1のH1・H2タイプの頻度は，アジア人では9割程度で観察され，ヨーロッパ人で4割，アフリカ人で約1割であるのに比べて高いという報告がある．一方でワルファリンの代謝能を低下させるCYP2C9の遺伝子多型の頻度は，日本人では5%未満といわれており，ほかの人種で1〜20%程度であるのに対し高くはないが，総じて，日本人にはワルファリンに対する感受性が高く，投与量が低用量ですむ人が多いことが予測される[13,14]．臨床上は，情報が得られる場合にはVKORC1とCYP2C9の遺伝子多型を考慮しつつ，PT-INR（international normalized ratio of prothrombin time；プロトロンビン時間-国際標準化比）を指標にして投与量を調節している．

*CYP2C19*2，CYP2C19*3*

　日本人でのCYP2C19PMの頻度は約20%といわれる．CYP2C19はプロトンポンプ阻害薬のオメプラゾール，ベンゾジアゼピン系催眠鎮痛薬のジアゼパム，抗てんかん薬のフェニトイン，S-メフェニトイン，抗うつ薬のイミプラミンなど多くの薬剤代謝に関与しており，PMではAUCの上昇，半減期の延長が報告されている．

　一方，抗血小板薬のクロピドグレルは，主にCYP2C19により活性代謝物に代

謝される．健常成人をCYP2C19の代謝能に応じて3群に分け，クロピドグレルとして初日に300 mg，その後75 mg/日を6日間投与する試験を実施した結果，CYP2C19の2つの遺伝子多型（*CYP2C19*2*，*CYP2C19*3*）についていずれかをホモ接合体またはいずれもヘテロ接合体としてもつ患者群（PM群）では，活性代謝物H4のAUC0-24*およびC$_{max}$（maximum blood concentration；最高血中濃度）が，野生型ホモ接合体群（EM群：*CYP2C19*1/*1*）と比較して低下した．遺伝子多型のクロピドグレル曝露量に及ぼす影響が，ひいては血小板凝集機能に影響を与える可能性が示唆されている[15]．

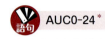

語句 AUC0-24*

投与後24時間までのAUC．

*NAT2*5，NAT2*6，NAT2*7*

N-アセチル基転移酵素2（*NAT2*）は，結核治療薬イソニアジド（INH）や潰瘍性大腸炎などに用いられるサラゾスルファピリジンなどの薬物代謝に関与している．NAT2の活性が高い表現型はrapid acetylator（RA），低い表現型はslow acetylator（SA）とよばれており，遺伝的多型が存在する．日本人では野生型*NAT2*4*を含む4種類の多型（*NAT2*4*，*NAT2*5*，*NAT*6*，*NAT2*7*）が存在するといわれるが，変異アレル（*5，*6，*7）のホモ接合体または複合ヘテロ接合体を有する人はSAの可能性がある．INHをはじめとする薬物の副作用を回避するうえで*NAT2*遺伝子型検査は有用と考えられている[16]．

（橋田　亨，福山直人）

●引用文献

1) 日本臨床検査医学会ほか編．ファーマコゲノミクス検査の運用指針．2010年12月1日改定．
2) 大塚製薬．アイクルシグ®錠15 mg（ポナチニブ塩酸塩錠）医薬品インタビューフォーム．2017年5月改訂（第2版）．p.20．
3) 日本肺癌学会，EBMの手法による肺癌診療ガイドライン2016年．https://www.haigan.gr.jp/guideline/2016/1/2/160102050100.html
4) 谷口浩也，山﨑健太郎．大腸癌のバイオマーカー．3．切除不能進行再発大腸癌の化学療法におけるバイオマーカー．http://www.gi-cancer.net/gi/gi-pedia/vol03/page03.html
5) 日本乳癌学会，乳癌診療ガイドライン．HER2検査は乳癌の治療方針決定に勧められるか（病理診断・HER2検査・ID61940）．http://jbcs.gr.jp/guidline/guideline/g6/g61940/
6) Abrams J, et al. National Cancer Institute's Precision Medicine Initiatives for the new National Clinical Trials Network. Am Soc Clin Oncol Educ Book 2014：71-76.
7) 国立がん研究センター東病院．SCRUM-Japan．http://www.scrum-japan.ncc.go.jp/
8) 第一三共．トポテシン®点滴静注40 mg・100 mg（イリノテカン塩酸塩水和物）適正使用のお願い．2014年3月改訂．
9) ヤクルト．カンプト®点滴静注40 mg・100 mg（イリノテカン塩酸塩水和物点滴静注）医薬品インタビューフォーム．2014年1月（第8版）．p.72．
10) Minami H, et al. Irinotecan pharmacokinetics/pharmacodynamics and UGT1A genetic polymorphisms in Japanese：Roles of UGT1A1*6 and *28. Pharmacogenet Genomics 2007；17(7)：497-504.
11) Tsuchiya K, et al. Homozygous CYP2B6*6(Q172H and K262R) correlates with high plasma efavirenz concentrations in HIV-1 patients treated with standard efavirenz-containing regimens. Biochem Biophys Res Commun 2004；319(4)：1322-1326.
12) Rieder MJ, et al. Effect of VKORC1 haplotypes on transcriptional regulation and war-

farin dose. N Engl J Med 2005 ; 352 (22) : 2285-2293.
13) Aithal GP, et al. Association of polymorphisms in the cytochrome P450 CYP2C9 with warfarin dose requirement and risk of bleeding complications. Lancet 1999 ; 353 (9154) : 717-719.
14) 医薬品医療機器総合機構，医薬品・医療機器等安全性情報 No.235.（参考資料）2. ファーマコゲノミクスの展望（ワルファリンの治療に関連する遺伝子多型）. 2007年4月. http://www1.mhlw.go.jp/kinkyu/iyaku_j/iyaku_j/anzenseijyouhou/235-s2.pdf
15) Kim KA, et al. The effect of CYP2C19 polymorphism on the pharmacokinetics and pharmacodynamics of clopidogrel : A possible mechanism for clopidogrel resistance. Clin Pharmacol Ther 2008 ; 84 (2) : 236-242.
16) 澤田康文. 薬物動態・作用と遺伝子多型―薬物療法の患者個別化を目指した21世紀の新展開. 医薬ジャーナル社 ; 2001. p.195-205.

F 年齢的要因

- 新生児や乳児は体水分量が多く，薬物代謝酵素活性やGFRも未発達だが，生後急速に成長し，成人レベルに近づく．
- 小児薬用量が明記された薬剤の割合は少なく，幼児，乳児，新生児の用量が記載された薬物の割合はさらに少ない．
- 成人用の薬用量をもとに換算式などを用いて小児薬用量を決める場合があるが，便宜的な手段であるため，注意が必要である．
- 小児薬用量は連続的であることが多いため散剤や内用液剤が多用されるが，錠剤やカプセル剤などの剤形を加工して調剤する場合は，製剤的な特性を損ねないか慎重に検討する必要がある．
- 高齢者は体水分量が少なく，薬物代謝酵素やGFRが低下している場合が多いが，低下の度合いには個人差が大きい．
- 高齢者は多剤併用が多いうえ自己管理能力が低下するため，服薬アドヒアランスを維持するための工夫（服薬の回数を減らす，服用タイミングをそろえる，一包化を行う，薬剤の種類を減らすなど）を考慮する．

Keywords ▶ 小児薬用量，von Harnack 表，フレイル，ポリファーマシー，サルコペニア

1 はじめに

薬物への反応性は年齢によって異なる．小児患者や高齢患者は，若年成人に比べて身体や精神の機能が低い場合が多く，薬物の効果や副作用も出やすい．薬物への反応性が年齢によって異なる原因には，薬物の肝代謝活性や腎排泄能の差だけでなく，薬力学的な反応性の違いも含まれる．一般に，小児患者や高齢患者は理解力や自己管理能力が低い．そのため，個々の患者に合わせた服薬指導だけでなく，保護者や家族などに対する指導も必要となる．

2 低出生体重児，小児，幼児，乳児，新生児の薬物治療

小児患者は一般に，15歳未満の患者をさす．幼児は1歳以上7歳未満，乳児は1歳未満の小児をさす．出生後28日未満の場合は新生児とよばれ，とくに出生時の体重が2,500 g未満の場合は低出生体重児として区別される（**表1**）．

表1 小児の区分

区分	年齢
小児	15歳未満
幼児	1歳以上7歳未満
乳児	1歳未満
新生児	28日未満
低出生体重児	体重2,500g未満（未熟児とよばれることもある）

表2 未熟児，新生児，小児および成人における薬物血中半減期（時間）の比較

薬	未熟児	新生児	小児	成人
1) フェニトイン	—	25～50	10～20	14～24
2) ジアゼパム	32	15～20	15～30	30～40
3) テオフィリン	30	23～36	2～6	4～12
4) アンチピリン	20～50	20～25	5～8	11～16
5) インドメタシン	17	13	2～5	2～3
6) カルバマゼピン	30～60	15～20	3～8	18～30
7) アセトアミノフェン	—	5	4.5	3.6
8) ゲンタマイシン	11	3～6	1～3	1～2.5
9) ジゴキシン	38～80	37	13～18	31～53

1)～5)までの薬はCYPにより代謝される．6)，7)は抱合により代謝され，8)，9)は主として尿中へ排出される．それぞれ代謝および排泄速度の年齢差を反映しているものと考えられる．
(加藤隆一．臨床薬物動態学．改訂第5版．南江堂；2017. p.254 より)

　小児領域の薬物治療は幅広い年齢層の患者を対象とし，患者によって体格や生理機能が異なるため，薬物の反応性にも大きな差が生じる．また，小児領域の疾患には，新生児や乳児に特徴的な疾患だけでなく，感染症，アレルギー疾患，腎疾患，リウマチ性疾患，血液疾患，内分泌・代謝疾患，救急疾患など，多岐にわたるものが含まれる．

2.1 小児患者における薬物体内動態の特徴（表2）

　一般に，新生児や乳児は体水分の割合が高く，薬物代謝酵素，血清タンパク質，GFR（glomerular filtration rate；糸球体濾過速度）は未発達である．新生児では，胃液pHが高めで，蠕動運動もゆっくりしているため，薬物の消化管吸収は遅めである．また，未熟児や新生児は，血清タンパク濃度が低いため，タンパク結合率の高い薬物の遊離型分率が高い傾向にある．新生児では，糸球体濾過機能が未発達であるが，生後急速に成長し，約4～8か月後には成人レベルに近づく．

　薬物代謝酵素活性も胎児期には未発達であり，生後，成長につれて成熟する．薬物代謝酵素の成熟にかかる期間は酵素種によってまちまちであるが，シトクロムP450（cytochrome P450：CYP）活性は，生後おおむね半年～1年程度で成人レベルに達する．エステル結合によりプロドラッグ化された薬物を新生児に投与した場合，薬物がそのまま体外へ排泄されることがあるが，これは体内におけるエステラーゼ活性が未発達なことが原因である．

　低出生体重児や新生児にクロラムフェニコールを投与すると，グレイ（灰白）症候群を引き起こすことから禁忌となっているが，これらの児ではグルクロン酸抱合活性が未発達なため，クロラムフェニコールが血中に蓄積し，末梢循環不全

を引き起こすことが原因である．テオフィリンはメチル化され，活性代謝産物のカフェインが生成する．そのため，早産・低出生体重児では，成人では認められないカフェインが尿中に検出される．

2.2 小児薬用量の考え方

医薬品承認申請のための臨床試験を，小児患者を被験者として行う場合は少ない．そのため，医薬品添付文書に小児薬用量（child dose, pediatric dose）が記載される割合は低い．幼児，乳児，新生児の用量が記載された医薬品の割合はさらに限られる．そこで，実際の医療では，成人用の薬用量に基づいて小児薬用量を算出し，成人用に承認された医薬品を小児患者に使用する場合も多い．

小児薬用量の換算式については，これまで年齢，体表面積，体重などに基づくさまざまな式が提案されてきた．**表3**に代表的なものを示す．von Harnack（フォン・ハルナック）表は，式によらない簡易な換算法として繁用されている．

しかし，このような方法で小児用量を換算した場合であっても，もともと小児患者に禁忌となっている薬物は使えない．一方で，成人患者と小児患者では有効治療域が異なる薬物があることも知られている．小児薬用量に関するエビデンスが入手可能な場合は，可能な限りエビデンスに基づいた薬用量を用いるべきであり，安易に換算式を用いるべきではない．もし，使用を計画している薬剤が特定薬剤治療管理料の対象であるならば，血中薬物濃度のモニタリングに基づいた治療管理が推奨される．

2.3 小児患者における薬物投与設計の留意点

小児患者に対する投与において注意が必要な医薬品の例（表4）

医薬品添付文書において，小児患者における安全性が確立されていない薬剤は多数存在する．**表4**に，小児領域で比較的繁用される薬剤のうち，使用上の注

一口メモ 早産・低出生体重児向けカフェイン製剤

早産・低出生体重児における原発性無呼吸（未熟児無呼吸発作）を適応として，日本でも2014年（平成26年）3月，カフェイン製剤（無水カフェイン〈レスピア®〉）の製造販売が承認された．

表3 代表的な小児薬用量の換算式とvon Harnack表

Young式	小児薬用量＝$\dfrac{年齢}{12＋年齢}$×成人薬用量					
Crawford式	小児薬用量＝$\dfrac{体表面積(m^2)}{1.73}$×成人薬用量					
Clark式 （2歳以上）	小児薬用量＝$\dfrac{体重(ポンド)}{150}$×成人薬用量					
Augsberger式 （2歳以上）	小児薬用量＝$\dfrac{年齢×4＋20}{100}$×成人薬用量					
von Harnack表（成人薬用量を1とする）						
未熟児	新生児	1/2歳	1歳	3歳	7歳半	12歳
1/10	1/8	1/5	1/4	1/3	1/2	2/3

表4 小児患者に対する投与において注意が必要な医薬品の例

薬剤名	内容
オセルタミビル	10歳代の患者が服用後に異常行動を起こし，転落などの事故に至った例が報告された．そのため，2007年（平成19年）3月に発出された緊急安全性情報において，10歳以上の未成年患者では，合併症，既往歴などからハイリスク患者と判断される場合を除いては，原則として本剤の使用を差し控えることが注意喚起された
d-クロルフェニラミン	中枢神経系興奮などの抗コリン作用に対する感受性が高く，痙攣などの重篤な反応が現れるおそれがあるため，低出生体重児，新生児では禁忌となっている
サラゾスルファピリジン	高ビリルビン血症を起こすことがあるため，新生児，低出生体重児には禁忌となっている
ジクロフェナクナトリウム	インフルエンザ脳炎・脳症患者ではほかの解熱薬使用群に比べ，死亡率が有意に高いため，2000年（平成12年）11月に発出された緊急安全性情報において，インフルエンザ脳炎・脳症患者に対して投与しないことが注意喚起された
セフトリアキソン	血清アルブミンと結合しているビリルビンを遊離させる．未熟児，新生児では遊離ビリルビンが脳内へ移行し核黄疸を起こすおそれがあるため，高ビリルビン血症の未熟児，新生児には禁忌となっている
ピボキシル基を含む抗菌薬	該当する有効成分として，セフカペン ピボキシル，セフジトレン ピボキシル，セフテラム ピボキシル，テビペネム ピボキシル，ピブメシリナムがあげられる．服用すると，体内で遊離したピバリン酸がカルニチンと結合し尿中に排泄されるため，血中カルニチンが低下し，脂肪酸のβ酸化の低下が結果的に低血糖をきたす．そのため，小児患者に使用する場合は，血中カルニチン低下に伴う低血糖症状が注意喚起されている
プロポフォール	集中治療中の鎮静に使用した小児患者で死亡例が報告されたため，集中治療における小児患者の人工呼吸中の鎮静には禁忌となっている
ラモトリギン	投与開始から8週間以内に重篤な皮膚障害が発現しやすいため，注意喚起されている．バルプロ酸と併用した場合には，とくに注意が必要である
ロペラミド	過量投与により，呼吸抑制，全身性痙攣，昏睡などのリスクがあるため，低出生体重児，新生児および6か月未満の乳児への投与は禁忌とされている．6か月以上2歳未満の乳幼児でも，中枢神経系障害，呼吸抑制，腸管壊死に至る麻痺性イレウスを起こすおそれがあるため，原則禁忌となっている

意喚起がされている例をあげる．

剤形の選択と調剤

　成人では1日あたり（または1回あたり）の用量が固定されている薬物であっても，小児患者では薬用量が連続変数となる場合が多い．そのため，小児患者に正しい量の薬物を使用してもらうには，適切な剤形の薬物を処方することも大切である．小児患者に対する処方では，錠剤，カプセル剤のほか，散剤，水剤，顆粒剤，シロップ剤，ドライシロップ剤などが使い分けられる．また，錠剤を粉砕したり，カプセル剤のカプセルを外したりして調剤する場合も生じるが，錠剤やカプセル剤の中には腸溶性，徐放性，苦味軽減などのために製剤的な工夫を加えられているものや，粉砕や脱カプセルを行うと薬物の安定性を損なったり吸湿したりするものもあるなど，品質の維持が困難な場合もある．

3 高齢患者の薬物治療

　国連の世界保健機関（World Health Organization：WHO）は，65歳以上の人を高齢者と定義している．また，日本の医療では，65～74歳までを前期高齢者，75歳以上を後期高齢者として扱うことが多い．

　加齢によって生理的機能は全般的に低下する（図1）．また，ストレスに対する脆弱性が亢進し，筋肉量の減少による筋力の低下，動作緩慢，易転倒性などサルコペニア（sarcopenia）*が生じやすくなるだけではなく，低栄養などの身体的問題，認知機能障害やうつなどの精神・心理的問題（身体活動と精神活動の低下をあわせてフレイル〈frailty〉*という），独居や経済的困窮などの社会的問題を抱える場合も多い．さらに高齢患者は多数の疾病を合併し，薬物が併用される場合も多いため，服薬管理が不十分になったり，薬剤性の有害事象が生じたりする場合も多い．そのため，ポリファーマシー*への対策も重要な課題となる．ポリファーマシーと判断される薬剤数に定義はないが，併用薬剤数の増加に伴う有害事象や転倒リスクの解析結果などから，5～6種類程度が判断の目安と考えられている．

3.1 高齢患者における薬物体内動態の特徴（表5）[2]

　高齢患者では，若年成人に比べ薬剤性の有害事象*が出やすく，なかでも精神神経系や循環器系，血液系などの症状が出やすい．高齢患者に薬剤性の有害事象

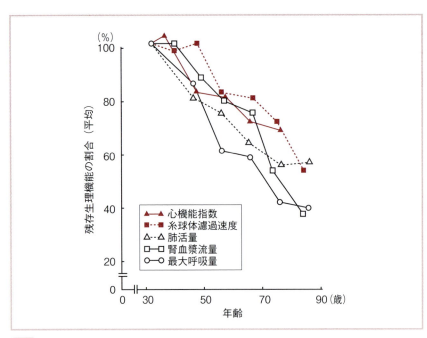

図1 加齢に伴う各種生理的機能の低下
（Strehler BL, ed. The Biology of Aging. American Institute of Biological Sciences；1960 より）

語句

サルコペニア*

全身性の骨格筋量の低下に加え筋力の低下や身体能力の低下を特徴とする症候群．原因として，加齢のほか，低活動状態や疾患，栄養不足による場合もある．加齢によるものを原発性サルコペニアと称して，ほかの原因によるものと区別する場合もある．

フレイル*

「加齢とともに心身の活力（運動機能や認知機能等）が低下し，複数の慢性疾患の併存などの影響もあり，生活機能が障害され，心身の脆弱性が出現した状態であるが，一方で適切な介入・支援により，生活機能の維持向上が可能な状態像」[1]とされており，健康な状態と日常生活でサポートが必要な介護状態の中間を意味する．

ポリファーマシー*

ポリ（poly）+ファーマシー（pharmacy）の造語．明確な定義はいまだないが，「多剤併用」あるいは「必要以上に多く薬剤が処方されている状態」をさす．2016年（平成28年）度診療報酬改定で新設された薬剤総合評価調整加算（または薬剤総合評価調整管理料）では，6種類以上の内服薬が処方された患者に介入し，2種類以上減少した場合に評価することになった．

豆知識

薬剤性有害事象*に関する臨床研究

日本の3市中教育病院の日常診療における薬剤性有害事象を対象に行われたコホート研究（JADE〈Japan

が出やすい理由としては，加齢による薬物体内動態の変化があげられる．心機能や腎血漿流量，糸球体濾過速度などの生理機能は年齢とともに低下し，高齢患者では薬物の肝代謝活性や腎排泄活性が低下する．また，年齢を重ねるにつれて体水分率が減少し，一方で体脂肪率は増加するため，薬物の体内分布も大きな影響を受ける．

薬物吸収

高齢患者では胃内 pH が上昇し，消化管運動が低下するため，消化管における薬物吸収が遅れる傾向にある．

薬物分布

高齢患者では体脂肪率が高まるため，脂溶性薬物の分布容積が増大し，血中濃度が低下する．逆に，水溶性薬物の分布容積は高齢患者では減少する．また，高齢患者では血漿中のアルブミン量が減少し，α1- 酸性糖タンパク質が増加する．そのため，アルブミン結合率の高い薬物の遊離型分率が増加し，α1- 酸性糖タンパク質に結合する薬物の遊離型分率は減少する．

薬物排泄

加齢によって腎血流量は年に 1〜2％ 程度低下し，GFR も腎血流量の低下に伴い低下する．そのため，糸球体濾過によって尿中に排泄される薬物のクリアランスは高齢患者において著しく低下するものの，患者によって低下の度合いは大きく異なる．

薬物代謝

CYP3A 以外の肝薬物代謝酵素活性に及ぼす加齢の影響は限定的である．しかし，高齢患者では肝血流速度が低下する．そのため，肝代謝によるクリアランスの大きい薬物は，肝血流速度低下の影響を受け，クリアランスが低下する．

高齢患者は多剤を併用している場合が多いため，処方の追加・中止，剤形や投与方法の変更をする場合は，薬物相互作用により薬物の体内動態や反応性が変化

表5 高齢患者における薬物体内動態の変化

過程	年齢による変化*
薬物吸収	―または↓
薬物分布	
中央コンパートメント容積	―または↓
末梢コンパートメント容積	
脂溶性薬物	↑↑
水溶性薬物	↓↓
血漿タンパク結合	
アルブミン結合	↓
α-1 酸性糖タンパク質への結合	―または↑
薬物消失	
腎排泄	↓↓
肝代謝	
第Ⅰ相反応	
CYP3A	↓
CYP1A2	―または↓
CYP2D6	―または↓
CYP2C9	―または↓
CYP2C19	―または↓
CYP2E1	―または↓
第Ⅱ相反応	
グルクロン酸抱合	―
硫酸抱合	
アセチル化	―

*―：不変．
(Johnny Lau SW, Abernethy DR. Drug therapy in the elderly. Atkinson AJ Jr, et al, eds. Principles of Clinical Pharmacology. 3rd edition. Elsevier；2012. p.439[2] より一部改変)

Adverse Drug Events〉Study-Adult)[3] では，薬剤性有害事象（adverse drug events：薬剤を投与すること，もしくは投与すべき薬剤が投与されないことに起因する健康被害）の発現割合が 65 歳以上では 65 歳未満に比べ，高いことが明らかになった．

症例　ポリファーマシーによる有害事象が疑われる高齢患者

患者情報

- 年齢：78歳，性別：男性，病歴：脳梗塞の既往あり．
- 朝，起床しトイレに行く際に転倒し，頭部を打撲した．経過観察のため入院となった．
- 検査値：sCr 0.8 mg/dL，AST 26 IU/L，ALT 21 IU/L，γGT 34 IU/L．

◉ 持参薬 ▶1

- アスピリン（アスピリン®）100 mg 1錠　1日1回　朝食後
- ファモチジン（ガスター®）10 mg 1錠　1日2回　朝夕食後
- オキシブチニン塩酸塩（ポラキス®）2 mg 1錠　1日3回　毎食後
- ピコスルファートナトリウム水和物内用液 0.75%　10滴　1日1回　就寝前
- トリアゾラム（ハルシオン®）0.25 mg，フルニトラゼパム 1 mg 1錠　1日1回　就寝前

◉ 薬剤師の疑問

転倒の原因はBZD系薬ではないか．用量は添付文書の範囲内だが，高齢であり，ポリファーマシーによる有害事象の可能性がある（腎機能，肝機能は正常範囲内．頭部CTも異常なし）．

患者・医師とのやり取りの実際 ▶2

◉ 薬剤師の思考

持参薬の残数が異なる．服薬状況はどうだろうか？

◉ 患者とのやり取り

薬剤師：今のお薬は以前から飲まれているのですか．

患者：昔から変わらない．でも最近，夜中にトイレへ行った後，目が冴えて眠れないから，睡眠薬は，2錠ずつに増やした．

患者家族：もの忘れもひどくなってきて，先日もストーブを点けたまま出かけたから注意したら怒って手が付けられなくって．認知症ではないでしょうか．

◉ 薬剤師の思考

BZD系薬の多剤併用による運動機能，認知機能の低下が考えられる．

医師とのやり取り

薬剤師：BZD系薬は運動失調や意識障害など中枢神経抑制症状が現れやすいため，高齢者には上限が定められています．自己判断による増量が今回のエピソード（転倒）に関連した可能性があります．

医師：指示どおり服用するよう指導してください．

薬剤師：添付文書の範囲内の用量であっても多剤併用により症状が現れることがあります．BZD系薬の急な中止は離脱症状のリスクがありますので，メラトニン受容体作動薬のラメルテオン（ロゼレム®），オレキシン受容体拮抗薬のスボレキサント（ベルソムラ®）などを併用しつつ漸減していきましょう．

医師：退院後は外来でフォローしていこう．

薬剤師：かかりつけ薬局にも連絡しておきます．

◉ 薬剤師の思考

ポラキス®は抗コリン作用をもち，高齢者では認知機能の低下や激越などとの関連が報告されている．ガスター®も認知機能低下，せん妄のリスクがある．

> **医師とのやり取り**
>
> **薬剤師**：ご家族が言っていたもの忘れや怒りっぽい症状は，抗コリン薬が原因の可能性もあります．頻尿の薬は膀胱のムスカリン受容体に選択性が高いベタニス®錠などに変更してはいかがでしょうか．また，ガスター®も高齢者では認知機能低下やせん妄のリスクがあります．
>
> **医師**：胃潰瘍の所見も今はないようだし，ガスター®はいったん中止しましょう．認知症については薬の影響がなくなったころに，もう一度検査するようにします．
>
> ▶1 近医からの処方（お薬手帳より）．
> ▶2 やり取り中に出てくる薬：ラメルテオン（ロゼレム®），スボレキサント（ベルソムラ®），ミラベグロン（ベタニス®）．

sCr（serum creatinine；血清クレアチニン），AST（aspartate aminotransferase；アスパラギン酸アミノトランスフェラーゼ），ALT（alanine aminotransferase；アラニンアミノトランスフェラーゼ），γGT（γ-glutamyltranspeptidase；γ-グルタミルトランスペプチターゼ）．

することにも注意が必要である．

3.2 高齢患者における薬物投与設計の留意点

　高齢患者ではしばしば腎機能低下が認められるため，腎排泄型の薬物を投与する場合は，腎機能評価に基づいた薬物投与設計が必要となる．腎機能低下患者における薬物投与設計の詳細は，他項に譲るが（⇒本章「G　臓器機能的要因」〈p.294〉参照），高齢患者では筋肉量が低下するため，腎機能低下がある程度進行していても，見かけ上，血清クレアチニン値が正常範囲に収まる場合がある．シスタチンCは，体内の有核細胞で産生される低分子タンパク質で，血清クレアチニンよりも腎機能低下に敏感に反応する．シスタチンCは筋肉量の影響を受けないため，筋肉量が減少している患者では血清クレアチニンよりも優れた指標として腎機能評価に用いられる．

　高齢患者では，ベンゾジアゼピン（benzodiazepine：BZD）系薬などの鎮静薬や麻酔薬に対する感受性が加齢に伴い亢進する．また，長期にわたって安定して使用できている薬物の場合でも，薬物代謝活性や腎機能の低下が進行し，中毒症状が出現する場合もある．そのため，高齢患者に薬物を投与する場合は，少量から開始し，効果と副作用を確認しながら増量するなど，慎重な態度が必要となる．しかし，薬物治療によるいち早い対応が求められる疾患では，高齢者であっても最初から十分量の投与が必要となるため，薬物治療の目的に応じた判断が必要である．さらに，特定薬剤治療管理料の対象薬剤・疾患の場合は，血中薬物濃度のモニタリングを行いながら，投与量の確認や調整を行うことが推奨される．

高齢患者に対する投与において注意が必要な医薬品の例（表6）

　医薬品添付文書において，高齢患者に対する注意喚起が記載されているものは

表6 高齢患者に対する投与に注意が必要な医薬品の例（医薬品添付文書，緊急安全性情報・安全性速報から）

製剤名	内容
非ステロイド性抗炎症鎮痛薬	副作用が現れやすいので，少量から開始するなど患者の状態を観察しながら慎重に投与するよう注意喚起されている
ダビガトランエテキシラートメタンスルホン酸塩	腎機能が低下し，血中濃度が上昇する可能性がある．そこで，患者の状態を観察しながら慎重に投与するよう注意喚起されている
テオフィリン徐放錠	非高齢患者に比べ最高血中濃度およびAUCが増加する．神経障害と心障害が高齢患者では出現しやすいため，副作用の発現に注意し，慎重に投与するよう注意喚起されている
ワルファリンカリウム錠	血漿アルブミンが減少していることが多く，遊離型のワルファリン血中濃度が高くなるおそれがあるため，用量に留意し，慎重に投与するよう注意喚起されている

AUC（area under the blood concentration-time curve；血中濃度-時間曲線下面積）．

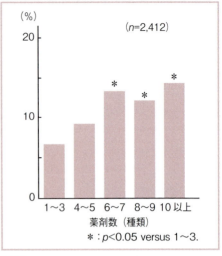

図2 処方薬剤数と薬剤性有害事象の頻度
(Kojima T, et al. High risk of adverse drug reactions in elderly patients taking six or more drugs：Analysis of inpatient database. Geriatr Gerontol Int 2012；12〈4〉：761-762 より)

多数存在する．表6に高齢患者への投与に関する使用上の注意喚起がされているものを例示する．これらのほかにも，「高齢者の安全な薬物療法ガイドライン2015」（日本老年医学会）では，「特に慎重な投与を要する薬物のリスト」*をまとめ公開しているので，参考にしてほしい．

剤形の選択と調剤

　高齢患者では服薬管理能力が低下するため，服薬アドヒアランスが低下しやすい．また，視力低下や手指の機能低下のため，薬剤の取りこぼしや紛失を招きやすくなる．そこで，薬物投与設計時には，患者の服薬管理能力を把握し，服薬アドヒアランスが確保できるような配慮が必要となる．

　高齢患者は，ポリファーマシーになりやすい．ポリファーマシーの問題点は，薬物相互作用のリスクや処方・調剤におけるエラー，飲み忘れや飲み間違いのリスクに伴う薬剤性有害事象の増加などである（図2）．ポリファーマシーによるリスクを増加させる要因には，薬剤の種類数だけでなく，各薬剤の服用回数やタイミング，剤形なども含まれる．ポリファーマシーによる服薬管理の負担を軽減するためには，可能な限り1日1回の服用ですむよう薬剤の種類や剤形を選択したり，服用のタイミングや指示を統一したりすることが効果的である．服用タイミングごとに複数薬剤を一包化すれば，服薬管理の煩雑さが軽減され，アドヒアランスの確保，向上のうえで有効と考えられる．また，新医療用配合剤*を使用できる場合は，積極的に取り入れることで一度に服用する剤数を減らすことがで

> **語句** 「特に慎重な投与を要する薬物のリスト」*
>
> https://www.jpn-geriat-soc.or.jp/drug-list.pdf
> 日本老年医学会が系統的レビューに基づき，高齢患者では重篤な有害事象が出やすい薬物，安全性の懸念が有用性を上回ると考えられる薬物，より安全な薬物で代替できると考えられる薬物をまとめ，公開した．また，高齢患者で必要性が高いにもかかわらず，実医療で使用が少ない傾向にある薬剤についても「開始を考慮すべき薬物のリスト」として公開している．

> **新医療用配合剤***
>
> 「日本薬局方に収められている配合剤および医療用医薬品として製造販売の承認が与えられている配合剤と，その有効成分またはその配合割合が異なる医療用医薬品たる配合剤」をいう[4]．

き，服薬の負担を減らすことが期待される．

4 薬剤師に期待される役割

　小児患者や高齢患者に薬物を適切に投与するには，各年齢の薬物体内動態や薬物に対する反応性の違いを理解し，薬物の種類や投与量を適切に選択する必要がある．また，小児患者や高齢患者の処方では，薬用量が連続変数として設定される場合が多い．散剤や内用液剤の処方では，薬用量を成分量（原薬量）で表す場合と製剤量で表す場合があり，医療現場でこれらが混在していると，処方せんや指示書を見ても正しい処方量の判断が難しい場合がある．散剤や内用液剤を調剤する場合は，処方の指示が正しいかどうかについても慎重に確認する姿勢が求められる．

4.1 小児患者の服薬管理

　小児患者の薬物に対する理解度は年齢や背景によってさまざまであり，指導内容が行動に結びつかない場合も多い．また，散剤の分包内容をすべて服用したり，内用液剤を正確に計量したりすることが難しい場合も多い．

　小児患者の服薬管理のためには，保護者を巻き込んで薬物治療の重要性や服薬の意義をしっかりと理解してもらうことが重要である．小児患者が薬の味や臭いなどを嫌がって飲めない場合は，ジュースやアイスクリーム，ヨーグルト，チョコレートなど，小児患者が好む食品に薬を混ぜる・溶かすなどの工夫が効果的な場合もある．

4.2 高齢患者の服薬管理

　高齢患者は，認知機能が低下しているため自己管理能力が低下し，飲み忘れがあっても自覚がなかったり，自覚があっても管理ができなかったりする場合が多い．自己管理能力が低下している患者には，服薬を支援するカレンダーや薬剤を小分けしたボックスなどを活用することで，服薬アドヒアランスの確保・向上が期待される．服薬アドヒアランスが良くないことが疑われる患者では，残薬をすべて持参してもらい，薬剤師がカウントしたり，家族に生活状況や残薬をチェックしてもらったりすることで，服薬状況を的確に把握することが可能になる．

　高齢患者は嚥下障害を合併している場合が多い．嚥下障害のある患者は，誤嚥によって肺炎のリスクが高まったり，服薬が困難になったりするだけでなく，抗菌薬やビスホスホネートの経口製剤の場合，服用した薬剤が食道上部に滞留し，潰瘍を生じることもある．これらの薬剤は，食道潰瘍を防止するため十分な水とともに服用する，服用後すぐに横にならない，などの指導が必要になる．

　近年，在宅医療における薬剤師の役割が増大している．在宅医療において薬剤師は，患者との接点で使用状況を直接確認したり，家族や介護者，ケアワーカー

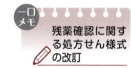

残薬確認に関する処方せん様式の改訂

2016年（平成28年）度の診療報酬改定では，医療機関と薬局が連携して円滑に残薬確認と残薬に伴う日数調整を実施できることを念頭に，調剤時に残薬を確認した場合の対応を記載する欄が処方せん様式に設けられた．

などを通して飲み忘れやアドヒアランスを把握し，処方に関する問題を医師に伝えたりするなど，改善案を提案する役割が期待されている．在宅医療に薬剤師がかかわる場合，普段から医療機関と連携し，お薬手帳などの情報共有手段を構築しておくことで，いざというときに医師の治療方針や処方理由，患者の状態などを薬剤師が把握できるように備えることも重要である．

5 今後の課題と展望

小児患者や高齢患者の処方では，処方から服薬までのあいだに多数の医療スタッフ，介護スタッフや家族などがかかわる場合が多く，服用指示に関する情報が漏れたり，重複したりしやすい．2010年（平成22年）1月に報告された「内服薬処方せんの記載方法の在り方に関する検討会報告書」（厚生労働省）[5]では，内服薬処方せんの記載方法の変更が提案され，内服薬の服用に関するエラー改善が図られた．日本では，内服薬の処方せんは伝統的に1日量を基本としていたが，今後はあるべき姿として1回量を基本に，散剤や内用液剤の薬用量は原薬量（成分量）ではなく製剤量を基本とした記載に移行することが推奨され，準備が整った医療機関から切り替えられることになった．しかしながら，医療機関同士で足並みがそろわなければ新たなリスクを抱えることになるため，薬物治療にかかわる医療スタッフに周知するとともに地域ぐるみで取り組むなどして，できるだけ短期間で切り替えが進むことが望まれる．

近年，シミュレーションによる開発データをもって小児薬用量が承認される事例も散見されるようになった．今後，医薬品開発の手法がさらに進展し，小児患者や高齢患者に対する薬用量の承認が促進されることが期待される．また，薬物治療の最前線において薬剤師がチーム医療の一員として活躍するようになったが，薬剤師がさらに臨床研究にかかわることで，医師とともに医療現場に必要なエビデンス構築を積極的に進め，社会に発信することが重要といえる．

（奥田真弘，福山直人）

● 引用文献

1) 鈴木隆雄．厚生労働科学研究費補助金 厚生労働科学研究事業 後期高齢者の保健事業のあり方に関する研究 平成27年度 総括・分担研究報告書．平成28年3月．https://mhlw-grants.niph.go.jp/niph/search/NIDD00.do?resrchNum=201504009A
2) Johnny Lau SW, Abernethy DR. Drug therapy in the elderly. Atkinson AJ Jr, et al, eds. Principles of Clinical Pharmacology. 3rd edition. Elsevier；2012. p.439.
3) Morimoto T, et al. Incidence of adverse drug events and medication errors in Japan：The JADE study. J Gen Intern Med 2011；26（2）：148-153.
4) 厚生労働省医薬食品局長．医薬品の承認申請について．平成26年11月21日．薬食発1121第2号．http://www.mhlw.go.jp/file/06-Seisakujouhou-11120000-Iyakushokuhinkyoku/0000092759.pdf
5) 厚生労働省医政局総務課医療安全推進室．内服薬処方せんの記載方法の在り方に関する検討会報告書．平成22年1月29日．http://www.mhlw.go.jp/shingi/2010/01/s0129-4.html

● **参考資料**
1. 加藤隆一．臨床薬物動態学—臨床薬理学・薬物療法の基礎として．改訂第5版．南江堂；2017．
2. Roland M, Tozer TN. Clinical Pharmacokinetics and Pharmacodynamics: Concepts and Applications. 4th edition. Wolters Kluwer；2011.
3. Kojima T, et al. High risk of adverse drug reactions in elderly patients taking six or more drugs: Analysis of inpatient database. Geriatr Gerontol Int 2012；12(4)：761-762.

G 臓器機能的要因

- 腎機能低下患者では腎排泄型薬物の消失が遅延するため，腎機能評価に基づいた薬物投与設計が必要となる．
- 腎機能低下患者に腎障害性薬物を投与する場合は，薬物消失の遅延と薬剤性腎症による負のスパイラルに注意する．
- 腎機能評価のゴールドスタンダードはイヌリンクリアランスであるが，より簡便な方法として血清クレアチニンに基づいた推算式が多用される．
- 腎排泄型薬物の投与設計は添付文書情報に基づいて行うが，添付文書に明記されていない場合は，薬物の腎排泄割合と腎機能残存率を考慮して行う．
- 肝機能検査値が単独で薬物体内動態の指標とされることはほとんどないが，Child-Pugh分類は薬物クリアランスと相関があるとされる．
- 心疾患患者では臓器への血流量が減少し，血流量の低下が薬物クリアランスの低下をもたらす．

Keywords ▶ イヌリンクリアランス，Cockcroft-Gault式，eGFR推算式，Giusti-Hayton法，Child-Pugh分類

1 はじめに

薬物治療を受ける患者の背景はさまざまであり，患者個々の臓器機能も異なる．薬物投与を適切に行うには，種々の患者の臓器機能を正しく評価し，適切な薬剤の選択，用法・用量を設定することが必要になる．本項では，腎臓，肝臓および心臓の機能が低下した患者における薬物治療と薬剤師の関与について述べる．

2 腎機能と薬物投与設計

腎臓は血液中の不要物を濃縮し尿中に排泄する役割をもつ．薬物も尿中に排泄されるため，腎臓は薬物による障害を受けやすい．腎機能に合わせた薬物投与設計が必要になる．

2.1 腎機能低下時の薬物体内動態変動

薬物の腎排泄パターンは，①糸球体濾過，②糸球体濾過＋尿細管再吸収，③糸球体濾過＋尿細管分泌，④糸球体濾過＋尿細管再吸収および分泌，に大別される．

再吸収や分泌には種々の薬物トランスポーターが関与し，再吸収には受動拡散も寄与する．

高齢者や腎疾患患者では GFR（glomerular filtration rate；糸球体濾過速度）が低下するため，腎排泄型の薬物は消失が遅延し，血中濃度が持続する．一方で，腎疾患患者では血清アルブミン値が低下するため，タンパク結合率の高い薬物は腎クリアランスが影響を受ける場合がある．

2.2 腎機能の評価方法と留意点

静脈内投与されたイヌリンはすみやかに尿中排泄され，分泌も再吸収も受けないため，イヌリンクリアランス（inulin clearance）は腎機能評価のゴールドスタンダードとされる．

一方で，より簡便な評価法として，血清クレアチニン（serum creatinine：sCr）を利用した推算式がある．クレアチニン*は産生速度がほぼ一定で，大部分が尿中に排泄されるうえ，ほとんど再吸収されない．Cockcroft-Gault（コッククロフト・ゴールト）式（**表1**）はクレアチニンクリアランス（creatinine clearance：Ccr）の推定式であり，腎機能の指標として日常，臨床で繁用される．しかし，この式は欧米人を対象に開発された経験式であり，肥満患者では腎機能を過大評価してしまう，低体重や高齢者では低めに推算されるなどの問題もあり，誤差が生じやすい．日本腎臓学会が開発した eGFR（推算 GFR）は，日本人を対象に開発された推算式であり，sCr と年齢，性別を代入することで簡便に腎機能が評価可能である．eGFR は標準的な体表面積 1.73 m² あたりの値として算出されるため，薬物投与設計に用いる場合は患者個別の体表面積に換算することに注意が必要である．また，sCr そのものも，単独の臨床検査値として使用されるが，腎機能低下が軽度の場合は変化が乏しいため，初期の腎機能低下を見逃しやすい

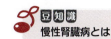

豆知識
慢性腎臓病とは

①尿異常，画像診断，血液，病理で腎障害の存在が明らか．とくに 0.15 g/gCr 以上のタンパク尿の存在が重要である．② GFR が低下し，60 mL/分/1.73 m² 未満の腎機能低下．①，②のいずれか，または両方が 3 か月以上持続する状態をいう[1]．

クレアチニン*

筋肉中のクレアチンとクレアチンリン酸から非酵素的に生成される．女性や高齢者では筋肉量が少ないため，sCr は低い．

表1 代表的な腎機能推算式

Cockcroft-Gault 式[*1]
年齢，体重，sCr，性別から患者個々の Ccr (mL/分) を推算する
・男性：Ccr (mL/分) = (140 − 年齢) × 体重 (kg)/72 × sCr (mg/dL)
・女性：Ccr (mL/分) = (140 − 年齢) × 体重 (kg)/72 × sCr (mg/dL) × 0.85

eGFR 推算式（日本腎臓学会）[*2]
18 歳以上では，sCr に基づく GFR 推算式を用いて GFR を推定する
・男性：eGFRcreat (mL/分/1.73m²) = 194 × $Cr^{-1.094}$ × 年齢（歳）$^{-0.287}$
・女性：eGFRcreat (mL/分/1.73m²) = 194 × $Cr^{-1.094}$ × 年齢（歳）$^{-0.287}$ × 0.739
Cr：血清 Cr 濃度 (mg/dL)
注：酵素法で測定された Cr 値を用いる．血清 Cr 値は小数点以下 2 桁表記を用いる．18 歳以上に適用する．小児の腎機能評価には小児の評価法を用いる

[*1]：Cockcroft DW, Gault MH. Prediction of creatinine clearance from serum creatinine. Nephron 1976；16 (1)：31-41.
[*2]：日本腎臓学会編．CKD 診療ガイド 2012．東京医学社；2012．p.18 より引用．
eGFRcreat (estimated GFR creatinine；血清 Cr に基づく推算糸球体濾過量)．

症例 腎機能障害のため,薬剤による有害事象リスクの高い患者

患者情報

- 年齢:56歳,性別:女性,体重:58kg,病歴:再発乳癌,高血圧,2型糖尿病,心不全(NYHA分類II),腎機能障害,肝機能障害(少量の腹水を認める).
- 検査値:sCr 1.4 mg/dL,血清Bil 2.1 mg/dL,血清Alb 3.3 g/dL.
- 今回,がんの転移を精査するため,造影CT検査を予定している.

◉処方

- フロセミド 20 mg 1錠 1日1回 夕食後
- カンデサルタンシレキセチル 8 mg 1錠 1日1回 夕食後
- メトホルミン塩酸塩 250 mg 1錠 1日3回 毎食後
- 酸化マグネシウム 細粒83% 1 g 1日3回 毎食後
- センノシド 12 mg 3錠 1日1回 就寝前

◉薬剤師の疑問

造影CT検査を予定しているが,メトホルミンの休薬指示がいまだ出ていない.酸化マグネシウムを服用中で腎機能障害もあるが,血清マグネシウム値を測定した記録がない.

患者・医師とのやり取りの実際

◉薬剤師の思考

sCr値からコッククロフト・ゴールト式を用いて計算したCcrは約41 mL/分.メトホルミンの休薬について確認する必要がある.

◉患者とのやり取り

薬剤師:糖尿病のお薬はお休みするよう言われていますか.
患者:いいえ,何も言われていません.

◉医師とのやり取り

薬剤師:ヨード系造影剤による一過性の腎機能低下により,メトホルミンの腎排泄が減少し血中濃度が上昇する結果,乳酸アシドーシスのリスクが高まります.この患者さんの腎機能ですと,ヨード造影剤投与後48時間はメトホルミンを休薬し,再開時には腎機能の評価が必要です.
医師:わかりました.休薬指示と,2日後に検査オーダーを入れておくようにしましょう.

◉薬剤師の思考

腎機能障害があるが,血清マグネシウム値の測定歴がない.

◉患者とのやり取り

薬剤師:便秘の粉薬は,どのくらい前から服用されていますか.
患者:もう1年以上は飲んでいます.
薬剤師:力が入りにくいとか,めまいや吐き気などの症状はありませんか.
患者:あります.体もだるいし,がんのせいかなとあきらめているのですが.

◉医師とのやり取り [1]

薬剤師:腎機能障害患者は,酸化マグネシウムによる高マグネシウム血症のリスクが高いといわれています.血清マグネシウム値の検査オーダーをお願いします.
医師:結果が出ました.血清マグネシウム値は5.8 mg/dLでかなり高いですね.酸化マグネシウムはやめて,アミティーザ®カプセルに替えてみましょうか.

薬剤師：よいと思います．ただ，肝機能障害が Child-Pugh 分類でクラス B なので，通常量だと血中濃度が上昇して副作用のおそれがあります．半量の 1 回 1 カプセル（24μg）を 1 日 1 回からの開始でお願いします．

[1] やり取り中に出てくる薬：ルビプロストン（アミティーザ®）．

NYHA (New York Heart Association；ニューヨーク心臓協会), sCr (serum creatinine；血清クレアチニン), Bil (bilirubin；ビリルビン), Alb (albimin；アルブミン).

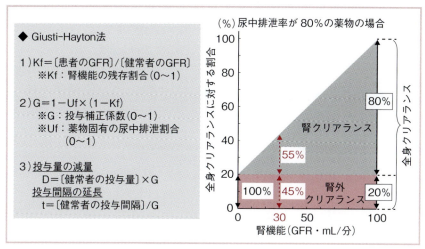

図1 Giusti-Hayton 法による薬物投与設計
(Giusti DL, Hayton WL. Dosage regimen adjustments in renal impairment. Drug Intel Clin Pharm 1973；7：382-386 を参照して著者作成)

ので注意が必要である．

2.3 腎機能評価に基づく薬物投与設計

　腎機能が低下した患者に腎排泄型の薬物を投与する必要がある場合は，腎機能に応じた減量や投与間隔の延長を検討する．

　Giusti-Hayton（ジェスティ・ヘイトン）法（図1）は，患者の腎機能の残存割合（Kf）と薬物固有の尿中排泄割合（Uf）（表2）から算出した投与補正係数（G）を用いて，腎機能が正常な患者における用法・用量に対する相対的な投与量または投与間隔の考え方を示したものである．腎排泄型薬物といわれる薬物であっても，そのすべてが腎臓から排泄されるわけではない．そこで，薬物固有の尿中排泄割合を用い，残存腎機能の割合をかけ合わせることで投与補正係数（G）を算出する．この方法は，薬物固有の体内動態パラメータが求められていない場合でも当てはめることができる点で有用である．しかし，腎機能低下患者を対象とした臨床薬物動態特性が明らかにされた薬物の場合は，解析結果に基づいた投与設

表2 代表的な腎排泄型薬物とその尿中排泄率

薬効分類	薬物名	24時間未変化体尿中排泄率（%）	薬効分類	薬物名	24時間未変化体尿中排泄率（%）
アミノ配糖体系薬	アルベカシン	80	抗不整脈薬	ジソピラミド	90
	ゲンタマイシン			プロカインアミド	未変化体67（48時間）
カルバペネム系薬	メロペネム	60〜65（8時間）			活性代謝物12（48時間）
グリコペプチド系薬	バンコマイシン	85		シベンゾリン	65（48時間）
	テイコプラニン	46〜54（96時間）		ピルシカイニド	90〜93
抗結核薬	エタンブトール	54（未変化体：代謝物＝2：1）	抗悪性腫瘍薬	メトトレキサート	68〜100
	ストレプトマイシン	50〜75		カルボプラチン	57〜82
	カナマイシン	77（6時間）		シスプラチン	28（96〜120時間）
	サイクロセリン	70（72時間）	ビグアナイド系薬	メトホルミン	86（48時間）
ニューキノロン系薬	レボフロキサシン	94（72時間）	DPP-4阻害薬	アログリプチン	72（72時間）
	シプロフロキサシン	58		シタグリプチン	79〜88
抗真菌薬	フルコナゾール	73（120時間）	H₂遮断薬	ファモチジン	58〜96
抗ウイルス薬	アシクロビル	69〜76（48時間）	高尿酸血症治療薬	アロプリノール	40（48時間，活性代謝物）
	ガンシクロビル	73	抗凝固薬	エドキサバン	49（72時間）
	アマンタジン	60		ダビガトラン	85（168時間，活性代謝物含む）
	オセルタミビル	70			
	ペラミビル	86〜95（48時間）	フィブラート系薬	ベザフィブラート	70（48時間）
強心薬	ジゴキシン	60〜70	造影剤	イオパミドール	100
	メチルジゴキシン	未変化体41（144時間）	眼圧降下薬	アセタゾラミド	100
		ジゴキシン45（144時間）	免疫抑制薬	ミゾリビン	82（6時間）
関節リウマチ治療薬	アクタリット	100	抗躁・うつ薬	炭酸リチウム	95（128時間）
	ブシラミン	39〜42	抗うつ薬	ミルナシプラン	85（48時間，代謝物含む）

各製品インタビューフォームから（静脈内投与のデータがある場合は静脈内投与のデータに基づく）．
DPP-4（dipeptidyl peptidase-4；ジペプチジルペプチダーゼ4）．

計を行うべきである．

　カルボプラチンは腎排泄型の抗悪性腫瘍薬であり，Calvert（カルバート）式に基づいた薬物投与設計が行われる．カルボプラチンは全身クリアランスの約75％が腎クリアランス，残り約25％が腎外クリアランス（組織結合などを含む）であり，血中濃度-時間曲線下面積（area under the blood concentration-time curve：AUC）が臨床効果の指標となる．そこで，AUCを設定し，カルボプラチンと全身クリアランスの値から投与量を算出する．

2.4 腎機能低下患者における薬物投与設計の留意点

　腎機能が低下した患者に腎排泄型薬物を使用する場合は，腎排泄型以外の代替薬を使用できないか検討することが望ましい．代替薬が見つからずやむなく腎排泄型薬物を使用する場合は，残存する腎機能に応じた減量や投与間隔の延長を行う．また，腎機能が低下した患者には原則として腎障害性の薬物投与を避ける．

　代替薬がないなどの理由で，やむなく腎障害性の薬物を投与する場合は，腎機能を注意深くモニタリングし，腎機能指標が変動した場合には薬物との関連を考察する．非ステロイド性抗炎症薬は腎機能を悪化させるため，重篤な腎機能障害のある患者には禁忌である．また，抗菌薬には腎排泄型のものが多い．抗MRSA（methicillin-resistant *Staphylococcus aureus*；メチシリン耐性黄色ブドウ球菌）薬のバンコマイシンやテイコプラニン，アルベカシンを使用する場合には，血中薬物濃度のモニタリングを行いながら，薬物選択や投与量の妥当性をできるだけ早期に判断する．

3 肝機能と薬物投与設計

　肝臓は薬物の代謝や胆汁排泄に主たる役割を果たしている．肝臓は予備能の大きい臓器であるが，慢性肝炎や肝硬変になると予備能が低下し，正常能力の3割未満になると非代償性肝硬変の状態になる．

　肝臓は薬物代謝の主たる臓器であり，薬物代謝酵素によって産生される化学的に不安定な中間代謝物は，肝機能障害をもたらすことがある．

3.1 肝機能低下時の薬物体内動態変動

　肝疾患患者における薬物体内動態に及ぼす要因として，薬物代謝酵素活性の低下，肝血流量の減少，肝細胞への薬物移行の減少，血清タンパク産生量の低下，胆汁排泄量の低下などがあげられる．肝疾患患者における薬物代謝酵素活性には分子種間で差がみられ，一般に，シトクロムP450（cytochrome P450：CYP）は肝疾患患者で低下し，抱合代謝酵素活性やアルコールデヒドロゲナーゼ活性では低下の割合は軽度である．肝硬変では血流量が減少するため，肝血流の減少や酸素供給量の低下による薬物代謝酵素活性の低下も考慮する．

　肝臓は，アルブミンなど血清タンパク質の産生臓器であるため，肝疾患患者では遊離型分率の増加が薬物作用やクリアランス上昇をもたらす可能性に注意する．胆汁分泌量が低下した患者では，消化管からの薬物吸収や薬物の胆汁の排泄が低下する場合も知られている．

3.2 肝機能評価に基づく薬物投与設計

　肝機能を代表する臨床検査値（ALT〈alanine aminotransferase；アラニンア

表3 Child-Pugh 分類による肝機能評価

項目	ポイント		
	1点	2点	3点
脳症	ない	軽度	ときどき昏睡
腹水	ない	少量	中等量
血清ビリルビン値（mg/dL）	2.0 未満	2.0〜3.0	3.0 超
血清アルブミン値（g/dL）	3.5 超	2.8〜3.5	2.8 未満
プロトロンビン活性値（%）	70 超	40〜70	40 未満

各項目のポイントを加算しその合計点で分類する

Child-Pugh 分類	A 5〜6点
	B 7〜9点
	C 10〜15点

（臨床・病理　原発性肝癌取扱い規約〈2015年7月　第6版〉．金原出版：2015 より）

ミノトランスフェラーゼ〉，AST〈aspartate aminotransferase；アスパラギン酸アミノトランスフェラーゼ〉，T-Bil〈total-bilirubin；総ビリルビン〉）が単独で薬物体内動態の指標とされることはほとんどない．一方で，Child-Pugh（チャイルド・ピュー）分類（**表3**）は，肝硬変患者における肝機能の指標として繁用され，薬物クリアランスとの相関もあるとされる．Child-Pugh レベル B または C の患者に肝代謝型の薬物を投与する場合は，注意が必要である．Child-Pugh 分類のほかに，インドシアニングリーン（indocyanine green：ICG）色素を用いて肝機能を評価する肝障害度分類が用いられることもある．

3.3 肝疾患患者における薬物治療・投与設計の留意点

肝疾患患者では薬物投与によって臓器機能が低下しやすいため，肝代謝型の薬物をできるだけ避け，腎排泄型薬物など肝代謝型以外の薬物を選択する．代替薬がない場合は，肝機能を注意深くモニタリングし，肝機能の指標が動いた場合は薬物との関連を考察する．

4 心機能と薬物投与設計

4.1 心機能低下時の薬物体内動態変動

循環器疾患の患者では臓器への血流量が減少する．血流量減少によって代償性に交感神経系が亢進し，さらなる血流量減少が臓器の機能低下をもたらす．薬物吸収では消化管吸収の遅延，分布では浮腫による分布容積の増大，消失では慢性的な酸素供給不足により肝薬物代謝能が低下する．しかし，心不全患者でもグルクロン酸抱合などの抱合代謝活性の変動は少ない．

4.2 心疾患患者における薬物治療・投与設計の留意点

　肝代謝によるクリアランスが大きい薬物では，肝血流量と薬物クリアランスが相関するため，ICG 検査結果を考慮した薬物投与設計が有効である．心筋梗塞時には，血漿中のα1-酸性糖タンパク質が急増するため，塩基性薬物の遊離型分率が低下することが知られている．

5 薬剤師に期待される役割

　臓器機能の低下は薬物消失の遅延をもたらし，血中薬物濃度の上昇が臓器機能に負担をかける．薬物作用と薬物体内動態は互いに影響を及ぼし合い，時として負のスパイラルをもたらす．臓器機能が低下している患者に薬物投与を行う場合には，初期薬用量の設定が重要である．そのためには，患者の臓器機能を的確に把握し，適切な薬用量を設定するとともに，臓器障害が懸念される場合は，綿密なモニタリング計画を立てる．

　薬剤師は必要な検査がオーダーされていない場合，オーダーを医師に依頼し，薬剤性の有害事象が疑われるときはすみやかに医師に連絡するとともに，処置や処方変更を提案する役割が期待される．

6 今後の課題と展望

　腎機能低下患者に腎排泄型の薬物を投与する際に，減量基準が明確でない場合は多い．また，肝疾患患者における減量基準が示された薬物もほとんどない．今後，臓器機能低下患者における薬物投与設計の方法が開発されることで，臓器機能低下患者における安全かつ有効な薬物投与設計の確立が期待される．

　近年，病院では多職種によるカルテ情報の共有が進み，患者情報に基づいて薬剤師が薬学的介入を行う機会が格段に増えている．病院では，医師と薬剤師が共同で薬物治療の手順を見直し，情報共有と役割分担を明確にすることで，薬物治療の質向上が進むと考えられる．地域における薬物治療でも，医療機関と薬局が連携し，患者情報をリアルタイムに共有することで，薬物治療の有効性，安全性がさらに増すと期待される．

（奥田真弘，福山直人）

●引用文献
1) 日本腎臓学会編．CKD 診療ガイド 2012．東京医学社；2012．

●参考資料
1. 日本腎臓学会編．腎機能（GFR）・尿蛋白測定の手引．東京医学社；2009．
2. 加藤隆一．臨床薬物動態学―臨床薬理学・薬物療法の基礎として．改訂第 5 版．南江堂；2017．

3. Roland M, Tozer TN. Clinical Pharmacokinetics and Pharmacodynamics : Concepts and Applications. 4th edition. Wolters Kluwer ; 2011.
4. Atkinson AJ Jr, et al, eds. Principles of Clinical Pharmacology. 3rd edition. Elsevier ; 2012.

H その他の要因

- 薬物の投与を適正化するには，年齢や臓器機能以外にもさまざまな生理的要因を考慮する必要がある．
- 薬物効果の性差の例として，女性では致死性不整脈のトルサードドポアント，カルシウム拮抗薬やピオグリタゾンによる浮腫，アンジオテンシン変換酵素阻害薬による空咳などが多い．
- 日周期リズムに合わせた薬物投与の例として，気管支喘息治療薬を就寝前に，HMG-CoA還元酵素阻害薬を夕食後に投与することが推奨されている．
- 妊婦に薬物を投与する場合は，疾患の進行度と非妊娠期の標準治療，患者の予後に加えて，治療が胎児に及ぼす影響を考慮する．
- 妊娠が薬物体内動態に及ぼす影響は，妊娠初期，中期よりも後期のほうが著しい．
- 有益性投与とは，患者において治療上の有益性が危険性を上回ると判断される場合に投与する考え方である．
- 肥満患者では，体脂肪率・腎臓の機能・血流量が増加し，脂溶性薬物の血中濃度が低下する．

Keywords ▶ 性差，日周期リズム，ベースラインリスク，有益性投与，医薬品リスク管理計画

1 はじめに

個々の患者の状態に応じて薬物治療を適正化するには，年齢や臓器機能以外にもさまざまな生理的要因を考慮する必要がある．本項では，種々の生理的要因が薬物治療に及ぼす影響，妊婦や授乳婦における影響，さらにさまざまな栄養状態が薬物治療に及ぼす影響と薬剤師のかかわりについて述べる．

2 薬物効果に影響する生理的要因

近年，性差や閉経，日周期リズム（circadian rhythm；概日リズム）の薬物治療に及ぼす影響が明らかにされている．

2.1 性差

同じ疾患であっても男女間で統計学的な差があるように，同じ薬物治療を行っても男女間で反応に差がみられる場合がある．

致死的な薬剤性の不整脈であるトルサードドポアント（torsades de pointes）は女性に多く，心房細動は男性に多い．カルシウム拮抗薬による末梢性浮腫は女性に多く，アンジオテンシン（アンギオテンシン）変換酵素阻害薬による空咳は若い女性に多い．ピオグリタゾンは浮腫が出やすいことから，女性に投与する場合は1日量の下限から開始することが推奨されている．さらに，過敏性腸症候群に用いられるラモセトロンは，便秘や硬便の副作用が女性に出やすいことから，女性の用量は男性の半量に設定されている*．

薬物の効果に男女差が生じる一因に血中薬物濃度の違いがあり，体重や体脂肪率などの差による薬物分布容積の影響がある．一方で，血中薬物濃度における男女差の臨床的意義が明らかな事例は少なく，薬物効果の男女差には血中薬物濃度以外の要因も大きい．

一口メモ　女性の用量が少ない医薬品の例*

アメリカでは入眠剤であるゾルピデムの効果が翌朝へもち越さないよう，2013年に女性の用量が男性の半量に変更された．

2.2 閉経

閉経女性ではエストロゲンの分泌低下に伴い，自律神経失調症症状や消化器症状などの身体的症状や精神症状など更年期障害といわれる，さまざまな症状が起こる．子宮内膜症患者に対する薬物治療では，抗エストロゲン作用を期待してダナゾールやブセレリンが用いられる．ホルモン受容体陽性の乳癌患者に用いられるアロマターゼ阻害薬は血中エストロゲンレベルを抑制するため，副作用として更年期障害に類似した症状を起こす場合がある．しかし，アロマターゼ阻害薬は閉経前の患者に投与してもエストロゲン濃度を十分に下げることができないため，閉経前の患者には用いられない．子宮体癌は，エストロゲンによって増悪することから，抑制的に働く黄体ホルモンが投与されるため，時として血栓症や肝機能障害を起こす．

2.3 日周期リズム

医薬品の中には，用法として至適投与時刻が明記されているものがある．

喘息発作は明け方に起きやすいため，気管支喘息治療薬を1日1回投与する場合は就寝前に投与する．コレステロール合成は夜間に高まるため，HMG-CoA（hydroxymethylglutaryl-CoA；ヒドロキシメチルグルタリルCoA）還元酵素阻害薬は夕食後に投与したほうが，有効である．服薬タイミングが明記される薬物には，これら以外にも降圧薬や副腎皮質ホルモン，睡眠薬などがある．

薬物体内動態にも概日リズムが存在し，薬物吸収は胃内容排出時間と相関し，夜間に比べ昼間に投与したほうが早まる傾向にある．肝血流量は早朝に最大となり夕方に最小となるため，肝血流依存的に代謝される薬物の肝代謝クリアランスは夕方に低下する．また，GFR（glomerular filtration rate；糸球体濾過速度）は昼間に最大となるが尿細管分泌は夜間に亢進するため，薬物の腎クリアランスにも日内変動がある．

3 妊娠期・授乳期における薬物使用

妊娠初期における薬物使用は，児の先天異常や流産，胎児死亡などのリスクを上昇させ，妊娠中期以降は子宮内発育遅延，低出生体重，早産などのリスクを伴う．

妊娠中の薬物治療では，疾患の進行度と非妊娠期の標準治療，患者の予後に加えて，治療が胎児に与える影響を考慮する必要がある．しかしながら，妊娠中の薬物治療に関するエビデンスは乏しいため，妊娠中の患者の薬物投与設計を行う場合は，「妊娠と薬情報センター」などの専門機関を利用することが推奨される．

3.1 妊娠時の薬物使用

妊娠中の患者に薬物を使用する場合は，催奇形性のリスクに注意する必要がある．ただし，妊娠中に薬物投与を受けない場合も，ベースラインリスクとして自然流産率は約 15％，先天性異常の自然発生率も 2～3％ 存在することに留意する必要がある[1]．

妊娠時期と胎児への薬物曝露

1960 年代にサリドマイド事件*が起きてから，薬物による催奇形性が強く認識されるようになった．妊娠中の薬物曝露による胎児への影響は，子宮内曝露の時期と薬物の投与量および胎盤通過性などと関連する．

表 1 に日本と欧米における妊娠時期の分類*を示す．

一般に，受精後 2 週間に薬物などによって多数の細胞が傷害された場合は胎芽死亡が起こるが，少数の細胞のみが傷害された場合は修復し，発生が継続する．薬物曝露のリスクが最も高いのは器官形成期（妊娠 4～7 週）であるが，器官形成期を過ぎても，眼，骨髄，性器，中枢神経などは影響を受けやすい．

母体に投与された薬は胎盤を介して胎児に移行する．妊娠の進行に伴い，胎盤を介した母体と胎児間で栄養物質の交換がさかんになり，表面積が増加するため薬物が通過しやすくなる．一般に脂溶性が高い薬物は胎盤を通過しやすいが，胎盤には P 糖タンパク質をはじめとするさまざまな薬物トランスポーターが発現し，薬物などの透過を制限している．妊娠高血圧症候群や糖尿病では，胎盤の機能が低下し，薬物の透過性が高まる．

サリドマイド事件
⇒ 2 章「C-3 薬害，薬物乱用と健康リスク」(p. 224) 参照．

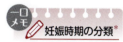

妊娠時期の分類*
日本と欧米では妊娠時期に関する分類が異なり，文献によって両分類が混在する場合があることに注意が必要である．

表1 妊娠時期の分類

日本での分類	欧米での分類	発生における分類
妊娠初期：妊娠 16 週未満	第一 3 半期：妊娠 14 週未満	着床前期：受精から約 2 週以内
妊娠中期：妊娠 16～28 週未満	第二 3 半期：妊娠 14～28 週未満	胎芽期：受精後 2 週以上 8 週未満（妊娠 4～9 週）
妊娠末期：妊娠 28 週以降	第三 3 半期：妊娠 28 週以降	胎児期：妊娠 10 週以降出生まで

妊娠時の薬物体内動態変動

妊娠による薬物体内動態への影響は初期, 中期よりも後期のほうが著しい*. 血中プロゲステロン濃度の上昇は消化管運動を低下させ, 胃内容排出速度も低下する. 胃内pHが変動し, イオン性薬物の吸収が影響を受ける場合がある. 妊娠中には希釈性の低アルブミン血症を生じ, 血中薬物の遊離型分率が高まる. また, 循環血漿量の増大に伴い臓器に供給される血液量も増加する. そのため, 妊婦では腎血流量やGFRが増大し, 腎排泄型薬物のクリアランスが亢進する. 肝血流量依存的に代謝される薬物は, 肝血流量増加に伴い肝代謝クリアランスが増加する. 肝薬物代謝酵素活性は, 全般に上昇傾向にあるが, CYP (cytochrome P450; シトクロム P450) 1A2 のように低下するものもある.

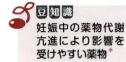

豆知識　妊娠中の薬物代謝亢進により影響を受けやすい薬物*

妊娠中の患者では薬物代謝が亢進する結果, フェニトイン, カルバマゼピン, フェノバルビタール (以上, CYP代謝), バルプロ酸, ラモトリギン (以上, UGT〈UDP-グルクロン酸転移酵素〉) 服用患者の血中濃度が低下し, 発作を起こす場合がある.

妊婦における薬物の使用

妊婦に催奇形性の明らかな薬物を投与することは避ける. 現在使われている薬物の中で, エトレチナート, リバビリン, ワルファリン, 抗てんかん薬, 抗悪性腫瘍薬や免疫抑制薬には催奇形性のあるものが多く, とくに妊娠初期に用いた場合はリスクが高い.

妊娠中に薬物投与が必要な場合は, 投与前に本人と十分相談し, あらかじめ影響が少ない薬物へ変更する.

医薬品添付文書の「妊婦, 産婦, 授乳婦等への投与」の項には, 妊婦, 産婦, 授乳婦などに用いた場合, ほかの患者に比べてとくに注意する必要があり, 適正使用に関する情報がある場合に注意を記載することになっている. 「治療上の有益性が危険性を上回ると判断される場合にのみ投与すること」は有益性投与の考え方に基づく記載であり, 「医療用医薬品の添付文書等の記載要領」において記載方法が定められている. 実際の患者において治療上の有益性が危険性を上回るかどうかについては, 一律に判断することはできないため, 想定されるリスクとベネフィットを勘案し, 個々の患者に応じて決める必要がある.

3.2 授乳婦における薬物の使用

母親が服用した薬物は血流から乳腺に移行し, 母乳中に分泌される. しかし, 母乳を介して乳児に移行する薬物の影響に関するエビデンスはほとんどない.

一般に, 脂溶性の薬物は母乳中に分泌されやすいが, 経静脈的に投与される薬物など消化管吸収の悪い薬物は, 母乳から乳児に移行した場合も乳児の腸管からはほとんど吸収されない. 一方で, ヨウ素は母乳中への分泌が活発であるため, 授乳中は多量のヨウ素摂取を避ける.

授乳中はベンゾジアゼピン系薬, バルビツール酸系薬, 第一世代抗ヒスタミン薬など, 鎮静作用のある薬物の使用は避けることが望ましく, とくに無呼吸の既往や乳幼児突然死症候群 (sudden infant death syndrome: SIDS) のリスクが考えられる乳児には使用しない.

4 栄養状態の異なる患者における薬物体内動態と薬物治療上の注意点

　肥満症は，脂肪組織が過剰に蓄積した状態であり，WHO（World Health Organization；世界保健機関）はBMI（body mass index）*が25.0以上を過体重，30.0以上を肥満としている．また，日本肥満学会では，BMI別に25.0以上30.0未満を1度，30.0以上35.0未満を2度，35.0以上40.0未満を3度，40.0以上を4度の肥満としている．体脂肪率の適正値は，男性は15～19％，女性は20～25％であり，これらを上回ると肥満とされる．

　肥満患者では薬物の分布容積が増大し，脂溶性薬物ではその増加が著しい．一方で，水溶性の薬物は脂肪組織への分布が少ないため，負荷投与量を設定する際に実体重よりも標準体重*や理想体重*を用いることが望ましい．また，肥満患者では腎血流量が増大するため，腎排泄型薬物のクリアランスが亢進する．

　肥満患者では血中のα1-酸性糖タンパク質レベルが上昇する一方でCYP3A4の活性は低下し，CYP2E1やグルクロン酸転移酵素（グルクロニルトランスフェラーゼ）の活性が亢進するので，それらの影響を受ける薬物の投与では注意が必要である．

　血清アルブミン値はさまざまな病態や生理的状態により低下する．アルブミンは肝臓で合成されるため，肝疾患による合成量減少，腎障害による尿中排泄，栄養失調のほか，妊婦では希釈などにより低アルブミン血症の状態になる．血漿タンパクレベルが低下すると，膠質浸透圧が低下するため，腹腔内に体液が滲出し腹水が貯留することがある．腹水貯留は，しばしば体重の増加，腹部膨隆や尿量減少を伴い，薬物分布容積の増大によって血中薬物濃度が低下する．腹水がみられた場合は原疾患の治療に加え，対症療法としてループ利尿薬やカリウム保持性利尿薬などが使用される．

5 薬剤師に期待される役割

　2013年（平成25年）4月以降に医薬品承認審査に新規申請された医薬品から，医薬品リスク管理計画（Risk Management Plan）の策定が義務化された．医薬品リスク管理計画は，リスク管理・情報収集体制を一元化することにより，エビデンスに基づいたリスク管理ならびに必要性の高い情報を特定したうえで効率的な情報収集を図るものであるが，薬剤が使用された患者の状態を観察し，副作用の早期発見・早期対応に努めることは薬剤師の役割そのものである．

　本項で取りあげた種々の生理状態にある患者にかかる薬剤の適正使用情報は少ない．薬剤師には，医薬品添付文書やインタビューフォームだけでなく，医薬品リスク管理計画も参考にすることで，医薬品の潜在的リスクや未知のリスクも意識

語句 BMI*

体重（kg）／[身長（m）]^{2}で算出される指標．

標準体重*

[身長（m）]^2×22で算出される．

理想体重*

男性：（身長〈cm〉−100）×0.9，女性：（身長〈cm〉−100）×0.85で算出される．

豆知識 標準体重や理想体重を用いた投与設計が推奨される薬物

非脱分極性麻酔用筋弛緩剤のロクロニウム臭化物注射液は，肥満患者において実体重で投与量を算出した場合，作用時間が持続するおそれがある．皮膚エリテマトーデスなどに用いられるヒドロキシクロロキン硫酸塩は，理想体重に基づく投与量が定められ，肥満患者では理想体重を用いて算出するよう注意喚起されている．気管支喘息などに用いるアミノフィリン注射液は，肥満児では標準体重で投与量を計算する．

し，リスクの未然防止だけでなく，早期発見と早期対応に努める役割がある．

6 今後の課題と展望

　生理的状態が異なる患者では情報が不足しており，適切な薬剤の選択や用法・用量の判断に迷う場合が多い．薬剤師は，薬物動態学や製剤学，医薬品情報学だけでなく，薬物投与の対象患者の状態を的確に把握することで，個々の患者に適した薬物治療の実施を図るとともに，薬物投与の評価を行うことで，薬物治療に関するエビデンスの構築が進むことが期待される．

〈奥田真弘，福山直人〉

● 引用文献
1) 伊藤真也，村島温子編. 薬物治療コンサルテーション　妊娠と授乳. 改訂第2版. 南山堂；2014. p.17.

● 参考資料
1. 山下　晋編. 妊婦・授乳婦への薬物投与時の注意. 改訂6版. 医薬ジャーナル社；2007.
2. 大戸茂弘，吉山友二監. 時間治療の基礎と実践. 丸善出版；2007.
3. 愛知県薬剤師会　妊婦・授乳婦医薬品適正使用推進研究班発行. 妊娠・授乳と薬―対応基本手引き. 改訂2版. 平成24年2月. http://www.achmc.pref.aichi.jp/sector/hoken/information/pdf/drugtaioutebikikaitei%20.pdf
4. 日本産婦人科学会，日本産婦人科医会編. 産婦人科診療ガイドライン―産科編 2014. http://www.jaog.or.jp/wp/wp-content/uploads/2017/01/img-31020320.pdf
5. 藤村昭夫編著. 時間治療学―投薬のタイミングと効果. 第2版. 日本医事新報社；2014.

確認問題

確認問題

問1 薬の用量（あるいは濃度）と作用の関係に関する記述として正しいものはどれか．2つ選べ．

1. 用量作用関係をグラフで表示する場合，一般にX軸は薬の作用を対数表示する．
2. 最大反応の50%を生じる薬の用量を50%有効量（ED_{50}）という．
3. 薬の固有活性は，完全アゴニストの場合に1とし，完全アンタゴニストの場合を0とする．
4. 競合的アンタゴニストの存在下では，アゴニストの投与量を増加しても最大反応に到達しない．

解答・解説

正解▶ 2, 3
解説▶ 1. X軸は薬の用量とし，対数表示する．4. 競合的アンタゴニストの場合，一般にアゴニスト量を増加すると最大反応に到達するが，非競合的アンタゴニストの場合は最大反応に到達しない．

問2 Gsタンパク質と供役してアデニル酸シクラーゼを活性化する受容体はどれか．2つ選べ．

1. ムスカリン性アセチルコリンM_1受容体
2. アドレナリンα_1受容体
3. アドレナリンβ_1受容体
4. ドパミンD_1受容体
5. ヒスタミンH_1受容体

正解▶ 3, 4
解説▶ 問題中のGタンパク質共役型受容体（GPCR）のうち，Gsタンパク質と供役するのはアドレナリンβ_1受容体とドパミンD_1受容体．M_1受容体，α_1受容体，H_1受容体はG_qと供役する．

問3 薬の体内動態に関する記述として正しいものはどれか．1つ選べ．

1. 経口投与された薬は，消化管で吸収され，門脈系を経て全身循環に移行した後，心臓を経て肝臓で代謝される．
2. 血管内に入った薬の多くは，血漿グロブリンと結合する．
3. 血液から脳への薬の移行の関門である血液脳関門は，脂溶性の高い薬を通しにくい特徴がある．
4. 体内に吸収された水溶性の高い薬は，そのままの構造（未変化体）で尿中などに排出される．

正解▶ 4
解説▶ 1. 門脈系を経て肝臓で薬の一部が代謝された後に，心臓を経て全身に分布する．2. 血漿アルブミンと結合する．3. 血液脳関門は脂溶性の高い薬を通しやすい．

問4 症候とそれらを伴う代表的疾患の組み合わせのうち，正しいものはどれか．2つ選べ．

	症候	代表的疾患
1	浮腫（全身性）	心不全
2	不随意運動	統合失調症
3	筋力低下	パーキンソン病
4	タンパク尿	B型肝炎
5	記憶障害	アルツハイマー病

正解▶1，5
解説▶2．不随意運動を伴う疾患にはパーキンソン病やハンチントン病などの運動系疾患がある．3．パーキンソン病では筋固縮や振戦が生じる．筋力低下を伴う疾患には，筋萎縮性側索硬化症（ALS），重症筋無力症などがある．4．タンパク尿を伴う代表的疾患には，ネフローゼ症候群，糖尿病性腎症などがある．脂質異常症などで動脈硬化が進むとタンパク尿の原因となる．B型肝炎の症候としては，倦怠感，食欲不振，黄疸などがある．

問5 臨床検査項目，検体，目的の組み合わせのうち，正しいものはどれか．2つ選べ．

	臨床検査項目	異常値	目的
1	アルカリホスファターゼ	高値	腎盂炎
2	クレアチニン	高値	腎不全
3	コリンエステラーゼ	低値	ネフローゼ症候群
4	糖化ヘモグロビン（HbA1C）	高値	糖尿病
5	尿酸	低値	痛風

正解▶2，4
解説▶1．肝炎，肝硬変などで血清アルカリホスファターゼは高値となる．3．ネフローゼ症候群ではコリンエステラーゼは高値となる．低値となるのは，肝硬変，肝癌，有機リン中毒など．5．痛風で尿酸は高値となる．

問6 バイタルサインに含まれないものはどれか．1つ選べ．

1. 脈拍
2. 呼吸
3. 体温
4. 血圧
5. 膝蓋腱反射

正解▶5
解説▶バイタルサインは，一般的に脈拍，呼吸，体温，血圧，意識の5つをさす．いずれも数値で示されるが，脈拍と呼吸については強弱深浅などの定性的な状態についても記録される．

問7 画像検査に関する記述のうち，誤っているものはどれか．1つ選べ．

1. 画像検査は放射線や超音波などを用いて，病変の存在・部位・大きさ・性状などを描出するものである．
2. X線撮影は，主に骨や肺の病変を描き出すために頻繁に用いられ，造影剤を使うことにより消化管や尿路なども観察できる．
3. 超音波エコー検査は，超音波の反響を映像化して画像データとして評価する検査であり，気体が伝わりやすいため肺や消化管の描出に適している．
4. CT (computed tomography) 検査は，X線を身体の周囲から照射して透過したX線の量をコンピュータでデータ解析して，身体の断面画像を得るものである．
5. 核医学検査は，放射性同位元素で標識した放射性医薬品が臓器や体内組織などに取り込まれた状況を画像化するものである．

正解▶3
解説▶超音波は液体や固体は伝わりやすいが，気体は伝わりにくいため，肝臓などの実質臓器の描出能が高く，肺や消化管の描出には向かない．

問8 薬の副作用，有害反応，有害事象に関する記述のうち，正しいものはどれか．1つ選べ．

1. 副作用とは，薬物が示す薬理作用の中で治療に不必要あるいは有害な作用のことで，各薬物により固定されている．
2. 有害反応とは，副作用と同義語で用いられ，病気の予防，診断，治療に使われる用量で起こる好ましくない反応で，薬物との因果関係を認めるものである．
3. 有害事象とは，有害反応と同様に，薬物との因果関係が認められる好ましくない作用のことである．
4. 治療に関連する標的分子に対する作用が過大となり生じる好ましくない反応は，主作用に分類され，副作用とはよばない．

正解▶2
解説▶1. 各薬物の主作用と副作用は固定されたものではなく，治療目的により決められる．2. 有害反応は副作用と同義語であり，薬の有害で好ましくない作用を明確に表すために用いられるようになった．3. 好ましくない作用が生じた場合，薬物との因果関係が認められる場合のみに使われるのが副作用あるいは有害反応であり，因果関係が認められない場合も含むときは有害事象という．4. 治療に関連する標的分子に対する作用でも，作用が過大になり治療に不必要あるいは有害になった場合は，副作用となる．副作用の発生機構としては，それ以外に，治療に関連しない臓器・細胞への作用で生じるもの，標的分子以外の分子への作用

問9 個別化医療に関する記述のうち，正しいものはどれか．

1. バイオテクノロジーに基づいた患者の個別診断を考慮に入れたうえで，個々の患者に対応した治療法を提供することを個別化医療という．
2. 個別化医療には，主としてゲノム薬理学やバイオマーカーによるデータが参照され，それ以外の要素は考慮されない．
3. 疾患に関連するバイオマーカーを利用して投与対象患者を特定する場合，体内診断用医薬品，すなわちコンパニオン診断薬が用いられる．
4. 腫瘍遺伝子の変異がゲノムバイオマーカーとして取り扱われるようになってきており，対象となる抗悪性腫瘍薬の有効性や安全性を高めるために使用されている．

問10 主なコンパニオン診断の対象となる抗悪性腫瘍薬と検査法の組み合わせについて，誤っているものはどれか．1つ選べ．

	コンパニオン診断	対象となる抗悪性腫瘍薬	検査法
1	*EGFR* 遺伝子変異	ゲフィニチブ	リアルタイム PCR 法
2	*ALK* 融合遺伝子	クリゾチニブ	FISH 法
3	*HER2* 遺伝子	エリブリン	FISH 法，CISH 法，DISH 法
4	*BRAF* 遺伝子変異	ベムラフェニブ	リアルタイム PCR 法

により生じるもの，薬物過敏症（薬物アレルギー）によるものなどがある．

正解▶ 4
解説▶ 1. 治療に及ぼす環境要素なども考慮される．2. 患者のライフスタイルや生活歴，身体的問題なども考慮される．3. コンパニオン診断薬は原則として体外診断用医薬品である．

正解▶ 3
解説▶エリブリンは乳癌治療に用いられるが，微小管阻害薬であり，個別化医療の対象ではない．乳癌治療薬（胃癌治療薬）のトラスツズマブは，コンパニオン診断薬と個別化医療の先駆けとなった薬であり，蛍光 *in situ* ハイブリダイゼーション（FISH）法陽性の場合などに投与対象となる．

索引

和文

あ

アーチファクト	188
アイソザイム	116, 127
アカシジア	215
悪性黒色腫	252
悪性腫瘍の病理組織診断	175
悪性症候群	216
アゴニスト	18
アシドーシス	111
アスパラギン酸アミノトランスフェラーゼ	115
アスピリン喘息	218
アセチルトランスフェラーゼ	276
アダムス・ストークス発作	154
アナフィラキシー	219
アニオンギャップ	110
アミラーゼ	132
アラニン	299
アラニンアミノトランスフェラーゼ	115
アルカリホスファターゼ	116
アルカローシス	111
アルコール依存	48
アルゴリズム	58
アルドステロン系検査	148
アルブミン	121
アルブミン・グロブリン比	121
アレクチニブ塩酸塩	249, 262
アレル	277
アロステリック結合部位	20
安全域	38
安全性マーカー	263
アンタゴニスト	18
アンモニア	121

い

イオン型薬物	33
イオンチャネル	24
イオンチャネル型受容体	22
意識	193, 199
意識障害	78
イソニアジド	280
依存症候群	46
依存性薬物	47, 48
遺伝子	259
遺伝的要因	40, 269
イヌリンクリアランス	295
イノシトール1, 4, 5-三リン酸受容体	26
イマチニブ	242, 270
イムノクロマト法	141
イメージングプレート	184
医薬品開発においてゲノム試料を採取する臨床試験実施に際し考慮すべき事項	244
医薬品適正使用	202, 204
医薬品副作用モニター制度	225
医薬品リスク管理計画	307
イリノテカン	262
医療経費の削減	3
医療最適化	232
医療スタッフの負担軽減	3
医療面接	55
医療用医薬品添付文書等の記載要領について	266
医療用医薬品の使用上の注意記載要領について	266
インスリン	129, 130
インドシアニングリーン	300
院内感染症	138
インフルエンザウイルス	141

う

ウイルス感染症検査	137
ウインドウピリオド	140
植え込み型除細動器	158
内向き整流性K^+チャネル	26
ウラ検査	149
ウリカーゼ-ペルオキシダーゼ法	125
運動負荷心電図	152, 153
運動麻痺	81

え

エクソソーム	256
エコー検査	186
エストロゲン	304
エストロゲンレセプター	177
エピゲノミクス	234, 240
エファビレンツ	278
エリグルスタット酒石酸塩	262
塩基過剰	112
嚥下障害	72
炎症関連検査	133
炎症性サイトカイン	133
エンドポイント	263

お

黄体形成ホルモン	148
黄疸	75
嘔吐	72
横紋筋融解症	221
大型血小板	104
オーダーメイド医療	234
オータコイド	18
オシメルチニブメシル酸塩	262
悪心	72
オピオイド	48
オプソニン	121
オミックス	234, 240
オモテ検査	149
オラパリブ	250

か

外因系凝固	105
咳嗽反応	62
外的因子	40
カイニン酸受容体	29
化学療法	2
かかりつけ薬剤師	6
かかりつけ薬局	6
核医学検査	189
覚醒剤	48

拡張型心筋症 163
拡張能 161
拡張不全 162
核の左方移動 101
画像検査 183
喀血 63
顎骨壊死 221
活性化部分トロンボプラスチン時間 105, 106
ガドリニウム製剤 189
カフェイン製剤 284
過分極 22
カラードプラ法 160
顆粒球減少症 209
カルシウム誘発性カルシウム放出機構 26
カルシニューリン阻害薬 181
カルボプラチン 298
肝炎 168
肝機能（障害） 40, 115, 299
肝機能検査 114, 167
環境因子 41
肝硬変 167
間質性肺炎 218
患者のための薬局ビジョン 7
環状アデノシン一リン酸 29
桿状核球 101
冠性T波 153
関節炎 61
間接作用 9
関節腫脹 61
関節痛 61
間接ビリルビン 120
関節リウマチ 61, 144
完全アゴニスト 18
肝臓の線維化 102
肝臓病変 167
癌胎児性抗原 143
肝代謝クリアランス 304
冠動脈インターベンション 186
ガンマカメラ 189
ガンマグルタミルトランスペプチダーゼ 119

き

偽アルドステロン症 220
記憶障害 81
期外収縮 156

気管支喘息 198
企業報告制度 205
危険ドラッグ 228
キサントクロミー 97
偽痛風 61
拮抗作用 13, 41, 45
拮抗薬 18
気道可逆性試験 167
気道過敏性試験 168
偽膜性大腸炎 213
逆アゴニスト 19
脚ブロック 158
吸収 32, 43
急性冠症候群 125
急性期タンパク 133
急性作用 10
急性腎障害 212, 264
吸着反応 43
吸入 39
競合的アンタゴニスト 20
強心配糖体 9
胸水 65
胸痛 66
鏡面像 185
協力作用 12, 40, 45
局所作用 10
虚血性心疾患 153
巨赤芽球性貧血 210
巨大血小板 104
起立性タンパク尿 95
起立性低血圧 163
キレート形成 43
近位尿細管アシドーシス 112
筋・骨障害 221
禁断症状 47
筋力低下 81

く

グラスゴー・コーマ・スケール 199
グリコアルブミン 129
グリシン受容体 29
クリゾチニブ 249, 262
グルクロニルトランスフェラーゼ 307
グルクロン酸転移酵素 307
グルタミン酸AMPA受容体 29
グルタミン酸NMDA受容体 29
グルタミン酸受容体 22
クレアチニン 123, 295

クロラムフェニコール 283

け

蛍光 in situ ハイブリダイゼーション法 249
蛍光抗体法 173
蛍光シグナル比 254
経口投与 38
蛍光パターン 143
痙攣 78, 215
下血 76
血圧 193, 195
血液異常 209
血液学的検査 98
血液型検査 149
血液凝固・線溶検査 105
血液障害の重篤度分類基準 98
血液胎盤関門 35, 39
血液脳関門 34, 39, 97
血管造影検査 186
月経異常 62
結合型薬物 34
血算 98
血漿浸透圧 110
血漿タンパク結合 34, 43
血小板減少症 210
血小板数 102
血小板増多症 102
血清タンパク 121
血栓形成傾向 102, 108
血栓症 213
血痰 63
血中濃度-時間曲線下面積 278, 298
血沈 136
血糖 128
血尿 84
血便 77
ゲノミクス 234, 240
ゲノムコホート研究 243, 244
ゲノム創薬 234, 239
ゲノムバイオマーカー 259
ゲノム薬理学 233, 239, 269, 276
ゲノムワイド関連解析 239
ゲフィチニブ 262, 270
下痢 76
幻覚薬 49
健康サポート薬局 7
健康食品 45

検証的試験	255

こ

抗EGFR抗体	271
抗GAD抗体	145
抗IA-2抗体	145
好塩基球	101
効果器	22
抗核抗体の染色パターン	143
高カリウム血症	208
抗環状シトルリン化ペプチド抗体	144
高クロール性代謝性アシドーシス	112
高血圧	68, 195
高血糖	220
膠原病疾患	61
好酸球	101
甲状腺ホルモン	146
酵素	114
拘束性障害	165
酵素内蔵型受容体	23, 31
好中球	101
好中球減少症	209
後天性免疫不全症候群	140
高比重リポタンパクコレステロール	130
抗不安薬	48
抗不整脈薬の分類	159
高齢者	286
コカイン	48
呼吸	193, 197, 198
呼吸器障害	218
呼吸機能検査	164
呼吸困難	63
呼吸不全	112
骨塩定量	185
コッククロフト・ゴールト式	295
骨シンチグラフィ	189
骨粗鬆症	221
骨密度検査	185
個別化医療	233, 236, 246, 259, 269
がん薬物療法における――	269
固有活性	18
コリンエステラーゼ	120
コレステロール	130
混合診療	266
コンパニオン診断システム	256
コンパニオン診断薬	234, 246, 261
――の分析性能	253

コンピュータ断層撮影検査	187

さ

催奇形性	306
再吸収	37, 44
最大呼気流量	166
サイトケラチン19フラグメント	143
再分極電流	26
細胞性免疫検査	149
細胞内受容体	24
細胞内情報伝達系	18, 21, 28
左室駆出率	160
作動薬	18
サプリメント	45
作用	9
作用点	44
サラゾスルファピリジン	280
サリドマイド事件	224, 305
サルコペニア	286
サロゲートエンドポイント	263
酸塩基平衡検査	108
残薬確認に関する処方せん様式の改訂	291
三量体Gタンパク質	22

し

ジェスティ・ヘイトン法	297
シェロングテスト	163
視覚障害	82
ジギタリス中毒	159
視機能障害	82
糸球体	36
糸球体性タンパク尿	95
糸球体濾過量	123
シグナル伝達系	18, 21, 28
シグモイド曲線	38
シクロオキシゲナーゼ	12
シクロスポリン	181
刺激薬	18
試験紙法	92
自己抗体	143
自己免疫疾患	143
自殺基質	226
脂質異常症治療薬	131
脂質検査	129
脂質抗原検査	138
自助グループ	47
ジスキネジア	215

シスタチンC	123
システム生物学	243
ジストニア	215
次世代シークエンサー	256
失神	78
シトクロムP450	35, 43, 114, 276, 283
しびれ	82
社会的課題	245
弱塩基性薬物	37
弱酸性薬物	37
遮断薬	18
ジャパン・コーマ・スケール	199
収縮能	160
重炭酸イオン	112
主作用	10, 202
出血傾向	87, 98, 102, 108
出血時間	105, 106
受動拡散	33
授乳	305, 306
受容体	18, 21, 43
受容体型チロシンキナーゼ	249
受容体リガンド	18
腫瘍マーカー検査	141
循環器障害	213
消化管吸収	32, 34
消化器障害	213
小球性貧血	86, 100
症候	52
小児患者	282
小児薬用量	284
上皮成長因子・受容体チロシンキナーゼ阻害薬	271
上皮増殖因子受容体2型	242
初回通過効果	34
食品との相互作用	35
食欲不振	73
ショック	67
徐脈	195
新医療用配合剤	290
心エコー検査	159
心悸亢進	67
心機能	300
腎機能	294
心機能検査	125, 152
腎機能検査	123, 167
心筋細胞	127
――のイオンチャネル	24

心筋シンチグラフィ	189	精神障害	215	代謝	35, 44
心筋トロポニン I	127	精神的依存	47	代謝活性欠損者	276
心筋トロポニン T	127	生体側因子	39	代謝障害	220
腎クリアランス	304	成長ホルモン	148	耐性	46
神経障害	215	精密医療	274	代替指標	263
神経痛	82	精密化医療	274	大腸癌	271
人工心臓ペースメーカー	158	生理機能検査	151	大動脈弁狭窄症	162
腎後性タンパク尿	95	生理的要因	303	体内動態	43
心室細動	158	セカンドメッセンジャー	23	大麻	49
心室頻拍	157	咳	62	退薬症候群	216
人種差	39	赤沈	136	退薬症状	47
腎障害	40, 123	セツキシマブ	271	高アンモニア血症	121
腎障害バイオマーカー	264	赤血球数	100	高ナトリウム血症	208
心臓超音波検査	159	赤血球恒数	100	タクロリムス	181
心臓の冠状動脈 CT 検査	188	赤血球沈降速度	136	ダサチニブ	270
心臓の刺激伝導系	158	セルフメディケーション	6	脱水	71
腎臓病変	167	セロコンバージョン	139	脱分極	22
心臓ホルモン	127	前失神	80	ダブラフェニブメシル酸	262
身体的依存	47	全身倦怠感	59	多目的コホート研究	244
心電図	152	全身作用	10	痰	62
シンナー	49	先制医療	243	単球	101
真の治療効果	263	全般発作	78	探索的試験	254
腎排泄型薬物	297	喘鳴	198	単純部分発作	79
腎排泄パターン	294	前立腺特異抗原	143	タンパク尿	84
心肥大	163	**そ**		タンパク分解酵素	127
心不全	168, 214	造影 X 線撮影	184	**ち**	
心房細動	156	造影剤腎症	186, 187	チアノーゼ	70
心房粗動	157	相加作用	13, 45	チーム医療	3
診療ガイドライン	233	臓器関門	34	知覚異常	82
す		臓器機能の要因	294	致死量	15
髄液一般検査	97	早期興奮症候群	159	乳房 X 線検査	185
膵機能検査	132	臓器選択性が高い薬物	12	チャイルド・ピュー分類	300
推算糸球体濾過量（GFR）	123, 295	総コレステロール	130	中間尿	96
随時尿	92	相乗作用	13, 45	注射法	39
水素イオン指数	111	総タンパク	121	中性脂肪	131
錐体外路障害	215	早朝起床時尿	92	中毒性表皮壊死症	180, 217
睡眠薬	48	僧帽弁狭窄症	162	中毒量	15
頭痛	78	促進拡散	34	超音波検査	186
スティーブンス・ジョンソン症候群	180, 217	ソマトスタチン	148	調剤薬局	6
ステロイド性骨粗鬆症	221	ソマトメジン C	148	聴診音	198
スパイロメトリー	164	ソリブジン事件	226	聴力障害	83
せ		**た**		直接作用	9
正球性貧血	86, 100	体温	193, 196	直接ビリルビン	120
性差	39, 303	体外診断用医薬品	246	治療係数	17
成人 T 細胞白血病	140	大球性貧血	86, 100	治療効果の組織学的判定基準	179
		胎児への薬物曝露	305	治療薬物モニタリング	203
				治療量	15

チロキシン		146

つ

痛風		61

て

手足症候群		217
低カリウム血症		209
低血圧		68, 196
低体重		85
低ナトリウム血症		208
低比重リポタンパクコレステロール		130
低分子GTP結合タンパク		273
テーラーメイド医療		234, 269
適格性確認		264
電位依存性カリウムチャネル		26
電位依存性カルシウムチャネル		25
電位依存性クロライドチャネル		27
電位依存性ナトリウムチャネル		25
電解質		110
電解質異常		154, 208
電解質検査		108
てんかん		215
てんかん重積状態		79
添付文書		199, 266
——の記載項目		227
——の副作用頻度		203

と

動悸		67
橈骨動脈		195
糖鎖抗原19-9		143
洞不全症候群		154
糖代謝検査		128
等張尿		92
糖尿病		129, 186
糖尿病性ケトアシドーシス		95
東北メディカル・メガバンク		244
動脈血液ガス分析		109, 111
動脈血酸素分圧		112
動脈血酸素飽和度		166
動脈血二酸化炭素分圧		112, 198
投与経路		38
投与前診断		260
ドーピング		228
特異体質		207
毒性		11, 202, 207

毒性評価		263
特定生物由来製品		226
吐血		76
ドブタミン負荷心エコー		162
ドプラ法		159
ドライバー遺伝子		271
トラスツズマブ		247, 274
トラメチニブ ジメチルスルホキシド付加物		262
トランスクリプトミクス		234, 240
トランスサイレチン		123
トランスフェリン		123
トランスポーター		27
トリアージ		53
トリグリセリド		131
トリプトファン反応		97
トリヨードチロニン		146
トルサードドポアント		159, 214
トレポネーマ抗原検査		138
トロンビン時間法		107

な

内因系凝固		105
内活性		18
内視鏡検査		190
内服薬処方せんの記載方法の在り方に関する検討会報告書		292
内分泌学的検査		146

に

ニコチン性アセチルコリン受容体		22, 29
二次性高血圧(症)		68, 195
日周期リズム		304
ニボー		185
乳癌		274
乳酸デヒドロゲナーゼ		127
尿pH		92
尿亜硝酸塩		96
尿ウロビリノーゲン		95
尿ケトン体		95
尿検査		92
尿細管性タンパク尿		95
尿細管分泌		37
尿酸		125
尿浸透圧		94
尿潜血		96
尿素窒素		124

尿タンパク		94
尿中バイオマーカー		264
尿中排泄割合		297
尿中白血球		96
尿沈渣		96
尿糖		95
尿比重		92
尿ビリルビン		95
尿路感染症簡易検査		96
ニロチニブ		270
妊娠		40, 148, 238, 305

ぬ

ヌクレオチド結合性Cl⁻チャネル		27

ね

ネフローゼ症候群		84
粘膜適用		39
粘膜保護薬スクラルファート		143
年齢差		40
年齢的要因		282

の

脳血流シンチグラフィ		189
脳性ナトリウム利尿ペプチド		127
脳性ナトリウム利尿ペプチド前駆体N端フラグメント		127
脳脊髄液検査		97
能動輸送		34

は

パーキンソニズム		215
パーキンソン症候(群)		215
ハーセプテスト		247
バイオバンク		243
バイオバンク・ジャパン		244
バイオマーカー		240, 254, 259, 264
——に関連する通知文書		265
——の用途		260
保険適用となっている——		267
肺活量検査		164
肺癌		270
排泄		36, 44
バイタルサイン		193
梅毒感染症検査		137
梅毒血清反応		138
梅毒トレポネーマ抗体		138
排尿異常		85

索引		
ハイリスク薬	194	
播種性血管内凝固症候群	87	
白血球数	101	
白血球分画	101	
発色性 in situ ハイブリダイゼーション法	249	
パッセンジャー遺伝子	271	
発熱	59, 197	
パニツムマブ	271	
パラフィンブロック	172	
パルスオキシメータ	166, 198	
バルビツール酸誘導体	48	
汎血球減少	98	

ひ

非アレルギー性薬疹	180	
非イオン型薬物	33, 37	
非可逆的結合	16	
ピークフロー	166	
ピークフローメーター	166	
非競合的アンタゴニスト	20	
非結合型薬物	34	
非小細胞肺癌	249, 252, 257, 271	
非ステロイド性抗炎症薬	299	
肥大型心筋症	163	
非代償性肝硬変	299	
非対称性中隔肥大	163	
ビタミンK欠乏性タンパク-II	142	
ヒトT細胞白血病ウイルス抗体	140	
ヒト上皮増殖因子受容体2型	247	
ヒトゲノム・遺伝子解析研究に関する倫理指針	244	
ヒトゲノム計画	233, 239	
ヒト免疫不全ウイルス抗体	140	
ヒドロキシクロロキン硫酸塩	307	
ヒドロキシメチルグルタリル CoA 還元酵素阻害薬	304	
皮膚障害	217	
皮膚粘膜眼症候群	217	
肥満(症)	86, 307	
病院薬剤師	2	
標準体重	307	
標的分子	9	
病理組織検査	171	
ビリルビン	75, 120	
貧血	86, 102	
頻脈	195	

ふ

ファーマコゲノミクス	269	
ファーマシューティカルケア	236	
フィジカルアセスメント	193	
フィブリノゲン	107	
フィラデルフィア染色体	241, 270	
フォン・ハルナック表	284	
副作用	10, 202	
副作用救済制度	205	
副作用評価	178	
副作用報告制度	205	
副作用モニタリング	205	
腹水	75	
腹痛	74	
腹部エコー(超音波検査)	167	
腹部膨満	75	
浮腫	71	
不随意運動	81	
不整脈	154	
不関電極	152	
ブドウ糖負荷試験	129	
ブドウ糖類似物質のフルオロデオキシグルコース	189	
部分アゴニスト	18	
フルオロウラシル系抗がん薬	226	
プレアルブミン	123	
フレイル	286	
ブレンツキシマブ ベドチン	262	
プロゲステロンレセプター	177	
ブロックバスターモデル	274	
プロテアーゼ	127	
プロテインキナーゼA, C	29, 30	
プロテオミクス	234, 240	
プロトロンビン時間	105	
プロトロンビン時間-活性	106	
分子疫学コホート研究	243	
分子標的薬	243, 247, 274	
分泌臓器	146	
分布	34, 43	
糞便検査	97	
分葉核球	101	

へ

閉経	304	
閉塞性障害	165	
併用薬	40	
ヘテロ二量体	247	
ヘマトキシリン・エオジン染色	172	
ヘマトクリット値	100	
ペムブロリズマブ	252, 262	
ベムラフェニブ	262	
ヘモグロビン	100, 129	
ヘモグロビン尿	96	
ペルツズマブ	262	
ヘルペスウイルス	140	
変形性関節炎	61	
便潜血	97	
ベンゾジアゼピン	289	
——誘導体による依存症	48	
ヘンダーソン・ハッセルバルヒ式	33	
便秘	76	
扁平上皮癌関連抗原	143	

ほ

抱合反応	35	
房室ブロック	158	
ポジトロン断層撮影法検査	189	
発作性上室頻拍	157	
発疹	59	
ポナチニブ	270	
ホモ二量体	247	
ポリファーマシー	286, 290	
ポリペクトミー	191	
ホルモン	146	
本態性高血圧	68, 195	

ま

膜性腎症	181	
末梢血液検査	98	
マルチスライスCT	188	
慢性肝炎	139	
慢性骨髄性白血病	241, 270	
慢性作用	10	
慢性腎臓病	295	
慢性閉塞性肺疾患	198	
マンモグラフィ	185	

み

ミオグロビン尿	96	
未変化体	36	
脈拍	193, 195	

む

無顆粒球症	209	
無機リン	110	

無効量	14

め

メタボロミクス	234, 240
めまい	80
免疫学的検査	133
免疫グロブリン	137
免疫グロブリン A 腎症	174
免疫組織化学染色法	172, 249
免疫チェックポイント阻害剤	247
免疫比濁法	136

も

網状赤血球	102
モガムリズマブ	262
モノカルボン酸系薬物	34
門前薬局	6

や

薬害	224
薬害エイズ事件	226
薬剤起因性ループス	143
薬剤師による調剤した医薬品に関する 患者向け情報提供の義務化	227
薬剤師によるトリアージ	6
薬剤惹起性うつ病	216
薬剤性過敏症症候群	141, 219
薬剤性肝障害	181, 211
薬剤性腎障害	181, 212
薬剤性貧血	209
薬剤の間接的影響	92
薬剤の直接的影響	91
薬剤誘発性リンパ球刺激試験	149
薬疹	180
薬物アレルギー	11, 219
薬物依存	46
薬物-標的分子複合体	10
薬物過敏症	11
薬物側因子	38
薬物相互作用	35, 42, 204, 238
CYP 誘導による──	35
タンパク結合による──	34
排泄過程における──	37
薬物代謝酵素	43, 44, 276
薬物体内動態（変動）	
肝機能低下時の──	299
高齢患者における──	286
小児患者における──	283
心機能低下時の──	300
腎機能低下時の──	294
薬物治療	2
薬物動態	32
薬物動態学的相互作用	42, 43, 238
薬物動態学／薬力学理論	233
薬物乱用	227
薬力学的相互作用	42, 44, 238
薬理作用	9, 207
やせ	85, 86
薬局薬剤師	5

ゆ

有益性投与	306
有害作用	224
有害事象	11, 202, 286
──に関する臨床研究	287
有害反応	11, 202, 224
有効性マーカー	263
有効量	15
輸送タンパク質	27

よ

溶血性貧血	210
用手法	98
腰痛	61
用量	14, 38
用量-作用曲線	38
用量-反応曲線	14, 16, 38, 203
用量反応性	203
用量-反応モデル式	15
ヨード造影剤	186, 187, 188

ら

ラ音	198
卵胞刺激ホルモン	148

り

リアノジン受容体	26
リウマトイド因子	144
リガンド	18
リキッドバイオプシー	256
理想体重	307
リパーゼ	132
硫酸バリウム	184
良質で安心・安全な医療	3
リン酸化（反応）	23, 29
リン酸基転移酵素	125

臨床化学検査	114
臨床的カットオフ値	254
臨床判断	54
リンパ球	101
リンパ球サブセット検査	149
リンパ節腫脹	88

れ

レセプター	18
レチノール結合タンパク	121
レニン・アンジオテンシン	148
連銭	102
連続波ドプラ法	160

ろ

ロクロニウム臭化物注射液	307
肋骨横隔膜角	185

数字

1,5 アンヒドログルシトール	129
1 型糖尿病検査	145
12 誘導法	152
24 時間自由行動下血圧	196
24 時間蓄尿	92
3D 画像	188
50 % 致死量	17, 38
50 % 有効濃度	17
50 % 有効量	17, 38

欧文

A

ABO 式血液型	149
Adams-Stokes 発作	154
ADME	32
ADP リボースポリメラーゼ阻害薬	251
AIDS	140
AKI	212
ALK	243, 249
ALK 融合遺伝子	248, 271
ALK 融合タンパク質	248
ALP	116
AMPA	29
ASH	163
ATL	140

AUC	278, 298
AUC0-24	280
Augsberger 式	284
AVB	158

B

BCR-ABL	242, 243
BCR-ABL 遺伝子	270
BMI	86
BNP	127
BRACAnalysis CDx	251
BRACAnalysis 診断システム	251
BRAF	243
BRAF 遺伝子変異	248
BRCA1, 2	250
B 型肝炎ウイルス抗原・抗体	138
B 型急性肝炎	139

C

C-KIT	243
Ca	110
CA125	143
CA15-3	143
CA19-9	143
Ca^{2+} チャネル	25
Ca^{2+} 放出チャネル	25, 26
Ca^{2+}/カルモジュリン依存性プロテインキナーゼ	30
cAMP	29
Ca_v チャネル	25, 29
CBC	98
CCR4 タンパク質	249
CCU	5
CEA	143
CFTR	27
Child-Pugh 分類	300
CI	110
CISH	249
CK-MB	125
Clark 式	284
ClC チャネル	27
Cl^- チャネル	27
CML	241, 270
CMV 抗原血症検査	141
Cockcroft-Gault 式	295
COPD	198
COX	12
CP アングル	185

Crawford 式	284
CSF	97
ctDNA	257
CT 検査	187
CYFRA	143
CYP	35, 43, 276, 283
*CYP2B6*6*	278
*CYP2C19*2, 3*	279
*CYP2C9*2, 3*	279
CYP2D6	239
CYP2E1	307
CYP3A4	43, 307
CYP3A 種	35
C 型肝炎ウイルス抗原・抗体	139
C キナーゼ	30
C 反応性タンパク	136
C ペプチド	129

D

D-ダイマー	107
DAAs	139
DAG	30
DEXA 法	185
DIC	87, 107
DIHS	219
DIL	143
DILI	211
DISH	249
DKI	212
DLST	149
DNA	239
DNA トポイソメラーゼ	277
Duke 法	106

E

EC_{50}	17
ED_{50}	17, 38
EG-FR-TKI	271
EGFR	243
eGFR	123, 295
EGFRTK 阻害薬	257
EGFR 遺伝子 (変異)	248, 271
EGFR タンパク質	248
ELISA 法	127
ER	177
ERK	31

F

Fbg	107
FDA 承認薬物	239
FDG	189
FDP	107
FISH	174, 249, 250
% FS	160
FSH	148
FTA-ABS	138

G

$GABA_A$ 受容体	22, 29
GFR	123
GI-SCREEN	276
Giusti-Hayton 法	297
$G_{i/o}$ タンパク質	29
GPCR	21
G_q タンパク質	30
G_S タンパク質	29
*GT1A1*28*	277
GTP 結合タンパク質共役型受容体	21
GWAS	239
G タンパク質	22
G タンパク質共役型受容体	21

H

HbA1c	129
HBs 抗体	139
HBV-DNA 検査	139
HCO_3	112
HCV-RNA	139
Henderson-Hasselbalch 式	33
HER2	242, 243, 247
HER2 遺伝子	248, 274
HER2 タンパク	248, 274
HE 染色	172
HLA	263
HMG-CoA 還元酵素阻害薬	304
HPF	96
Ht	100

I

IC_{50}	17
ICG	300
ICU	5
Ig	137
IgA 腎症	174

IHC	173, 249, 250
in situ ハイブリダイゼーション法	172
in vitro 細胞増殖阻害試験	270
individualized medicine	234
IP	110
IP$_3$	30
IP$_3$ 受容体	26
ISH	173

J
JPHC Study	244

K
K	110
K$^+$ チャネル	26
KDIGO	212
K$_{ir}$ チャネル	26
KRAS	273
KRAS 遺伝子変異	248, 271
K$_v$ チャネル	26

L
LC-SCRUM-Japan	276
LD$_{50}$	17, 38
LD$_{50}$/ED$_{50}$	38
LQQTSFA	56
LSD25	49
LVEF	161

M
MAP キナーゼカスケード	31
MetS	69
MRI 検査	188

N
N-アセチル基転移酵素	276
N-アセチル基転移酵素 2	280
Na	110
Na$^+$ チャネル	25
NADH	35
NADPH	35
NAT2*5〜7	280
Na$_v$ チャネル	25
NCI-MATCH 研究	274
NGS	256
NICU	5
NMDA	29
NRAS 遺伝子変異	248
NSCLC	249
NT-proBNP	127

P
PCR 法	97
PD-1	251, 271
PD-L1	251, 271
PD-L1 タンパク質	249
pD$_2$	17
personalized medicine	234
PET	189
PET/CT 検査	189
PGx	233, 239, 269
pH	111
pharmacometrics	274
Ph 染色体	270
PM	276
PR	177
precision medicine	234, 274
PS	271
PSA	143
PT-INR	106
P 糖タンパク質	35, 43

Q
QOL	2
QT 延長	159
QT 延長症候群	214
QT 間隔（時間）	153, 214

R
R-R 間隔	153, 195
RA	280
Ras	31
Rh（D）式血液型	149
ROS1	271
ROS1 融合遺伝子	249
RPR	138

S
SA	276, 280
SAAG	75
SCC	143
SCRUM-Japan 研究	275
SJS	180, 217
SN-38	277
SSS	154
Stevens-Johnson 症候群	180
ST 部	153
S 字曲線	38

T
TD$_{50}$	17
Tdp	214
TEN	180, 217
TK	249
TNM 評価法	176
T 型 Ca$_v$ チャネル	25
T 細胞	149

U
UGT	276
UGT1A1*6, 28	277
UGT1A1 遺伝子多型	277

V・W・X・Y
Vaughan Williams 分類	159
von Harnack 表	284
WPW 症候群	159
X 線撮影検査	184
X 線透視検査	186
Young 式	284

ギリシャ文字
α-フェトプロテイン	142
α サブユニット	25
γ-GT（GTP）	119

中山書店の出版物に関する情報は，小社サポートページを御覧ください．
https://www.nakayamashoten.jp/support.html

臨床薬学テキストシリーズ
薬物治療総論／症候・臨床検査／個別化医療

2018年12月20日　初版第1刷発行 ©　　〔検印省略〕

監修―――乾　賢一
担当編集―――赤池昭紀
ゲスト編集―――河野武幸
　　　　　　　福井次矢

発行者―――平田　直
発行所―――株式会社 中山書店
　　　　　〒112-0006　東京都文京区小日向4-2-6
　　　　　TEL 03-3813-1100（代表）　振替 00130-5-196565
　　　　　https://www.nakayamashoten.jp/

装丁―――花本浩一（麒麟三隻館）
印刷・製本―――三松堂株式会社

Published by Nakayama Shoten Co., Ltd.　　　Printed in Japan
ISBN 978-4-521-74450-6
落丁・乱丁の場合はお取り替えいたします

・本書の複製権・上映権・譲渡権・公衆送信権（送信可能化権を含む）は株式会社中山書店が保有します．

JCOPY ＜(社)出版者著作権管理機構 委託出版物＞
本書の無断複写は著作権法上での例外を除き禁じられています．複写される場合は，そのつど事前に，(社)出版者著作権管理機構（電話 03-3513-6969，FAX 03-3513-6979，e-mail: info@jcopy.or.jp）の許諾を得てください．

本書をスキャン・デジタルデータ化するなどの複製を無許諾で行う行為は，著作権法上での限られた例外（「私的使用のための複製」など）を除き著作権法違反となります．なお，大学・病院・企業などにおいて，内部的に業務上使用する目的で上記の行為を行うことは，私的使用には該当せず違法です．また私的使用のためであっても，代行業者等の第三者に依頼して使用する本人以外の者が上記の行為を行うことは違法です．

臨床薬学テキストシリーズ

監修◎乾 賢一（京都薬科大学名誉教授）
編集◎赤池昭紀（京都大学名誉教授）
　　　伊藤貞嘉（東北大学大学院医学系研究科教授）
　　　望月眞弓（慶應義塾大学薬学部教授）
　　　安原眞人（帝京大学薬学部特任教授）

B5判／2色（一部4色）刷／並製／約300頁／予価4,800円

薬学教育モデル・コアカリキュラム、薬剤師国家試験出題基準に準拠

薬学と医学のコラボレーションにより、従来のテキストにない医療・臨床的な視点、記述が充実

学習内容、理解度の確認のために、国家試験問題の出題傾向をもとに作成した確認問題を掲載

全巻の構成と編集

◆薬学倫理・医薬品開発・臨床研究・医療統計学
担 当 編 集：安原眞人
ゲスト編集：佐藤俊哉（京都大学大学院医学研究科），平山佳伸（立命館大学薬学部） 定価（本体4,800円＋税）

◆薬学と社会──医療経済・多職種連携とチーム医療・地域医療・在宅医療
担 当 編 集：望月眞弓
ゲスト編集：武居光雄（諏訪の杜病院），狭間研至（ファルメディコ） 定価（本体4,800円＋税）

◆バイオ医薬品と再生医療
担 当 編 集：赤池昭紀
ゲスト編集：長船健二（京都大学iPS細胞研究所），直江知樹（国立病院機構名古屋医療センター），
　　　　　　濱田哲暢（国立がん研究センター） 定価（本体4,800円＋税）

［薬理・病態・薬物治療］

◆薬物治療総論／症候・臨床検査／個別化医療
担 当 編 集：赤池昭紀
ゲスト編集：河野武幸（摂南大学薬学部），福井次矢（聖路加国際病院） 定価（本体4,500円＋税）

◆神経・筋／精神／麻酔・鎮痛
担 当 編 集：赤池昭紀
ゲスト編集：髙橋良輔（京都大学大学院医学研究科），武田弘志（国際医療福祉大学薬学部）

◆循環器／腎・泌尿器／代謝／内分泌
担 当 編 集：赤池昭紀,伊藤貞嘉
ゲスト編集：上野和行（新潟薬科大学薬学部）

◆呼吸器／免疫・炎症・アレルギー／骨・関節
担 当 編 集：赤池昭紀
ゲスト編集：稲垣直樹（岐阜薬科大学薬学科），川合眞一（東邦大学医学部）

◆消化器／感覚器・皮膚／生殖器・産婦人科
担 当 編 集：安原眞人
ゲスト編集：木内祐二（昭和大学医学部），服部尚樹（立命館大学薬学部）

◆血液・造血器／感染症／悪性腫瘍
担 当 編 集：望月眞弓
ゲスト編集：加藤裕久（昭和大学医学部），服部　豊（慶應義塾大学薬学部）

◆一般用医薬品・漢方薬・セルフメディケーション（未病・機能性食品）
担 当 編 集：望月眞弓
ゲスト編集：渡辺謹三（前 東京薬科大学薬学部），渡辺賢治（慶應義塾大学医学部）

※配本順，タイトルは諸事情により変更する場合がございます

中山書店　〒112-0006 東京都文京区小日向4-2-6　TEL 03-3813-1100　FAX 03-3816-1015
https://www.nakayamashoten.jp/